MANIPULATIONS

DE

BOTANIQUE MÉDICALE

ET PHARMACEUTIQUE

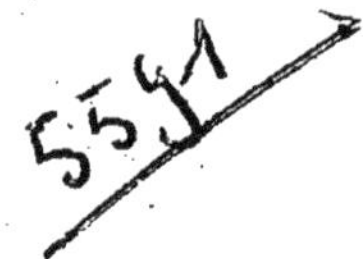

ANDOUARD. **Nouveaux éléments de pharmacie**, par ANDOUARD, professeur à l'École de médecine de Nantes. 4e *édition*, 1891, 1 vol. in-8 de 800 pages, avec 161 figures.......... 16 fr.

BLANCHARD (R.). **Traité de zoologie médicale**, par R. BLANCHARD, professeur agrégé à la Faculté de médecine de Paris. 1889, 2 vol. in-8 de 800 pages, avec 650 figures.......... 20 fr.

BONNET (V.). **Précis d'analyse microscopique des denrées alimentaires.** Caractères, procédés d'examen, altérations et falsifications, par V. BONNET, préparateur à l'École de pharmacie, expert du Laboratoire municipal, préface par L. GUIGNARD, professeur à l'École supérieure de pharmacie. 1890, 1 vol. in-18 jésus avec 163 fig. et 28 pl. en chromotypographie, cartonné.......... 6 fr.

BUIGNET. **Manipulations de physique.** Cours de travaux pratiques. 1 vol. in-8 de 800 pages, avec 265 figures et 1 planche coloriée, cartonné.......... 16 fr.

CAUVET. **Nouveaux éléments d'histoire naturelle médicale.** 3e *édition*, 1885. 2 vol. in-18 jésus de 600 pages, avec 824 figures.......... 12 fr.

— **Nouveaux éléments de matière médicale**, comprenant l'histoire des drogues simples d'origine animale et végétale, leur constitution, leurs propriétés et leurs falsifications. 1886-1887, 2 vol. in-18 jésus, ensemble 1750 pages, avec 701 figures.......... 15 fr.

— **Cours élémentaire de botanique.**

I. *Anatomie et physiologie végétales, paléontologie, géographie.* 1885. 1 vol. in-18, 315 pages, avec 404 figures.......... 4 fr.

II. *Les familles végétales*, 1885, 1 vol. in-18, 500 p., avec 300 figures.......... 5 fr.

Le même, cartonné en 1 seul vol. comprenant les deux parties.......... 10 fr.

DUCHARTRE. **Éléments de botanique**, comprenant l'organographie, la physiologie des plantes, les familles naturelles et la géographie botanique, par P. DUCHARTRE, membre de l'Institut, professeur à la faculté des sciences. 3e *édition*, 1884, 1 vol. in-8 de 1272 p., avec 572 figures, cart.......... 20 fr.

GIROD. **Manipulations de botanique.** Guide pour les travaux d'histologie végétale, par Paul GIROD, professeur à la Faculté des Sciences de Clermond-Ferrand. 1887, 1 vol. gr. in-8, avec 20 pl. cart.......... 7 fr.

— **Manipulations de zoologie**, guide pour les travaux pratiques de dissection. Animaux invertébrés. 1889, 1 vol. gr. in-8, avec 25 pl. en noir et en coul., cart.. 10 fr.

GUIBOURT et PLANCHON. **Histoire naturelle des drogues simples.** 7e *édition*, par G. PLANCHON, professeur à l'École de pharmacie. 4 vol. in-8, avec 1077 fig. 36 fr.

HÉRAUD. **Nouveau dictionnaire des plantes médicinales**, description, habitat et culture, récolte, conservation, partie usitée, composition chimique, formes pharmaceutiques et doses, action physiologique, usages dans le traitement des maladies. 2e *édition*. 1884, 1 vol. in-18, de 620 p., avec 273 figures, cartonné. 6 fr.

JUNGFLEISCH (E.). **Manipulations de chimie**, guide pour les travaux pratiques de chimie. 1 vol. gr. in-8 de 1240 p., avec 372 figures, cartonné.......... 27 fr.

MACÉ. **Les substances alimentaires** étudiées au microscope, surtout au point de vue de leurs altérations et de leurs falsifications, par E. MACÉ, professeur à la Faculté d'histoire naturelle de Nancy. 1891, 1 vol. in-8 de VIII, 512 p. avec 24 planches coloriées et 408 fig.......... 14 fr.

MOQUIN-TANDON. **Éléments de Botanique médicale**, contenant la description es végétaux utiles à la médecine et des espèces nuisibles à l'homme, vénéneuses ou parasites. 3e *édition*, 1 vol. in-18 jésus, avec 128 figures.......... 6 fr.

SICARD (H.). **Éléments de zoologie**, par H. SICARD, professeur à la Faculté des sciences de Lyon. 1883, 1 vol. in-8, 842 p., avec 768 figures, cartonné. 20 fr.

7580-90. — CORBEIL. Imprimerie CRÉTE.

MANIPULATIONS

DE

BOTANIQUE MÉDICALE

ET PHARMACEUTIQUE

ICONOGRAPHIE HISTOLOGIQUE DES PLANTES MÉDICINALES

PAR MM.

Joseph HÉRAIL
Docteur ès sciences
Agrégé des Écoles supérieures de Pharmacie (Paris)
Professeur de Matière médicale
à l'École de Médecine et de Pharmacie d'Alger

Valère BONNET
Ancien préparateur des Travaux micrographiques
à l'École supérieure de Pharmacie de Paris
Ancien expert du Laboratoire municipal de Paris
Lauréat de la Société de Pharmacie

PRÉFACE

Par M. le Professeur G. PLANCHON

DIRECTEUR DE L'ÉCOLE SUPÉRIEURE DE PHARMACIE DE PARIS

Avec 36 planches coloriées

ET 223 FIGURES INTERCALÉES DANS LE TEXTE

PARIS

LIBRAIRIE J.-B. BAILLIÈRE ET FILS

19, rue Hautefeuille, près du boulevard Saint-Germain.

—

1891

PRÉFACE

PAR M. G. PLANCHON

DIRECTEUR DE L'ÉCOLE SUPÉRIEURE DE PHARMACIE DE PARIS
MEMBRE DE L'ACADÉMIE DE MÉDECINE.

Pour connaître dans leurs caractères essentiels les médicaments simples qui ont fait partie d'un organisme végétal, il faut avoir une juste idée de leur structure anatomique.

Et pour cela il ne suffit pas de décrire tel agencement de cellules, de vaisseaux ou de fibres qu'on voit sous le microscope, il faut avoir la signification de ces éléments fondamentaux de l'organisme, en connaître le rôle et la nature, de façon à pouvoir, de leur examen, tirer quelque conclusion sur la partie de la plante à laquelle on a affaire ou sur le groupe naturel auquel elle appartient.

C'est ce qu'ont parfaitement compris les auteurs du nouveau livre que nous nous faisons un plaisir de présenter aujourd'hui à tous ceux qu'intéressent les études de matière médicale.

La première partie est l'introduction naturelle à l'étude spéciale des drogues simples. C'est un précis d'*histologie générale*, suffisamment développé pour que rien d'important dans ce domaine, qui s'étend tous les jours, n'échappe au lecteur, et qui, d'autre part, ne se perd pas dans des détails inutiles ou superflus.

M. Hérail, qui a longtemps dirigé les élèves de l'École de Pharmacie de Paris dans leurs travaux pratiques de micrographie, sait bien par expérience quelle est la juste mesure à tenir, et, en même temps, quels sont les exemples à la fois simples et démonstratifs qu'il convient d'utiliser.

L'intérêt de la seconde partie, l'*histologie spéciale des plantes médicinales*, est plus particulièrement dans les figures faites par M. Valère Bonnet qui, en qualité de dessinateur, a collaboré avec M. Hérail à la direction des travaux de nos élèves.

Cette partie spéciale est un atlas de nombreuses planches (95 environ) faites par des observateurs habitués à l'exactitude, et accompagnées chacune d'une notice comprenant l'origine botanique, la description, les substitutions et les usages de la drogue.

Ces planches présentent l'avantage de n'être pas au simple trait noir, mais d'indiquer par des couleurs la teinte des divers tissus vus sous le microscope.

Cette intervention de la couleur peut, au premier abord, paraître du luxe: mais on s'aperçoit bien vite combien elle est utile, et parfois même indispensable. Ces teintes variées permettent en effet de distinguer nettement les tissus les uns des autres et, dans certains cas, elles mettent en relief le caractère le plus saillant d'éléments de première importance. Nous avons montré jadis, dans une étude sur les *Fal ifications du Poivre*, quel rôle joue la couleur des tissus dans la reconnaissance des poudres de cette substance, si souvent mélangées d'autres produits. Il en est de même dans beaucoup d'autres cas.

Remercions donc les auteurs et les éditeurs avec eux de leur bonne inspiration.

Et en terminant, félicitons-nous du développement qu'ont pris en France, depuis une vingtaine d'années, les études de matière médicale. La voie féconde dans laquelle elles sont entrées a produit toute une littérature spéciale qu'on ne connaissait pas auparavant : les travaux pratiques de nos Écoles ont été le point de départ d'ouvrages pleins d'intérêt. Pour ne parler que de Paris, trois livres importants, dus à nos chefs de travaux micrographiques, sont sortis de nos laboratoires, chacun avec son caractère particulier, si bien que, loin de se nuire et de se remplacer l'un l'autre, on peut dire qu'ils se complètent mutuellement.

En souhaitant la bienvenue à celui qui paraît aujourd'hui, nous lui désirons tout le succès qu'il mérite.

G. P.

15 mars 1891.

PREMIÈRE PARTIE

HISTOLOGIE GÉNÉRALE

CHAPITRE PREMIER

LA TECHNIQUE MICROSCOPIQUE

Dans ce premier chapitre, il sera d'abord question du microscope et de ses accessoires; nous donnerons ensuite quelques notions générales sur les préparations microscopiques et sur la façon de les observer. Ces divers points seront traités aussi succinctement que possible, notre but étant simplement de mettre le débutant en mesure de faire usage de l'instrument qui est mis entre ses mains pour les travaux pratiques de micrographie. Nous avons donc éliminé tous les détails qui nous ont paru inutiles ici, et qui n'auraient fait peut-être que rendre difficile la lecture de ce chapitre, renvoyant aux ouvrages spéciaux le lecteur désireux d'approfondir la question.

I. — Le microscope et ses accessoires.

Sous le nom de *microscope*, on peut comprendre tout instrument qui, en grossissant les petits objets, permet d'en apercevoir nettement tous les détails. Cette propriété grossissante de l'instrument est due tout entière aux lentilles qui entrent dans sa composition. Aussi, avant de nous occuper de lui, ne sera-t-il pas inutile d'indiquer la marche des rayons lumineux dans les lentilles.

1° Lorsqu'un rayon lumineux tombe sur une lentille suivant une direction parallèle à son axe principal, il vient, après la réfraction, couper cet axe en un point particulier qui est le *foyer principal*. Ainsi les rayons r, r', r'' r''' (fig. 1), parallèles à l'axe principal A A', convergent tous vers le point f, qui est le foyer principal; ils se dirigent ensuite en ligne droite au delà de ce point.

2° Lorsqu'un rayon, en se réfractant à l'intérieur d'une len-

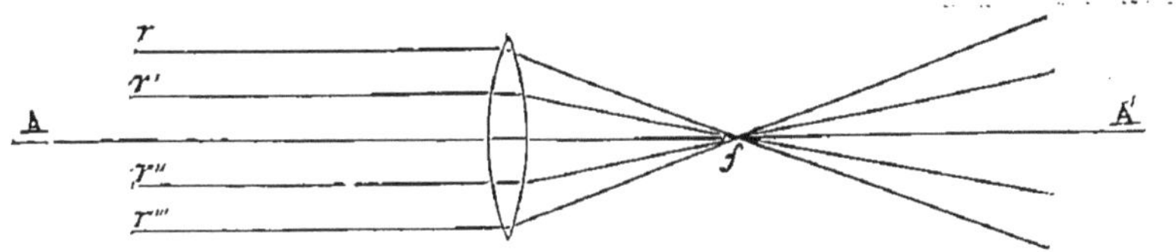

Fig. 1. — Foyer principal des rayons parallèles à l'axe.

tille, passe par le centre optique de la lentille, il émerge parallèlement à sa direction primitive; ce rayon ne paraît donc pas réfracté. Ainsi les rayons r, r', r'', r''' (fig. 2) qui passent au centre optique o de la lentille, en sortent parallèlement à leur première direction, et ne paraissent pas avoir été réfractés.

Ces deux principes nous permettront d'indiquer la forme et

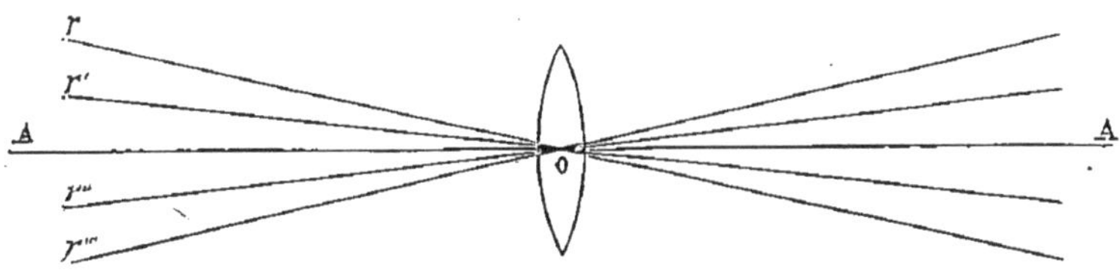

Fig. 2. — Caractère du centre optique.

la position des images données par les lentilles des différentes sortes de microscopes que nous allons étudier, et que l'on peut diviser en deux groupes : les *microscopes simples* qui donnent des grossissements peu considérables, et les *microscopes composés* avec lesquels on peut obtenir une amplification très grande des objets.

A. — **Microscopes simples.**

Sous cette dénomination nous comprenons les *loupes* et les *microscopes simples proprement dits* ou *doublets*.

1. — LOUPES.

Les loupes les plus simples consistent en une lentille convergente, soit plan-convexe, soit bi-convexe; elles ne peuvent donner que de faibles grossissements.

La figure 3 nous fera comprendre la marche des rayons lumineux et le mode d'amplification. Soit un objet *ab*, placé entre la loupe L L′ et son foyer principal *f′*, et près de ce foyer. Ce petit objet envoie par chacun de ses points des rayons divergents de lumière vers la lentille. Considérons seulement le point *a* et supposons deux rayons (*a*I et *a*O) partis de ce point; l'un de ces rayons *a* I, parallèle à l'axe principal, émergera

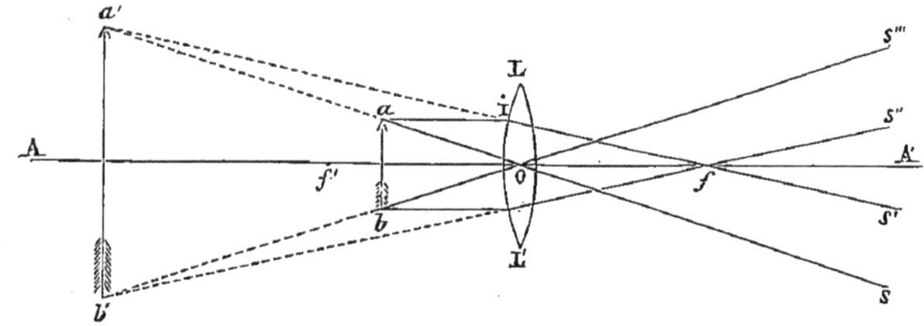

Fig. 3. — Marche de la lumière dans la loupe.

suivant IS′, puisqu'il doit couper l'axe principal au point *f*; l'autre rayon *a*O, continuera sa route en ligne droite, suivant OS, puisque, passant par le centre optique de la lentille, il ne doit pas éprouver de déviation. Ces deux rayons IS′ et OS sont divergents après la réfraction, de sorte qu'il n'y aura pas d'image *réelle* (1). Mais si l'on prolonge les deux rayons réfractés de l'autre côté de la lentille, ils iront concourir en *a′*, et l'on aura en ce point une image *virtuelle* du point *a*; et si l'œil est placé de manière à recevoir les deux rayons réfractés, il apercevra cette image virtuelle du point *a*. De même, on aura

(1) Lorsque les deux rayons réfractés sont convergents après leur passage dans la lentille, le point de croisement devient lumineux comme le point d'où ils sont partis. On dit alors qu'il en est l'image *réelle* (fig. 4), et on peut la recevoir sur un écran. Mais, si les rayons réfractés sont divergents, il n'y a point de réunion au delà de la lentille et, par suite, pas d'image réelle. Cependant on peut apercevoir une image qui résulte simplement du prolongement virtuel des rayons réfractés; cette image, qui est toujours du même côté de l'objet, est dite *virtuelle* (fig. 3). On aura une image virtuelle toutes les fois que l'objet sera placé en deçà du foyer principal de la lentille, et une image réelle lorsque l'objet sera placé au delà du foyer principal, mais pas au delà du double de la distance focale.

une image virtuelle du point *b* en *b'*, et l'image *ab* sera vue en *a'b'*.

On voit donc que la loupe donne une image *virtuelle*, *droite* et *agrandie* de tout objet qui sera placé en deçà et très près de son foyer. Par le fait, son action réelle n'est autre que de

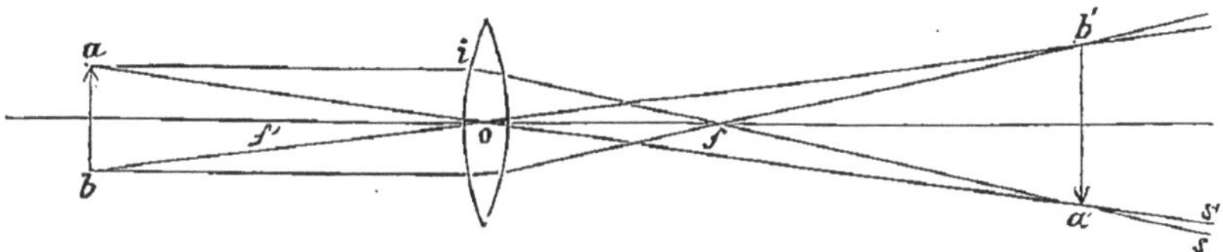

Fig. 4. — Image réelle.

permettre de voir distinctement à une très faible distance, 2 à 3 centimètres par exemple, un objet qu'il faudrait placer sans elle à 22 centimètres environ (distance de la vision distincte) ; elle accroît ainsi beaucoup l'angle visuel sous lequel l'objet est aperçu, et, par suite, augmente sa grandeur apparente.

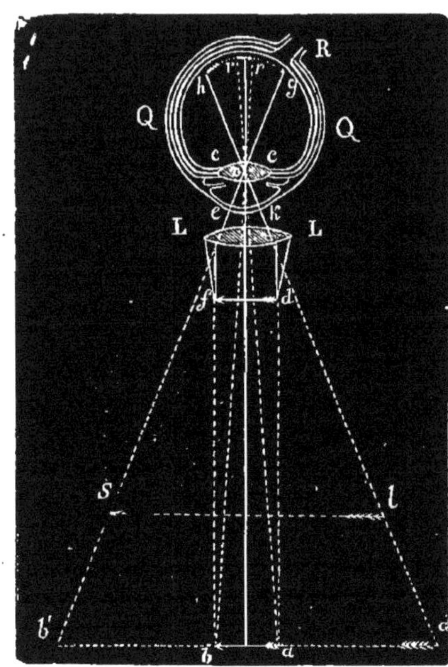

Fig. 5. — Théorie de la loupe.

Ainsi, si l'on examine l'objet *ab* (fig. 5) à la distance de la vision distincte, il fera, sans le secours de la loupe, une image très petite *rr* sur la rétine ; au contraire, si on le reporte en *fd* pour être examiné avec cet instrument, il donne sur la rétine une image beaucoup plus grande *gh*, qui est du reste reportée en *a'b'*, distance de la vision distincte.

La loupe a encore un second avantage. Comme elle est en général plus grande que la pupille, et qu'elle rassemble suffisamment les rayons qui tombent sur elle pour les faire pénétrer dans l'œil, celui-ci reçoit un plus grand nombre de rayons sur la rétine, et l'objet se trouve plus éclairé que dans la vision normale.

L'image donnée par la loupe est d'autant plus grande que la distance focale de la lentille est plus courte. Il y aurait donc avantage à diminuer cette distance focale; mais, lorsqu'on donne à la lentille un foyer très court, le champ de la vision devient très restreint, en même temps que l'image se déforme et perd de sa netteté. Le grossissement de la loupe est donc nécessairement limité de ce fait.

Il l'est encore par suite de l'*aberration de sphéricité* qui est très considérable dès que les lentilles ont un pouvoir grossissant trop puissant. L'aberration de sphéricité est un phénomène qui provient de ce que les rayons parallèles à l'axe principal ne passent pas tous, après la réfraction, au foyer f

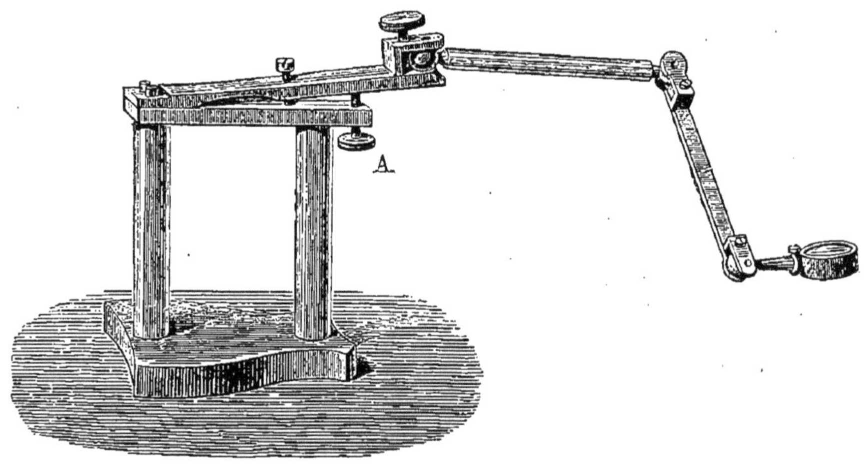

Fig. 6. — Pied porte-loupe de Nachet.

(fig. 1). Les rayons éloignés de l'axe principal coupent cet axe entre le foyer normal et la lentille, et d'autant plus près de la lentille qu'ils sont plus éloignés de l'axe. Il en résulte que l'image d'un point lumineux, au lieu d'être réduite à un point, se trouve représentée par un petit cercle de diffusion. Le moyen de corriger cet inconvénient est de supprimer les rayons qui traversent le bord de la lentille et de ne laisser passer que les rayons centraux; on y parvient en noircissant les bords de la lentille, ou bien en se servant d'un diaphragme.

Les loupes que l'on emploie en histoire naturelle sont généralement montées, c'est-à-dire enchâssées dans des cercles de corne ou de laiton noirci; on peut les adapter à des supports ou *pieds porte-loupes* dont les différents constructeurs font de nombreux modèles (fig. 6 et 7). Certaines loupes sont formées de plusieurs lentilles séparément enchâssées dans des cercles de corne, et dont on peut se servir isolément ou en les accouplant. Ce sont des *loupes de poche*.

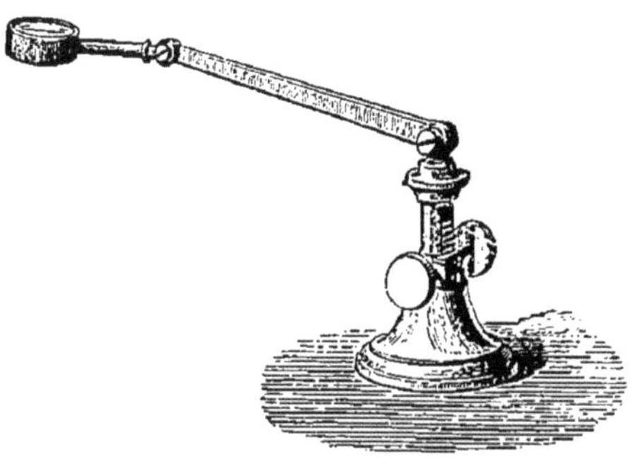

Fig. 7. — Pied porte-loupe de Cosson.

Il faut encore citer les loupes de Coddington et de Brücke.

La loupe de Coddington (fig. 8) consiste en un cylindre de verre, convexe à ses deux extrémités, et échancré en son milieu de manière à prendre la forme d'un sablier (*c*). La partie échancrée est noircie, et joue alors le rôle d'un diaphragme qui supprime les rayons de la circonférence; l'aberration de sphéricité est ainsi à peu près nulle.

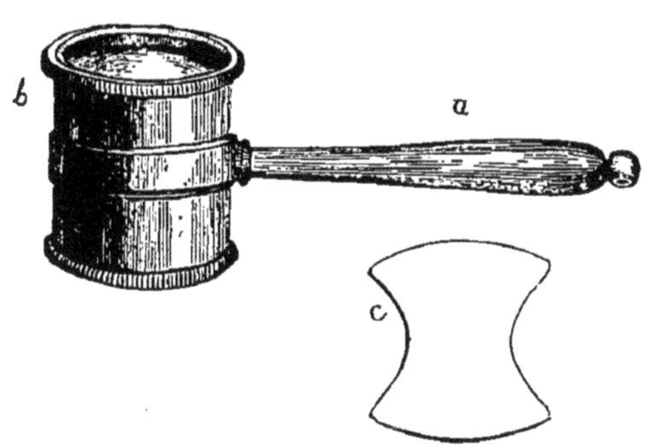

Fig. 8. — Loupe de Coddington.

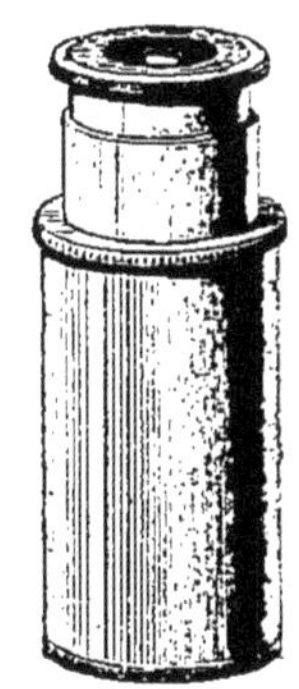

Fig. 9. — Loupe de Brücke.

La loupe de Brücke (fig. 9) est surtout recommandable à cause de la longueur de son foyer. Elle est formée d'un objectif achromatique convexe et d'un oculaire concave; le grossissement peut être augmenté par l'allongement du tube de la loupe, et il peut varier entre trois et huit fois.

2. — MICROSCOPES SIMPLES OU DOUBLETS.

Nous avons vu que les loupes ne pouvaient donner que des grossissements faibles et parfois insuffisants. C'est pour obvier à cet inconvénient qu'on se sert fréquemment des microscopes simples ou doublets, dont la construction repose sur le principe suivant. On sait que pour des lentilles de même longueur focale, l'aberration de sphérité est plus grande pour une lentille bi-convexe que pour une lentille plan-convexe, si cette dernière reçoit les rayons par sa face plane. On a en outre reconnu, que deux lentilles superposées produisaient une aberration de sphéricité beaucoup moindre qu'une seule lentille dont la longueur focale serait égale à celle de l'assemblage.

Les doublets sont donc composés de deux lentilles plan-convexes superposées (*hg* et *ql*, fig. 10) et dont les faces planes sont tournées du côté de l'objet ou en bas; l'inférieure est plus large que la supérieure, et elles sont séparées l'une de l'autre par un diaphragme (*dd*). Le tout est monté dans une garniture en corne ou en cuivre noirci, qui maintient fixe l'écartement des pièces. Le pouvoir amplifiant et la formation de l'image sont donnés comme si on employait une loupe formée d'une seule lentille dont la longueur focale serait égale à celle du système de ces lentilles agissant toutes ensemble.

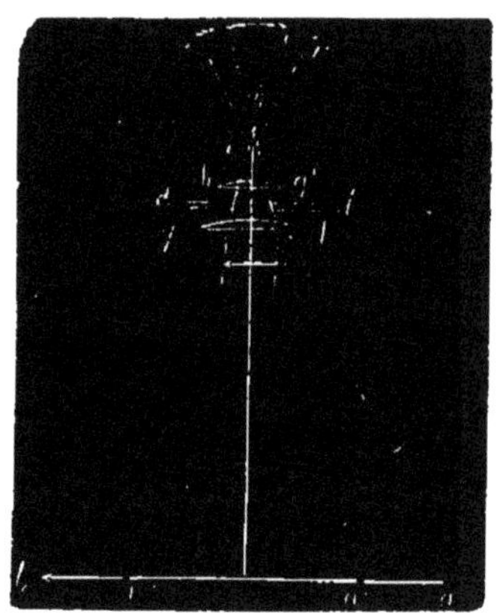

Fig. 10.

Ces doublets sont montés sur des pieds de modèles divers. Ils sont généralement formés d'un pied stable, sur lequel se visse une tige verticale qu'une crémaillère fait monter et descendre; elle porte vers le haut une platine pour placer l'objet, avec un trou pour laisser passer la lumière que lui envoie un miroir placé au-dessous. Au sommet de la tige verticale, est placée, à angle droit, une branche mobile qui porte à son extrémité un anneau dans lequel se place le doublet. En outre la tige horizontale est munie d'une crémaillère qui permet de faire avancer ou reculer la lentille. Très souvent, on place de

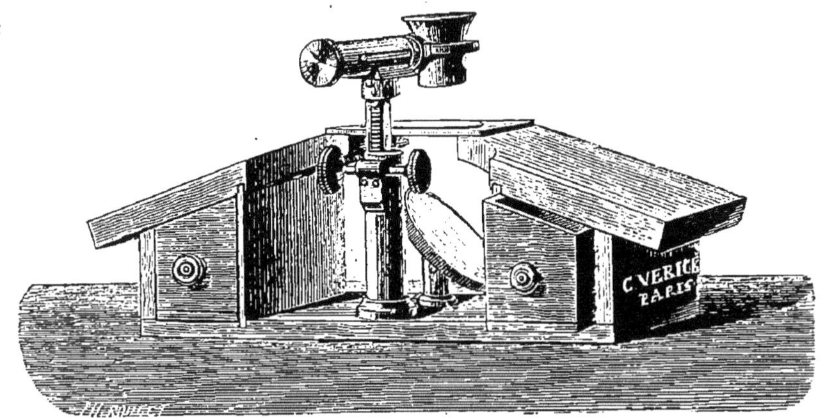

Fig. 11. — Microscope à dissection de Vérick.

chaque côté de la platine deux plans inclinés sur lesquels on peut appuyer les mains pendant les dissections (fig. 11).

B. — Microscopes composés.

Un microscope composé, réduit à sa plus simple expression et considéré schématiquement pour ainsi dire, est formé de deux lentilles convergentes : une première lentille ; tournée vers l'objet et qu'on nomme pour cela *objectif*, donne une première image amplifiée et réelle de l'objet, qui est à son tour grossie par la deuxième lentille ou *oculaire* fonctionnant comme loupe. La figure 12 nous fera comprendre facilement la marche des rayons lumineux.

Soit un objet *ab* (fig. 12) placé un peu au delà du foyer de la lentille bi-convexe M, qui est l'objectif. Nous savons, par ce qui a été déjà dit (voir note, page 5), qu'il va se former une image réelle que la construction nous donnera en *a'b'* ; on voit que cette image est en outre agrandie et *renversée*. Cette image sera reçue par l'oculaire N, mais en un point tel qu'elle se trouvera entre la lentille et son foyer *f'* ; l'oculaire fonctionnera donc comme loupe et nous donnera une image virtuelle, *droite*, et agrandie, qui viendra se former en *a''b''*, et que l'œil placé en A′ apercevra facilement. On voit donc que le microscope composé n'est pas autre chose en somme qu'une simple loupe appliquée, non pas à l'observation directe des objets,

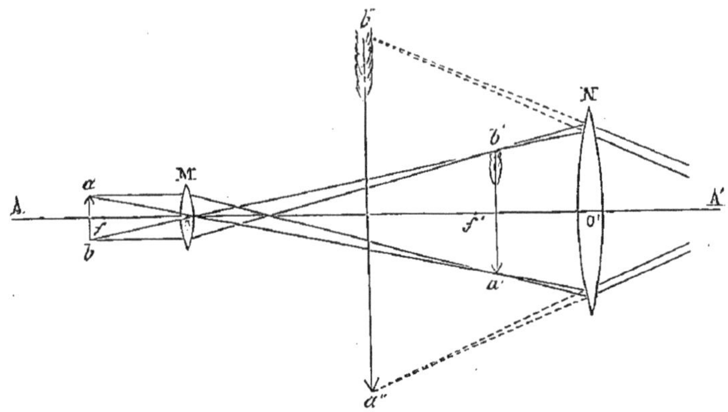

Fig. 12. — Marche de la lumière dans le microscope composé.

mais à celle de leurs images déjà amplifiées par une première réfraction.

Tout microscope composé présente à étudier : 1° une partie mécanique ; 2° une partie optique ; 3° les pièces accessoires.

1. — PARTIE MÉCANIQUE.

La partie mécanique varie avec les différents constructeurs et aussi avec le modèle considéré. Nous décrirons tout d'abord un microscope de construction simple, dont la description se rapportera le mieux aux instruments que l'on met entre les mains des élèves.

Un pareil instrument (fig. 13) se compose d'un pied assez lourd sur lequel est fixé une colonne rigide (A), portant à sa partie supérieure une tige horizontale terminé par un anneau dans lequel se visse un tube creux en laiton ou *canon* (C) : c'est dans ce tube creux que s'engage à frottement le tube du microscope (B), qui porte en O la partie optique. Il faut ajouter que la colonne porte une platine (P) qui supporte l'objet à observer, et parfois aussi, en dessous de la platine, un miroir destiné à éclairer la préparation ; celui-ci peut cependant être fixé au pied même du microscope. Examinons avec quelques détails, parmi les parties que nous venons d'énumérer, celles qui sont le plus importantes, et notons les perfectionnements qu'elles subissent dans les microscopes plus compliqués.

1° *Tube.* — Le tube du microscope est un simple tube en laiton, bien cylindrique, noirci intérieurement et formé le plus souvent de deux tubes rentrant l'un dans l'autre (fig. 14); ce dispositif permet d'écarter les deux lentilles et par suite d'amplifier l'image. A sa partie supérieure, le tube reçoit, à frottement doux, l'oculaire; à l'extrémité inférieure, il porte une pièce appelée *cône* sur lequel s'adapte l'objectif, soit par un pas de vis, soit par un appareil spécial. Le tube entre à frottement doux dans le canon, ce qui permet de le faire monter ou descendre pour la mise au point; il est en outre actionné, pour les mouvements lents, par une vis micrométrique (V, fig. 13) qui le fait, à chaque tour, monter ou descendre d'une quantité très minime. Dans bien des microscopes, le mouvement rapide est obtenu à l'aide d'une crémaillère (fig. 14).

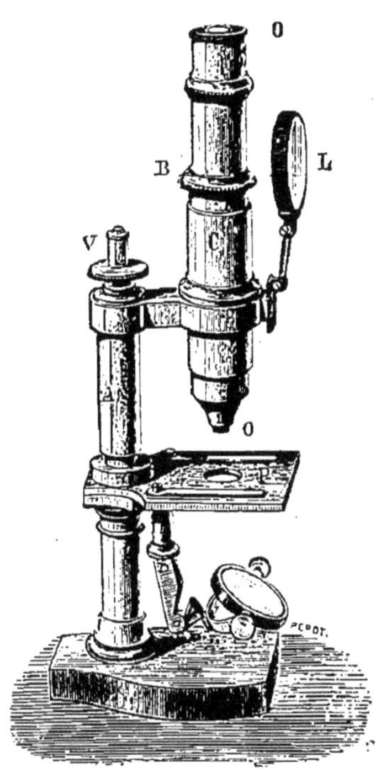

Fig. 13. — Microscope tout monté vu en perspective, avec ses accessoires.

2° *Colonne.* — La colonne est rigide dans les petits modèles; mais dans les grands modèles, elle est formée de deux pièces réunies par une charnière, ce qui permet l'inclinaison de l'instrument (fig. 14).

3° *Platine.* — La platine (P, fig. 13) est une plaque carrée ou ronde, en cuivre noirci ou en verre, percée en son milieu d'une ouverture par laquelle passent les rayons lumineux envoyés par le miroir, et qui peut être rétrécie à volonté à l'aide d'un diaphragme à ouverture variable. La platine porte encore deux petits ressorts destinés à maintenir la préparation en place; ce sont des *valets*. Certaines platines sont *à tourbillon*,

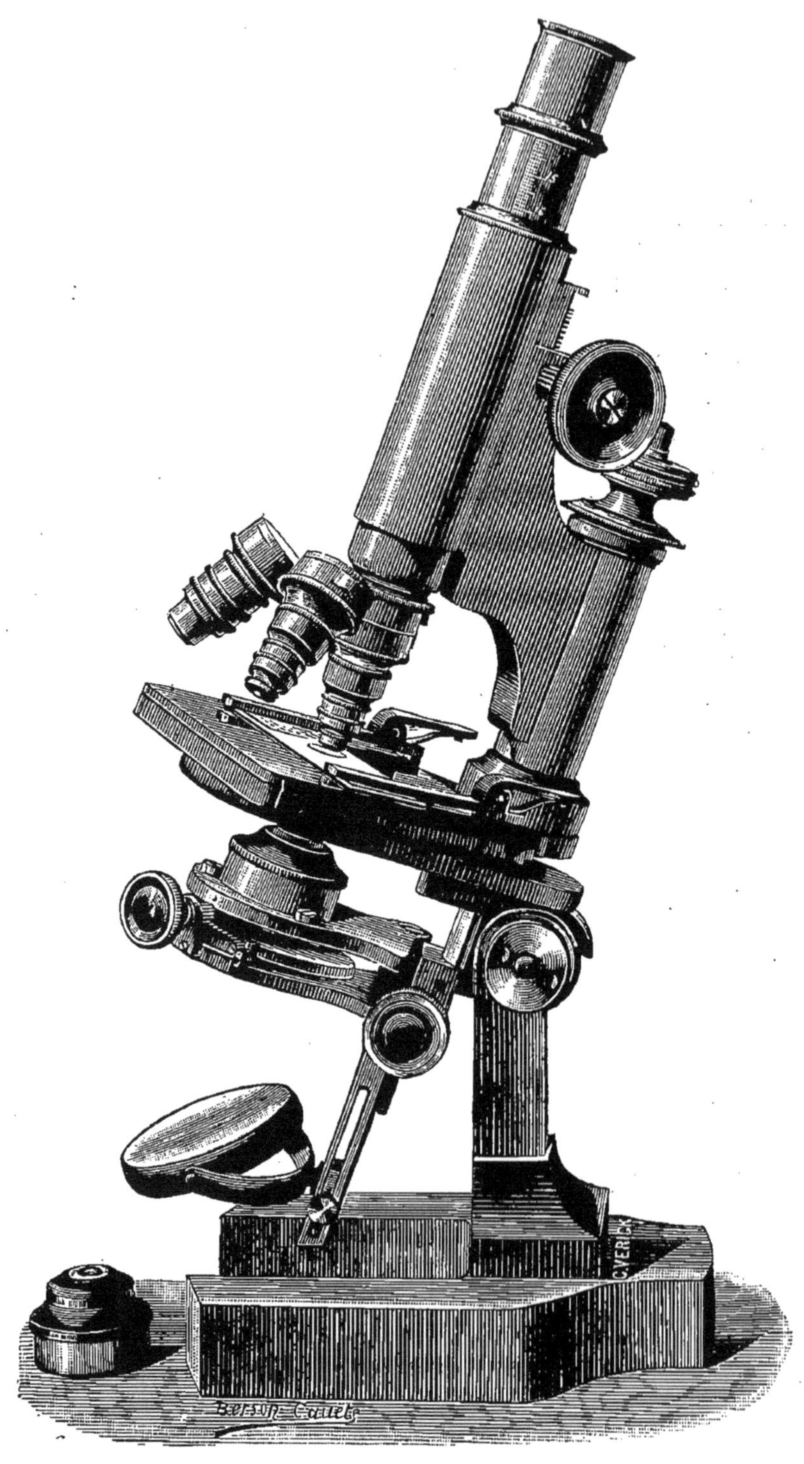

Fig. 14. — Microscope grand modèle à platine fixe de Vérick.

de sorte que toute la partie supérieure du microscope peut faire une rotation complète, le pied et le miroir restant fixes. D'autres sont à chariots mobiles, formées de deux plaques superposées, qui peuvent aller d'avant en arrière, ou de droite à gauche.

4° *Diaphragme.* — Le diaphragme le plus simple est formé d'une plaque métallique percée de trous circulaires, de grandeur variable ; par la rotation de cette pièce, chacune des ouvertures vient se placer sous l'orifice de la platine. Dans d'autres cas, le microscope possède sous la platine un chariot mobile, portant un tube qui peut pénétrer dans l'ouverture de la platine. C'est un *porte-diaphragme* qui s'obture par des disques percés de trous de dimensions variables.

Les grands microscopes de Vérick sont munis d'un appareil spécial destiné à porter avec le miroir, les divers diaphragmes et concentrateurs qu'il est souvent nécessaire de disposer sous la platine du microscope (fig. 15).

Cet appareil mobile à l'aide de la crémaillère A, dans le sens vertical, porte à sa partie inférieure le miroir B.

Ce miroir, d'un diamètre de 50 millimètres, plan-concave, offre un triple mouvement :

1° Dans le sens vertical (le long de la coulisse D) ;

2° Rotation en avant, autour de l'axe horizontal et transversal E ;

3° Rotation latérale autour de l'axe horizontal et antéro-postérieur F.

Ce miroir donne tous les degrés de la lumière oblique dont on peut avoir besoin pour l'étude des diatomées.

Le collier G, d'un diamètre de 3 centimètres environ, est destiné à recevoir soit différents diaphragmes, que l'on emploie pour l'étude des préparations à la lumière directe, avec de forts grossissements, soit l'appareil à polarisation, soit le concentrateur Abbé.

On peut, à son gré, diminuer l'intensité de l'éclairage en abaissant l'appareil à l'aide de la crémaillère A.

Il est facile de placer et de déplacer le concentrateur Abbé en abaissant la crémaillère A et en faisant sortir de sous la platine du microscope toute la pièce G, que l'on fait mouvoir, à l'exemple de la pièce L (fig. 15), autour d'un excentrique analogue.

La pièce L présente un double mouvement de rotation autour de son axe et de va-et-vient le long de la crémaillère M. L'ouverture centrale est destinée à recevoir divers diaphragmes, permettant d'obtenir à volonté pour l'éclairage Abbé les rayons centraux ou les rayons marginaux.

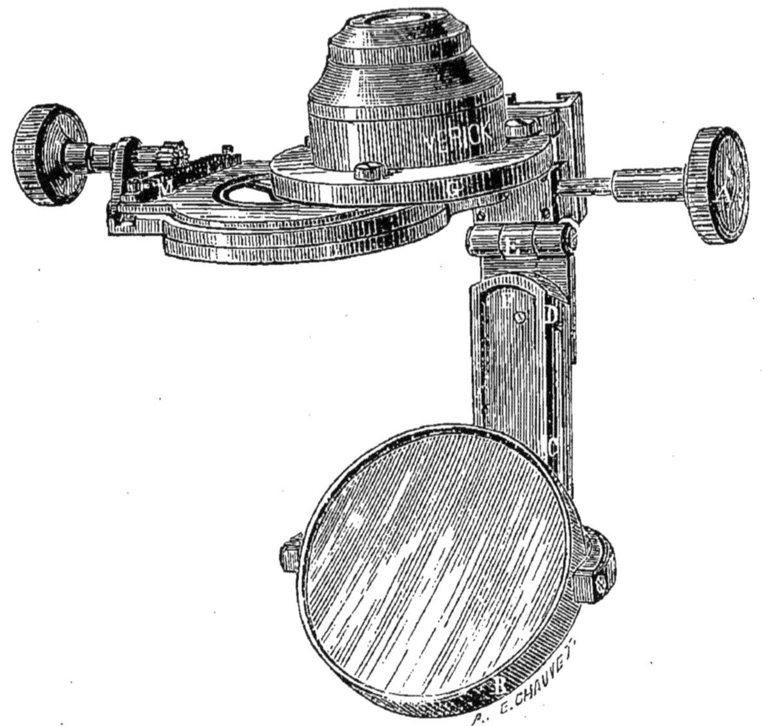

Fig. 15. — Appareil d'éclairage de Vérick.

2. — PARTIE OPTIQUE.

La partie optique comprend l'*objectif* et l'*oculaire*.

a. Objectif.

L'objectif est la partie la plus importante du microscope. Les objectifs qui n'ont qu'un pouvoir amplifiant faible ne possèdent qu'un seul verre; les autres possèdent un jeu de deux ou trois lentilles (*xy*, fig. 16), dans le but d'avoir une courte distance focale sans trop d'aberration de sphéricité. Ces lentilles sont plan-convexes et de plus achromatiques. Pour les rendre achromatiques, on forme chacune d'elles de deux verres de composition différente (A, B, fig. 17) que l'on colle ensemble avec de la térébenthine sèche. L'un de ces verres (A) a une forme plan-concave et est en *flint-lassg*, substance qui sépare considérablement les rayons colorés; l'autre (B) a la forme d'une lentille bi-convexe et est en *crown-glass* qui disperse fort peu les rayons lumineux; il s'enfonce à moitié dans le verre en flint-glass. On a ainsi une lentille plan-convexe achromatique, c'est-à-dire donnant une image blanche, à cause de la compensation qui s'établit entre la lentille en flint-glass, divergente et fort dispersive, et la lentille en crown-glass, convergente et très peu dispersive. Grâce à cette compensation, la convergence devient plus faible, le foyer est reporté plus loin, mais les rayons colorés sont ramenés en un seul point. Ainsi, avec la lentille B seule, on aurait

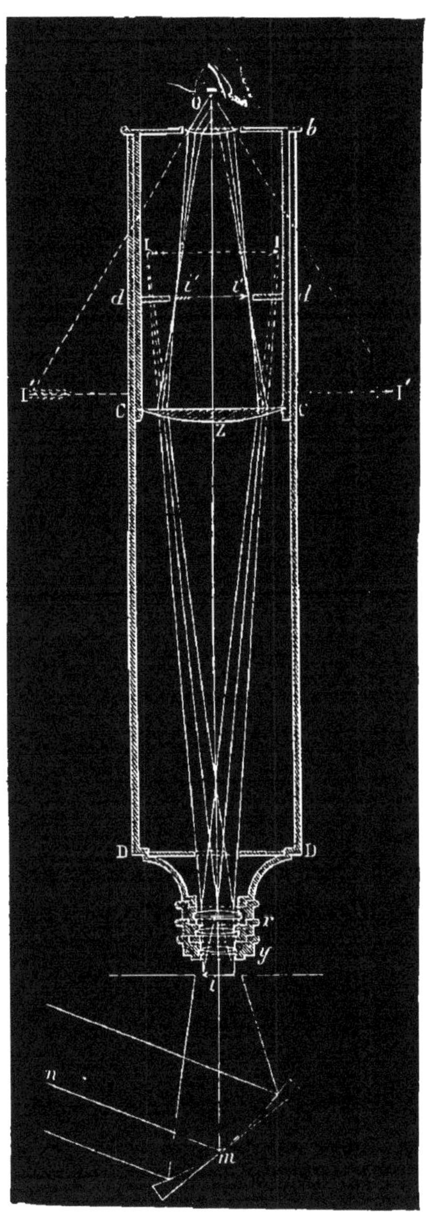

Fig. 16. — Coupe longitudinale d'un microscope composé.

en R le foyer des rayons rouges et en V celui des rayons violets; en ajoutant la lentille A, la convergence des rayons est diminuée et les rayons rouges et violets sont à la fois rejetés à une plus grande distance; mais l'effet est plus considérable sur les rayons violets qui sont les plus réfrangibles, de sorte que leur foyer V′ coïncidera avec le foyer des rayons rouges R′ qui, étant moins réfrangibles, seront portés moins loin.

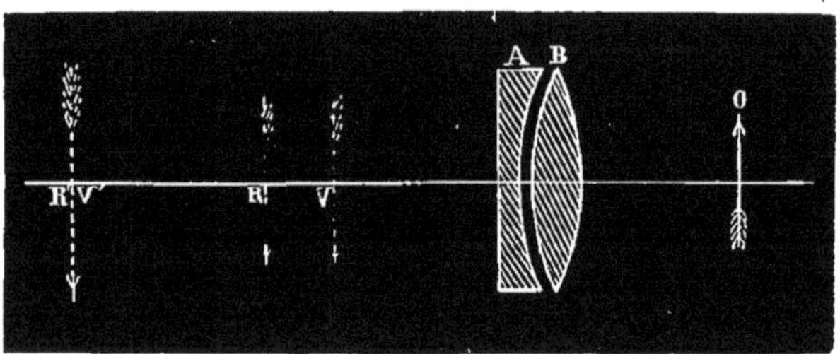

Fig. 17. — Achromatisme des lentilles.

Les rayons qui traversent une préparation avant d'arriver dans le microscope, rencontrent une couche d'air dont l'indice de réfraction est très éloigné de celui du verre, de sorte qu'ils s'éloignent de la normale et sont perdus pour l'observateur. On atténue cet effet, si l'on remplace par un liquide, eau ou huile, l'espace situé entre la préparation et l'objectif. Les objectifs construits à cet usage sont des objectifs *à immersion*.

On construit aussi des objectifs *à correction* (fig. 18), dans lesquels la première lentille peut à l'aide d'un collier, être rapprochée ou éloignée des deux autres, dans le but de corriger l'influence de l'épaisseur de la lame de verre qui recouvre l'objet que l'on observe.

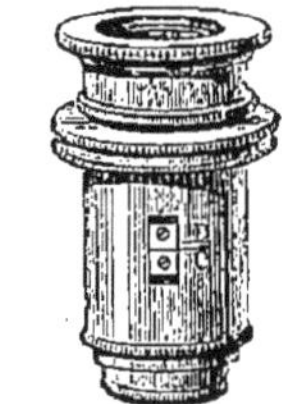

Fig. 18. Objectif à correction.

On a construit dans ces derniers temps des objectifs dits *apochromatiques*, dans lesquels on écarte l'aberration chromatique secondaire et on enlève l'aberration de sphéricité pour toutes les couleurs du spectre.

b. Oculaire.

Théoriquement, l'oculaire pourrait être composé d'une seule lentille; mais un oculaire ainsi composé ne présente de netteté qu'au centre, les rayons marginaux étant en partie perdus pour l'observateur. C'est pour obvier à cet inconvénient qu'ils sont tous munis d'une deuxième lentille, appelée *verre de champ* (Z, fig. 16) ; la lentille supérieure est le *verre de l'œil*. Ces deux lentilles sont plan-convexes, à convexité tournée vers l'objet, et non achromatiques.

La lentille de champ, par suite de la concentration qu'elle fait subir aux rayons qui ont traversé l'objectif, permet de laisser pénétrer dans l'oculaire des rayons lumineux qui ne seraient pas admis sans cette disposition. En un mot, elle agrandit le *champ de l'instrument*, d'où son nom. Ainsi on voit dans la figure 16 que l'image de l'objet *i*, donnée par l'oculaire *xy*, irait se former en II et ne serait pas aperçue en entier par l'observateur; mais la lentille de champ CC prend les rayons lumineux avant la formation de l'image, et celle-ci vient se former en *i'i'* ; c'est cette image ainsi réduite, que le verre de l'œil grossit à la façon d'une loupe et, finalement, l'observateur aperçoit l'image I'I'. La lentille de champ corrige aussi l'aberration de sphéricité, et cette correction est encore augmentée par les diaphragmes DD, *dd* qui éteignent les rayons marginaux.

3. — ACCESSOIRES DU MICROSCOPE.

1. *Condensateur*. — L'éclairage que l'on obtient à l'aide du miroir concave en verre dont la face interne, argentée (M, fig. 16), est parfaitement suffisant dans la plupart des cas. Mais pour les observations délicates, il est souvent nécessaire d'avoir un éclairage beaucoup plus intense. On a alors recours aux condensateurs. On s'est pendant longtemps servi du concentrateur de Dujardin, aujourd'hui exclusivement remplacé par le condensateur du professeur Abbé (fig. 19). Il se compose de trois lentilles : une demi-sphère, une ménisque et une collectrice plan-convexe. Ces trois lentilles sont enchâssées dans une monture en cuivre qui peut se placer dans le tube porte-diaphragme, ou dans l'appareil spécial représenté par la figure 15.

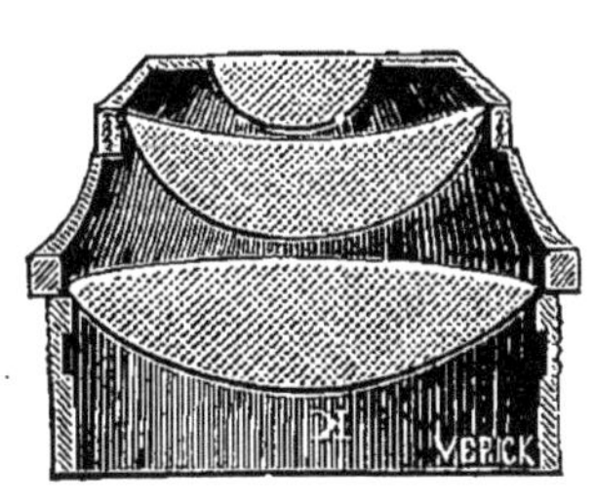

Fig. 19. — Condensateur Abbé.

2. *Revolver porte-objectifs.* — Pour éviter la perte de temps occasionnée par les changements d'objectifs, on fait usage d'un petit appareil qui porte le nom de *revolver*, et qui peut s'adapter à tous les microscopes; le changement se fait ainsi instantanément par un simple mouvement de rotation. On en construit deux modèles auxquels peuvent s'adapter deux objectifs (fig. 20) ou bien trois (fig. 14).

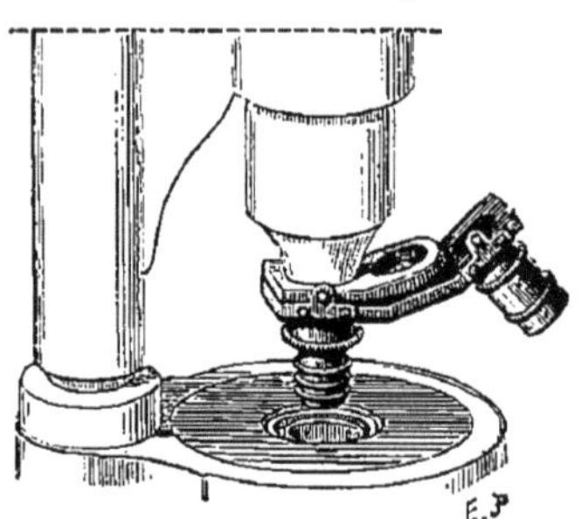

Fig. 20. — Revolver porte-objectifs de Nachet.

3. *Miroir de Lieberkühn.* — Ce miroir s'adapte à l'extrémité inférieure du tube du microscope (**L**, fig. 13); il est destiné à l'éclairage direct des objets que l'on veut voir à des grossissements plus forts que ceux que l'on pourrait obtenir avec une simple loupe. C'est un miroir à courbure parabolique sur lequel on fait tomber un faisceau de lumière à l'aide du miroir **M**.

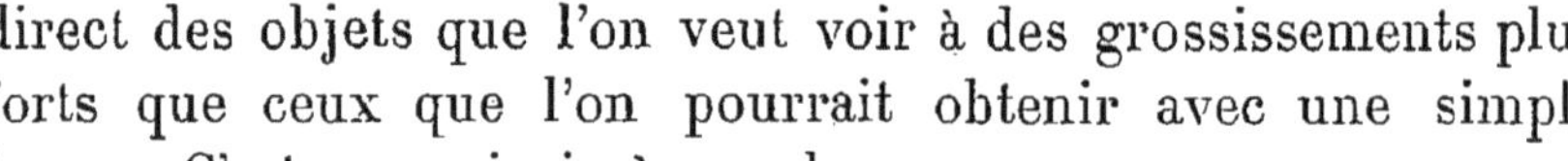

4. *Chambre claire.* — La *chambre claire* est un appareil qui sert à faire les dessins micrographiques ou à faire des mesures; aussi doit-on l'adjoindre au microscope. Les modèles de chambres claires sont très nombreux; une des plus commodes est la chambre claire de Nachet (fig. 20). Elle se compose d'un prisme *abcd*, dont la section est un parallélogramme et dont l'angle *a* est égal à 45°. Ce prisme est disposé de manière que la surface horizontale *ac* soit en dehors du microscope, et la face oblique *cd* au-dessus de l'oculaire. Un petit prisme en verre collé à la face *cd*, laisse passer les rayons émergeant de l'oculaire sans les dévier; en même temps, l'œil reçoit aussi les rayons partis de la pointe d'un

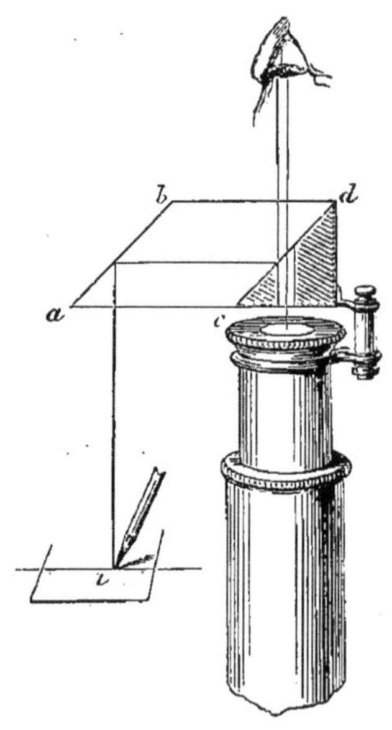

Fig. 21. — Chambre claire représentée en coupe et adaptée sur le tube du microscope.

crayon *i* placé sur une feuille de papier blanc, et qui ont subi deux réflexions totales sur les faces *ab* et *cd*. L'œil voit donc à la fois la préparation et la pointe du crayon ; il suffit alors de suivre avec celui-ci les contours de l'objet que l'on observe pour en tracer le dessin.

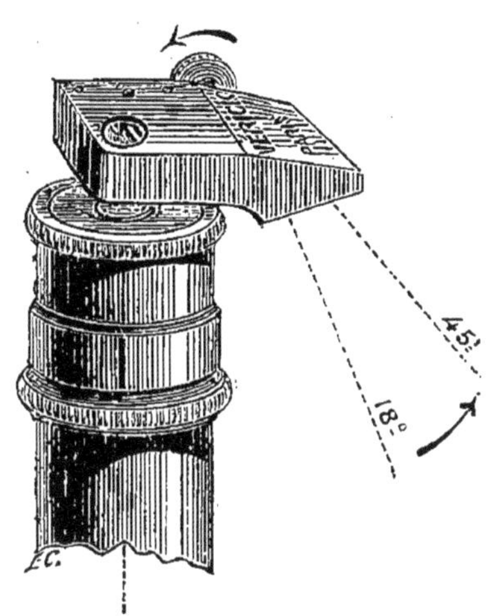

Fig. 22. — Chambre claire du Dr Malassez.

Il faut aussi signaler la chambre claire à angle variable du Dr Malassez (fig. 22).

Cette chambre claire se règle à volonté à 18° et à 45° par la rotation d'un bouton indiqué sur la figure.

A 18° elle n'est autre que la chambre claire ordinaire. Son inconvénient est d'obliger, pour obtenir une image exacte sur le côté du microscope, de dessiner sur un plan incliné.

Aussi est-il avantageux de l'employer à 45°, d'incliner le microscope lui-même à 45°, et de placer la chambre claire de façon à dessiner en arrière du pied de l'instrument (fig. 23). On obtient ainsi sans fatigue, sur le plan horizontal, un dessin parfaitement exact.

4. — MESURE DU POUVOIR AMPLIFIANT.

Le pouvoir amplifiant d'un microscope peut s'obtenir de plusieurs façons, et en premier lieu par l'association des objectifs et des oculaires. On a des séries d'objectifs et d'oculaires dont la combinaison donne des grossissements variables. En général, il est préférable d'augmenter le grossisement avec les objectifs, parce que la perte de lumière est moins grande qu'avec les oculaires. En second lieu, on peut encore obtenir l'agrandissement de l'image par l'allongement du tube du microscope, ce qui est chose aisée puisqu'il est formé de deux tubes emboîtés l'un dans l'autre. En éloignant l'oculaire de l'objectif, on augmente la divergence des rayons que reçoit la lentille de champ, et par suite l'image se trouve agrandie, non sans devenir cependant quelque peu diffuse.

Il y a souvent intérêt à connaître le pouvoir amplifiant du microscope et à savoir en mesurer le grossissement. On peut à cet effet employer la méthode dite *à la chambre claire*, dont

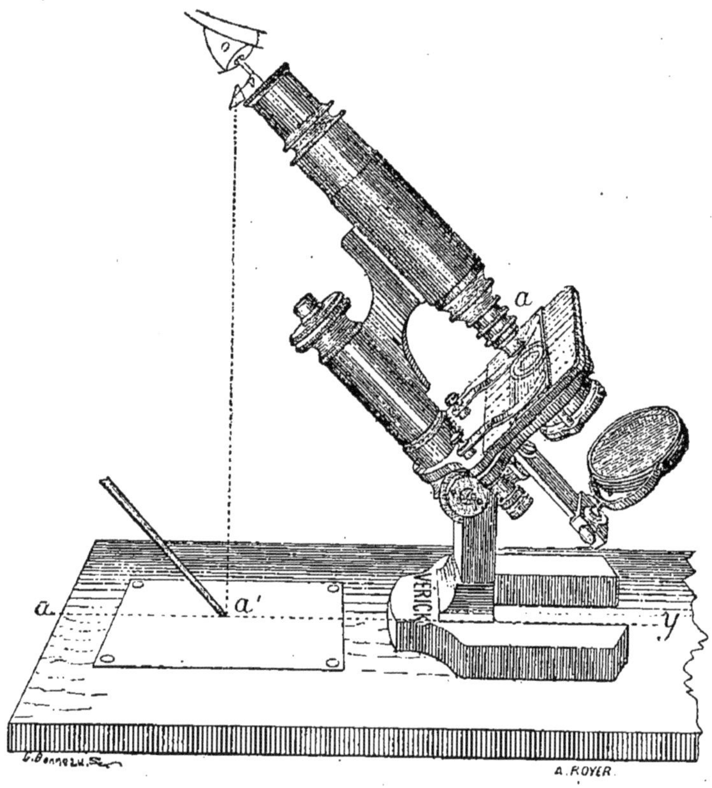

Fig. 23. — Chambre claire du Dr Malassez à 45°.

l'exactitude n'est pas très rigoureuse, mais qui offre le grand avantage d'être simple et commode; c'est du reste celle dont on fait couramment usage dans la pratique. Voici la manière d'opérer : on place sur la platine, un appareil appelé *micromètre objectif*, consistant en une plaque de verre sur laquelle on a gravé un millimètre divisé en 100 parties ; on met au point ces divisions qui sont éloignées l'une de l'autre de un 100e de millimètre, et on en dessine quelques-unes à la chambre claire sur une feuille de papier placée à la distance de la vision distincte. Si dans le dessin, les divisions sont distantes de 2 millimètres par exemple, le grossissement du microscope sera de 200 diamètres. La formule de la mesure du grossissement sera donc $G = n \times 100$, n étant le nombre de millimètres représentant l'écartement des lignes. Si cet écartement est de $3^{mm},5$, le grossissement sera : $G = 3,5 \times 100 = 350$.

En outre, on a souvent besoin de savoir le diamètre réel des objets observés au microscope. Nous indiquerons le procédé de mensuration par la chambre claire. On dessine à la chambre claire l'objet à mesurer, une cellule par exemple, et soit 9 millimètres le diamètre de cette cellule; il suffit pour avoir sa dimension réelle de diviser le chiffre obtenu par le grossissement du microscope. Si la cellule a été observée à un grossissement de 300 diamètres, sa dimension réelle sera $\frac{9}{300}$, soit $0^{mm},030$. On est convenu d'adopter comme unité micrométrique, le millième de millimètre que l'on désigne par la lettre grecque μ. Ainsi on écrira que la cellule en question a 30 μ de diamètre.

II. — Technique microscopique.

Maintenant que nous connaissons d'une façon suffisante les instruments dont on peut être appelé à se servir, donnons quelques renseignements sur la manière de faire les préparations microscopiques et la façon dont on les observe. Nous serons d'ailleurs très bref, car nous estimons que les notions que nous essaierons de donner ici, doivent surtout s'acquérir à la suite d'une longue pratique.

A. — Préparations microscopiques.

Indiquons le moyen de faire les coupes, de les traiter par les réactifs appropriés, et de les monter pour l'observation.

1. — COUPES MICROSCOPIQUES.

Un certain nombre d'objets peuvent être observés directement au microscope (grains de pollen, spores) ; mais, dans la plupart des cas, ils sont trop épais pour pouvoir être observés directement. On les débite alors en tranches minces au moyen d'un rasoir bien affilé; ces tranches minces portent le nom de *coupes*. Le rasoir dont on se sert doit être plan sur une de ses faces, et non excavé des deux côtés comme le sont les rasoirs ordinaires. On peut faire les coupes, soit en tenant simplement l'objet à la main, soit en le fixant sur des appareils spéciaux qui ont reçu le nom de *microtomes*.

Il y a lieu tout d'abord de se préoccuper de la consistance de l'objet que l'on veut couper; il peut se faire en effet qu'il soit ou trop dur ou trop mou, et il faudra ou le ramollir ou le durcir, pour l'amener à la consistance voulue, consistance que l'on n'arrive d'ailleurs à déterminer que par la pratique. On obtient le durcissement, surtout par immersion des objets dans l'alcool fort, et le ramollissement par macération dans la potasse ou la soude étendues. Nous reviendrons du reste sur ce dernier point.

Lorsque les objets sont trop petits pour être tenus à la main on les *inclut*, c'est-à-dire qu'on les renferme, soit dans un cylindre de moelle de sureau, soit dans la paraffine ou le collodion.

Quoi qu'il en soit, l'objet étant ainsi mis en état d'être coupé, on opérera de la manière suivante. Pour faire les coupes à la main, et c'est surtout le procédé qu'on devra s'attacher à employer, on tient l'objet d'une main et le rasoir de l'autre. Le rasoir doit être toujours bien affilé, et comme son tranchant s'émousse très facilement, on doit, avant d'en faire usage, le passer sur une bonne pierre à aiguiser, puis sur le cuir à affiler. Après avoir donné un premier coup destiné à obtenir une surface plane, on fait des coupes successives, aussi minces que possible, que l'on dépose en bloc dans un petit baquet en verre renfermant de l'eau alcoolisée ou additionnée d'un peu de potasse; les coupes s'y étalent, reprennent leur forme primitive, et on peut ensuite choisir celles qui paraissent le plus minces pour en faire l'observation. Le rasoir dont on se sert doit toujours être humecté d'alcool; il suffit pour cela de le plonger de temps en temps dans une soucoupe remplie de ce liquide.

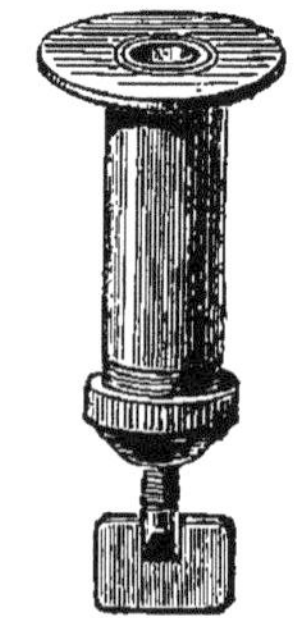

Fig. 24. — Microtome de Ranvier.

Quant aux microtomes, on en construit de nombreux modèles; un des plus simples et des plus commodes est le micro-

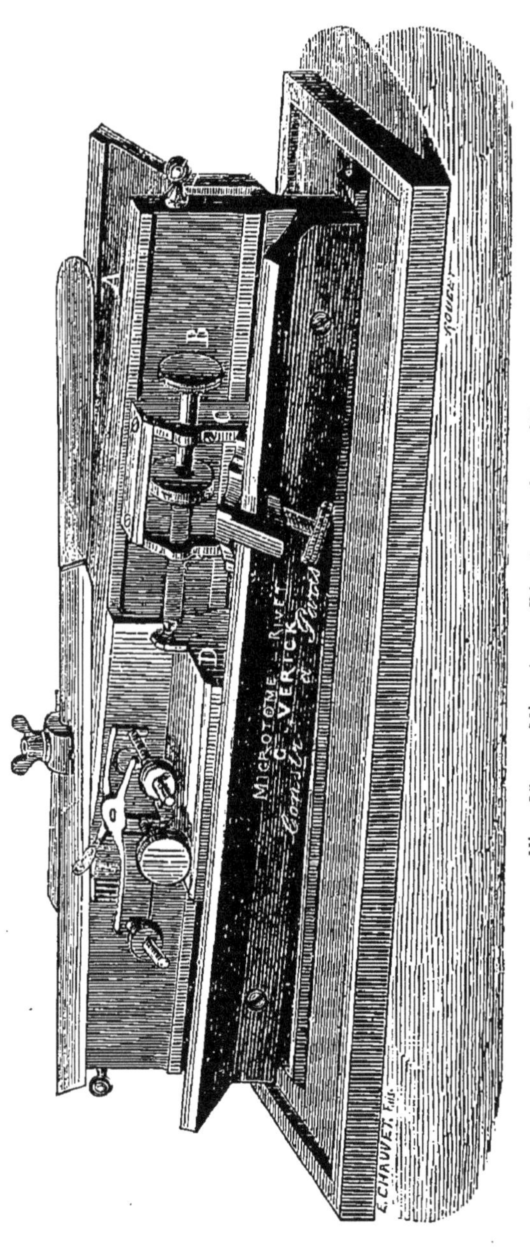

Fig. 25. — Microtome Rivet grand modèle.

tome de Ranvier (fig. 24). L'objet à couper est placé avec la masse d'inclusion dans la cavité qu'on voit creusée au centre du plateau, et dont le fond est obturé par une plaque que peut faire monter une vis, qui tourne dans un écrou fixe. En tournant cette vis, on fait donc peu à peu avancer l'objet qui vient présenter au rasoir une épaisseur nouvelle à trancher. On fait glisser celui-ci sur le plateau supérieur en verre bien dressé, on coupe la portion qui dépasse, et l'on a ainsi une fine lamelle de tissu.

Les microtomes dits *automatiques* dans lesquels le même mouvement fait avancer l'objet à couper et mouvoir le rasoir, sont très commodes, mais toujours assez coûteux. Le microtome de Rivet grand modèle (fig. 25) présente certains avantages. Il se compose d'un chariot portant l'objet à couper dans une pince, et se mouvant sur un plan incliné; le rasoir se meut dans une glissière horizontale A. Le chariot est actionné par la vis B, qui à chaque tour, le fait monter sur le plan incliné d'une quantité donnée; on présente donc ainsi au rasoir une nouvelle tranche de tissu à découper.

Puisque ce livre a surtout pour but d'être un guide des travaux pratiques de matière médicale, il convient d'indiquer d'une façon toute spéciale, les manipulations que l'on doit faire subir aux drogues simples d'origine végétale, toujours desséchées et parfois très dures, pour en obtenir de bonnes coupes, susceptibles de montrer facilement tous les détails de structure que recherche l'observateur.

Les échantillons de matière médicale étant, en général, beaucoup trop durs pour être coupés directement, il faut avant tout se préoccuper de les ramollir sans altérer les tissus. On y parvient très facilement en les mettant à macérer, pendant un temps dont la durée varie avec la consistance de l'objet, dans une solution de potasse ou de soude à 3 p. 100, additionnée d'un peu de glycérine. Lorsque l'objet a acquis la consistance voulue, on le lave à l'eau distillée, et on en fait des coupes par les moyens déjà indiqués. Si la macération dans la solution alcaline avait été prolongée plus qu'il n'eut convenu, et si par suite, l'échantillon était devenu trop mou, il suffirait de le plonger pendant quelques heures dans l'alcool fort pour remédier à cet inconvénient. Les coupes sont déposées dans une solution de potasse à 4 p. 100, grâce à laquelle les tissus se gonflent à nouveau et achèvent de reprendre leur forme primitive, à tel point que les coupes paraissent avoir été pratiquées sur des drogues fraîches. C'est ainsi que certaines écorces de Quinquina de 3 millimètres d'épaisseur environ à l'état sec, donnent des coupes de plus d'un centimètre de largeur.

Les coupes ainsi obtenues peuvent être colorées ainsi qu'il sera dit plus loin, mais il convient avant de les porter dans les bains colorants, de leur faire subir encore un traitement préalable. En effet, la plupart des tissus des drogues desséchées sont colorés en brun, parfois même à tel point que la couleur des membranes cellulaires masquerait complètement celle des réactifs colorants employés. Il est donc très important de les décolorer, et on n'a pour cela qu'à plonger les coupes dans la liqueur de Labarraque jusqu'à décoloration complète. Elles sont ensuite lavées à grande eau et portées dans les bains colorants.

2. — RÉACTIFS ; LEUR EMPLOI.

Les réactifs employés en histologie végétale sont très nombreux ; nous indiquerons ici ceux dont on fait le plus ordinairement usage, nous réservant de signaler en temps utile ceux qui sont d'un usage beaucoup moins fréquent et un peu spécial.

1. *Acides.* — L'*acide sulfurique* concentré dissout la cellulose; étendu au tiers, il colore en violet la cellulose après action de l'iode; associé au sucre, il colore le protoplasme en rose. Il dissout l'oxalate de chaux.

L'*acide chlorhydrique* dissout les oxalates sans effervescence; associé à la phloroglucine, il colore le bois en violet.

L'*acide nitrique* associé au chlorate de potasse constitue le mélange de Schultze; il colore en jaune les matières azotées.

L'*acide osmique* colore les matières grasses et les huiles essentielles en noir; il colore aussi le noyau en noir.

L'*acide acétique* dissout les carbonates avec effervescence; il éclaircit les préparations en dissolvant le protoplasme après l'avoir coagulé; il rend le noyau plus brillant; on l'associe, comme éclaircissant, à la glycérine.

L'*acide picrique* colore en jaune les tissus ligneux. On

l'associe au bleu d'aniline, à la nigrosine, etc., pour obtenir des colorations doubles.

L'*acide phénique* est employé comme éclaircissant; il rend les grains de pollen transparents.

2. *Alcalis.* — La *potasse* concentrée et à chaud dissocie les tissus; on s'en sert pour dissoudre la matière incrustante des cellules; elle rend le protoplasme plus diffluent et éclaircit ainsi les préparations; sa solution sert à ramollir les plantes sèches.

La *soude*, moins employée que la potasse, en possède cependant toutes les propriétés.

L'*ammoniaque* sert à préparer l'oxyde de cuivre ammoniacal; c'est un dissolvant du carmin.

3. *Réactifs iodés.* — L'*eau iodée* que l'on obtient en laissant un excès d'iode en contact avec l'eau distillée, sert à déceler la présence de l'amidon.

La *solution iodo-iodurée* se prépare en dissolvant de l'iode jusqu'à saturation dans une solution d'iodure de potassium à 1 p. 100; elle renferme plus d'iode que l'eau iodée. Associée à l'acide sulfurique, c'est un réactif de la cellulose; elle colore en jaune le protoplasme, le noyau, et les membranes subérifiées.

Le *chloroiodure de zinc* se prépare en dissolvant du zinc dans l'acide chlorhydrique jusqu'à saturation, et en amenant la solution à la densité de 1,8. On dissout alors 6 p. 100 d'iodure de potassium et on ajoute de l'iode jusqu'à saturation. Réactif de la cellulose qu'il colore en bleu.

L'*acide phosphorique iodé* est un des meilleurs réactifs de la cellulose. On prend de l'acide phosphorique pur, cristallisé, et on le dissout dans un quart de son volume d'eau; quand il est dissous, on ajoute quelques cristaux d'iodure de potassium et une ou deux paillettes d'iode. Il colore la cellulose en bleu.

Le *chlorure de calcium iodé* est encore un réactif de la cellulose. On dissout du marbre blanc dans de l'acide chlorhydrique jusqu'à saturation, et on évapore la liqueur obtenue à siccité. On ajoute une petite quantité d'eau pour dissoudre, on filtre, et on additionne le liquide de quelques cristaux d'iodure de potassium et de quelques paillettes d'iode. On laisse reposer et l'on décante. Donne à la cellulose une coloration rose virant ensuite au violet.

4. *Perchlorure de fer.* — La solution normale de perchlorure de fer étendue d'eau donne un précipité bleu noirâtre avec le tannin.

5. *Bichromate de potasse.* — La solution au dixième donne un précipité rouge ocre avec le tannin.

6. *Acétate de cuivre.* — Fait la base du *réactif de Barfoed* à l'aide duquel on caractérise la glucose. Il colore aussi les résines en vert émeraude.

7. *Liqueur de Fehling.* — Réactif de la glucose.

8. *Oxyde de cuivre ammoniacal.* — Ce réactif, plus connu sous le nom de *réactif de Schweizer*, a la propriété de dissoudre la cellulose pure.

On fait dissoudre 10 gr. de sulfate de cuivre dans 100 gr d'eau distillée, et on précipite l'oxyde de cuivre par une solution de potasse à 10 p. 100. L'oxyde de cuivre est lavé et redissous dans 20 gr. de solution aqueuse d'ammoniaque à 20°.

9. *Réactif de Millon.* — On le prépare en dissolvant du mercure pur dans son poids d'acide azotique; on chauffe à la fin de la réaction pour dissoudre tout le mercure. La liqueur est ensuite étendue de deux volumes d'eau pour un volume de solution mercurielle. Colore en rouge les matières azotées.

10. *Bichlorure de mercure.* — La solution alcoolique à 2 p. 100 est employée pour fixer les grains d'aleurone.

11. *Alcool.* — Est employé comme durcissant.

12. *Éther.* — Dissout les matières grasses.

13. *Alun.* — Employé comme mordant dans un grand nombre de méthodes de coloration. Entre dans la composition de la teinture d'hématoxyline.

14. *Chlorate de potasse.* — Employé comme dissociant, mélangé à l'acide nitrique; il constitue alors le *liquide macératoire de Schultze.* L'objet à dissocier est introduit avec du chlorate de potasse dans un tube à essai, et le mélange est recouvert avec de l'acide azotique. On chauffe très doucement; après une ébullition d'un certain temps de durée, on verse le tout dans un cristallisoir plein d'eau, et on recueille avec un pin-

ceau ou des aiguilles les fragments de tissu que l'on peut encore dissocier d'une façon plus intime.

15. *Liqueur de Labarraque.* — Réactif employé comme éclaircissant; il dissout tout le contenu cellulaire, sauf l'oxalate de chaux; il décolore aussi les membranes.

16. *Matières colorantes.* — Les matières colorantes, surtout les couleurs d'aniline, sont très fréquemment employées. Nous n'indiquerons que celles dont on fait le plus souvent usage.

La *teinture d'Orcanette* (*Alkanna tinctoria*) colore en rouge les matières grasses et les résines.

Le *carmin aluné* colore en rouge les noyaux et les membranes cellulosiques. Celui qu'on emploie de préférence est le carmin aluné de Grenacher. On fait dissoudre 1 gr. de carmin dans 100 gr. d'eau distillée renfermant 5 gr. d'alun de potasse. On fait bouillir pendant dix minutes, en remplaçant l'eau évaporée, et l'on filtre après refroidissement de la liqueur.

Le *sulfate d'aniline* colore les membranes lignifiées en jaune.

L'*indol* colore aussi les membranes lignifiées en rouge très intense, après action de l'acide sulfurique. La *phloroglucine*, après action de l'acide chlorhydrique, les colore en violet.

L'*hématoxyline* est le colorant par excellence des noyaux. On dissout 35 centigrammes d'hématoxyline dans 10 gr. d'alcool absolu, et 10 centigrammes d'alun dans 30 gr. d'eau distillée; on verse quelques gouttes de la première solution dans la deuxième jusqu'à ce que le liquide soit d'un beau violet.

Les *couleurs d'aniline* employées pour colorer les divers éléments des tissus végétaux sont très nombreuses. Citons entre autres : la *fuchsine*, le *vert d'aniline*, le *vert d'iode*, le *violet d'aniline*, le *bleu d'aniline*, le *bleu de méthylène*, le *brun d'aniline*, etc.

17. *Doubles colorations.* — Les couleurs dont nous venons de parler colorant des éléments différents, on peut composer des mélanges donnant sur les tissus des élections doubles, et la coupe présentera alors une double coloration. Ces mélanges sont excessivement nombreux et il sera possible de les varier à l'infini; signalons les suivants : *fuchsine et vert d'iode*, *fuchsine et bleu de méthyle*, *brun d'aniline et vert de méthyle*, *picro-bleu*

d'aniline, *violet de Hanstein*, formé de parties égales de violet d'aniline et de fuchsine, *carmin* et *vert d'iode*, etc. Nous recommandons tout spécialement l'emploi de ces deux derniers réactifs pour les doubles colorations, en opérant comme suit. Les coupes sont d'abord plongées dans le carmin aluné, puis portées dans une solution *alcoolique concentrée* de vert d'iode; elles sont ensuite lavées, d'abord dans l'alcool à 80°, puis dans l'eau distillée, jusqu'à ce que la coloration rose donnée par le carmin soit parfaitement visible.

3. — MONTAGE DES PRÉPARATIONS.

Les coupes, après avoir été traitées par les réactifs appropriés et colorées, doivent être montées pour l'observation microscopique. Et l'on opère différemment suivant que l'on désire conserver ou non les préparations.

Lorsque celles-ci sont simplement *extemporanées*, les coupes seront montées soit dans l'eau, soit dans la glycérine, soit dans un mélange composé de 3 parties de glycérine, 2 parties d'eau et 1 partie d'acide d'acétique. On prend tout d'abord une *lameporte-objet* bien propre, on y dépose 1 ou 2 gouttes du liquide employé comme véhicule, et l'on y transporte les coupes, à l'aide d'un pinceau fin ou d'une aiguille plate à cataracte; on recouvre ensuite d'une *lamelle couvre-objet*. L'usage de cette lamelle est absolument indispensable, car elle a une utilité très grande. Elle empêche la chute des grains de poussière sur la préparation, en même temps que l'évaporation du véhicule et le mouillage de l'objectif; enfin elle fait que dans les préparation éclairées par la lumière transmise, la surface d'entrée et la surface de sortie des rayons soient parallèles. Sans elle, bien des rayons sortant de la préparation pour pénétrer dans l'objectif seraient déviés à leur émergence dans l'air, et n'iraient plus pénétrer dans l'objectif, ou bien y pénétreraient obliquement.

Pour les *préparations définitives*, il faut choisir des véhicules spéciaux qui n'altèrent pas la préparation. Nous donnons la préférence au *baume du Canada* et à la *gélatine glycérinée*.

Pour monter les coupes dans le baume du Canada, elles

doivent être absolument privées d'eau. Pour cela, on les plonge dans de l'alcool à 80°, puis dans l'alcool absolu, et de là on les porte dans l'essence de Girofle. On dépose alors, sur la lame porte-objet, 1 ou 2 gouttes de solution de baume de Canada dans le xylol, et on transporte dans ce véhicule les coupes au sortir de l'essence de Girofle. On recouvre d'une lamelle, en ayant soin de ne pas interposer de bulles d'air, et on laisse sécher.

Beaucoup plus simple est le montage à la gélatine glycérinée. On dépose sur la lame porte-objet un fragment de gélatine glycérinée que l'on fait fondre à une douce chaleur, et que l'on étale légèrement ; on y transporte les coupes que l'on vient de colorer, on recouvre d'une lamelle, et on laisse refroidir. On peut luter la préparation en déposant sur les bords de la lamelle, un petit filet de vernis au bitume de Judée ou à la laque bleue, ou encore de cire à cacheter en solution dans l'alcool ; mais cette précaution n'est pas indispensable.

B. — **Observations microscopiques.**

Les préparations microscopiques étant faites ainsi qu'il vient d'être dit, voyons de quelle manière on pourra les examiner.

1. — CHOIX D'UN MICROSCOPE.

Il convient avant toutes choses de choisir un bon instrument d'observation, et il est pour cela nécessaire de connaître les qualités qu'il doit présenter. Il faut avant tout se préoccuper de la partie optique, et l'attention doit surtout porter sur les objectifs qui doivent posséder certaines qualités spéciales : *pouvoir définissant*, *pouvoir résolvant* et *pouvoir pénétrant*.

Le *pouvoir définissant* est la propriété qu'ont les objectifs de donner des images a bords bien nets et bien définis.

Le *pouvoir résolvant* consiste à séparer des éléments très serrés, comme par exemple les stries des Diatomées.

Le *pouvoir pénétrant* est la propriété qu'ont les objectifs de laisser apercevoir les parties de l'objet qui sont un peu en dehors du foyer.

Pour vérifier les qualités précédentes des objectifs, on se sert de préparations faites à l'aide d'animaux ou de végétaux qui présentent des détails de structure très délicats et très difficiles à apercevoir. Ces préparations portent le nom de *tests-objets*; ce sont des écailles du *Papillon du Chou* ou des Diatomées (*Pleurosigma angulatum*, *Navicula affinis*, etc.).

Mais on comprendra combien il est difficile, sinon impossible, pour un débutant de faire lui-même cet examen de contrôle, quelques minutieux qu'eussent été les détails que nous aurions pu donner. Aussi nous contentons-nous de dire quelques mots de cette question, en recommandant à l'élève de ne pas faire l'achat d'un microscope sans prendre conseil auprès d'une personne éclairée, capable de vérifier les objectifs et d'en préciser leur réelle valeur.

2. — SOINS A DONNER AU MICROSCOPE.

Les soins à donner au microscope sont de deux ordres : ils concernent la partie optique et la partie mécanique.

Pour les objectifs et les oculaires, il suffit de nettoyer les verres extérieurs, et nous ne saurions trop recommander aux débutants de ne pas dévisser les lentilles, car il arrive souvent qu'on arrive ainsi à les décentrer très facilement. Pour nettoyer les objectifs, on prend un linge très fin que l'on doit toujours tenir à l'abri de la poussière; on en recouvre l'extrémité du pouce de la main gauche, puis, prenant l'objectif de la main droite, on pose la lentille inférieure sur le linge et l'on imprime un mouvement de rotation à l'objectif en appuyant légèrement. Un excellent moyen de nettoyage consiste à exécuter la manœuvre précédente sur un morceau de moelle de Sureau fraîchement sectionnée; on évite ainsi que les lentilles soient rayées par des grains de poussière ou par les fils du linge. L'oculaire se nettoie de même façon que l'objectif.

Pour nettoyer la partie mécanique, il suffit d'en frotter de temps en temps les différentes pièces avec une peau de chamois. Il faut surtout débarrasser le tube et le canon de l'enduit noirâtre qui s'y forme et qui empêche le glissement du tube.

3. — MANIEMENT DU MICROSCOPE

On commencera par installer le microscope d'aplomb sur une table de travail, solide et un peu massive, afin d'éviter autant que possible les trépidations. Cela fait, et avant de placer la préparation sur la platine, on procédera à l'éclairage.

Quand on emploie la lumière du ciel pour l'éclairage, il faut toujours projeter sur la préparation de la lumière diffuse, et jamais des rayons solaires; cette lumière sera blanche si faire se peut. Si l'on emploie la lumière artificielle, il faudra autant que possible que la flamme ne soit pas vacillante, et qu'elle soit blanche; on fera usage de la lampe à réservoir de naphtaline, dite à l'*albo-carbon*.

L'éclairage se fait presque toujours à la lumière transmise puisqu'on observe des objets transparents; il s'exécute au moyen du miroir placé sous la platine, auquel on donne l'inclinaison voulue pour qu'il envoie le faisceau des rayons réfléchis dans l'axe du microscope. En l'élevant alors ou en l'abaissant, on amène le sommet du cône formé par les rayons réfléchis au niveau de la platine. Lorsque la lumière est trop intense, on en diminue l'intensité en faisant usage des diaphragmes qui obturent plus ou moins l'ouverture de la platine.

L'éclairage obtenu, on place la préparation sur le porte-objet et l'on procède à la mise au point. Nous ferons observer que cette première mise au point doit toujours être faite avec un objectif faible, ce qui permet de prendre une vue d'ensemble de la préparation, et d'en choisir les points les plus convenables pour une observation plus minutieuse. On commence donc par obtenir une mise au point approximative, en élevant ou en abaissant le tube du microscope à l'aide du mouvement rapide, et l'on achève la mise au point définitive avec la vis micrométrique. Lorsqu'on se sert du mouvement rapide, il faut prendre garde d'abaisser trop brusquement le tube du microscope, car on risquerait de briser la lamelle et d'écraser la préparation. Pour éviter ce désagrément, on abaissera tout doucement le tube jusqu'à ce que l'objectif soit presque en contact avec la préparation, et on l'élèvera ensuite peu à peu jusqu'à ce que l'on commence à apercevoir la coupe que l'on cherche à examiner.

Lorsqu'on aura fait ce premier examen d'ensemble avec un faible grossissement, on mettra un objectif beaucoup plus fort dans le but de se rendre compte des détails de la préparation, et on procédera à la mise au point comme il vient d'être dit. On a souvent intérêt à examiner tel ou tel point de la coupe qui paraît se prêter mieux à l'observation, et il est quelquefois difficile de retrouver ce point particulier lorsqu'on fait l'observation à un fort grossissement. Voici le moyen de surmonter ce léger obstacle, qui n'embarrasse guère que les débutants, et que l'on surmontera d'ailleurs tout naturellement par la pratique. On fait une première observation avec un faible grossissement, et l'on place le point particulier à examiner au centre même du champ du microscope; la préparation étant mantenue dans cette position avec les valets de la platine, on remplace l'objectif dont on s'était servi par un objectif d'un grossissement plus fort. En mettant alors au point, on a bien des chances de tomber justement sur le point en question, et dans tous les cas, il suffira de déplacer fort peu la préparation pour l'apercevoir.

Lorsqu'on veut faire marcher la préparation dans une direction déterminée, il ne faut pas oublier que le microscope donne toujours une image renversée; par conséquent, si l'on veut déplacer de gauche à droite l'image de la préparation, il faudra faire progresser celle-ci en sens inverse, c'est-à-dire, de droite à gauche.

4. — DESSIN MICROSCOPIQUE.

L'observateur doit être en état de fixer sur le papier les images qu'il aperçoit au microscope, et l'on ne perdra pas de vue qu'un dessin, même de facture médiocre, vaut toujours mieux qu'une bonne description.

Le meilleur moyen consiste à dessiner directement la préparation; on regarde donc le microscope avec l'œil gauche, et l'on dirige son crayon sur le papier avec l'œil droit. Cette manière de faire a de très grands avantages, car elle permet d'accentuer les détails importants, et de réunir dans un même dessin des particularités qui se trouvent parfois en des points très éloignés de la préparation.

Le second moyen de dessiner les préparations est de faire usage de la chambre claire, qui permet de donner de l'image un dessin très exact, mais pour le maniement de laquelle il faut une très grande habitude. Il est en effet très difficile d'apercevoir à la fois le crayon et l'image de l'objet; cela provient, en général, de ce que l'un est plus éclairé que l'autre. Il faudra alors suivant le cas, diminuer l'éclairage de la préparation ou de la feuille de papier. Les dessins doivent toujours être faits à la même hauteur pour être comparables ; on dessine généralement sur une tablette élevée à la hauteur de la platine du microscope, à laquelle on peut donner une légère inclinaison pour éviter la déformation de l'image.

CHAPITRE II

LA CELLULE

A l'origine, tout végétal, quelle que soit plus tard sa complexité anatomique, est constitué par un tissu cellulaire, qui se modifie ensuite de différentes manières par l'effet même du développement. Les différents tissus que l'on peut alors rencontrer dans sa constitution proviennent de la différenciation d'un seul et même élément anatomique, *la cellule*; c'est donc l'étude complète de cet élément fondamental qu'il convient de faire tout d'abord.

Pour avoir la notion de ce que l'on entend par le mot cellule, faisons une coupe longitudinale dans la portion terminale d'une racine ou d'une tige, et examinons-la au microscope, à un faible grossissement. On reconnaît ainsi que le tissu de l'organe est constitué par un très grand nombre de chambrettes, de même forme et de même dimension, placées côte à côte, et étroitement serrées les unes contre les autres; chacune d'elles est entourée de tous côtés par une sorte de cloison délicate, et renferme à l'intérieur une substance légèrement grisâtre (fig. 26, A). Un plus fort grossissement nous permettra de reconnaître que la substance intérieure n'est pas homogène, mais présente un très grand nombre de fines granulations. En outre, on constatera quelque part, mais le plus souvent dans la partie centrale, la présence d'une masse arrondie, plus dense que la partie environnante, et présentant elle-même un ou plusieurs points très brillants, facilement visibles à cause de leur grande réfringence. La paroi qui sépare ces logettes les unes des autres est la *membrane cellulaire*; le contenu granuleux qui remplit la cavité est le *protoplasme*, et le corps arrondi qu'il renferme est le *noyau*; enfin les points brillants de ce dernier sont les *nucléoles*.

Tels sont les éléments constitutifs d'une cellule observée à

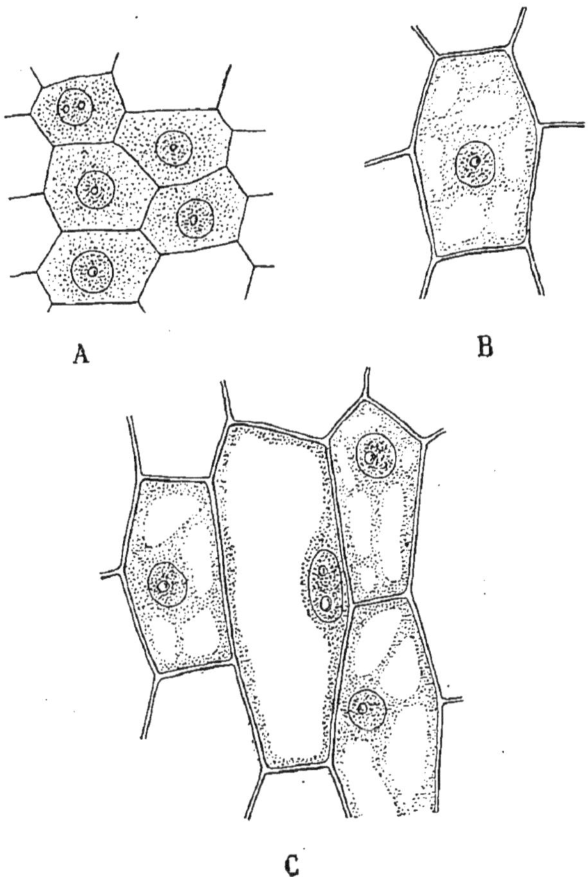

Fig. 26. — Cellules à divers états de développement.

l'état jeune. Mais ce n'est pas tout. En effet, si l'on examine les cellules d'un tissu un peu plus âgé (fig. 26, B et C), on verra se creuser dans la masse protoplasmique, un certain nombre de cavités plus ou moins grandes ou *vacuoles*, qui sont remplies d'un liquide généralement incolore ou *suc cellulaire*. Enfin, un peu plus tard, toutes les vacuoles se fusionnent, de manière à constituer une cavité centrale remplie par le suc cellulaire. La masse protoplasmique se trouve ainsi rejetée contre les parois mêmes de la cellule où elle forme une couche plus ou moins épaisse renfermant le noyau (*up*, fig. 27). Le suc cellulaire vient donc s'ajouter aux éléments que nous avions déjà signalés.

Tous ces éléments sont bien loin d'avoir la même importance, et le protoplasme prime de beaucoup tous les autres; c'est lui qui est l'élément fondamental de la cellule, son principe essentiellement vivant; car il convient de faire ressortir que la notion de cellule, en tant que cavité close, est essentiellement fausse. Une masse protoplasmique sans paroi, et même sans noyau, est une cellule. Mais une paroi sans protoplasme, n'est plus une cellule au sens étroit du mot, puisqu'elle a cessé d'exister comme élément vivant ; ce n'est plus alors qu'un élément figuré à qui les propriétés végétatives font complètement défaut.

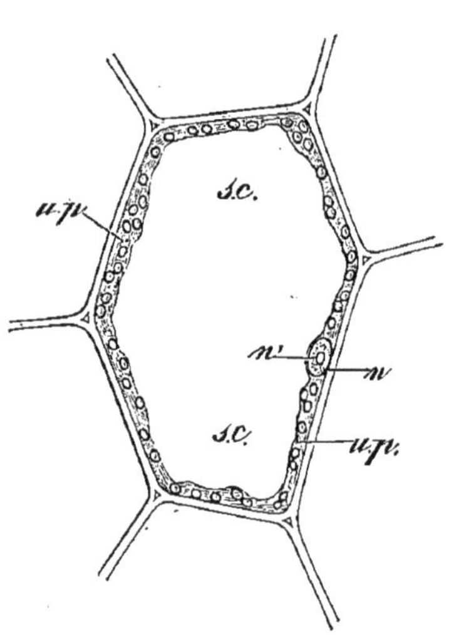

Fig. 27.
Cellule avec protoplasme pariétal *up*; *n*, noyau; *sc*, suc cellulaire.

Le plus grand nombre des végétaux se trouvent constitués par un assemblage de cellules, en nombre incalculable, et différenciées de manières très diverses. On connaît cependant des êtres appartenant au règne végétal, qui sont formés par une seule cellule. Tel est par exemple, le *Protococcus viridis*, Algue verte qui forme un revêtement verdâtre sur le tronc des arbres exposés à l'humidité : c'est là une plante véritablement *unicellulaire*.

D'un autre côté, certains organismes végétaux présentant extérieurement une complexité d'organisation relativement grande, paraissent être formés par une seule cellule, parce qu'on ne rencontre jamais de cloisons dans leur intérieur; tels sont les *Mucor*, les *Caulerpa*, les *Vaucheria*, etc. On dit aussi que ce sont des végétaux unicellulaires, mais à tort, sans nul doute, car il peut se faire que ces plantes soient constituées par un assez grand nombre de cellules nues, réunies seulement entre elles par une membrane extérieure. Et cette manière de voir se trouve justifiée par la grande quantité de noyaux que on trouve dans ces organismes dits unicellulaires. Aussi, pour ne rien préjuger de leur valeur morphologique, convient-de dire simplement que ce sont là des plantes qui présentent une *structure non cloisonnée*.

En résumé, l'on peut dire d'une façon générale, qu'il y a à considérer dans toute cellule, la *membrane* et le *contenu*. Celui-ci est normalement constitué par le protoplasme, le noyau et le suc cellulaire. Mais on trouve en outre, à l'intérieur de toute cellule en voie d'activité depuis un certain temps, un grand nombre d'autres éléments résultant de l'activité même du protoplasme. Certains de ces éléments sont insolubles dans l'eau et se présentent à l'état de corps figurés dans le protoplasme; d'autres au contraire, étant solubles, sont en solution dans le suc cellulaire, et il faut, pour les mettre en évidence, faire usage de certains réactifs capables de les précipiter ou de donner avec eux des colorations particulières. Nous avons donc à étudier : 1° le *contenu de la cellule*; 2° la *membrane cellulaire*.

I. — Contenu de la cellule.

Ainsi qu'il vient d'être dit, le contenu cellulaire comprend des corps dissous dans le suc cellulaire et des corps non dissous; en outre, ces derniers se laissent diviser en deux groupes suivant qu'ils sont constitués par des matières azotées ou non. De là, trois subdivisions toutes naturelles dans l'étude du contenu de la cellule.

A. — **Éléments azotés**

Les éléments azotés que l'on peut rencontrer à l'intérieur de toute cellule, sont : le *protoplasme*, le *noyau*, l'*aleurone* et les *leucites*.

1. — PROTOPLASME

Le protoplasme présente une composition chimique très complexe ; il est formé d'un grand nombre de matières organiques et minérales en dissolution dans l'eau, et en voie continuelle de décompositions et de combinaisons chimiques. Il appartient en somme au groupe des matières azotées ou albuminoïdes, car il s'organise au moyen des quatre éléments, carbone, hydrogène, oxygène et azote. L'ensemble forme une substance claire, tranparente, incolore, qui paraît fondamentale : c'est l'*hyaloplasme*. A l'intérieur de cette substance, se trouvent un grand nombre de granulations de dimension variable, qui donnent au protoplasme son aspect granuleux et plus ou moins trouble : ce sont les *microsomes*. Il y a enfin le suc protoplasmique ou *chyléma*.

Les réactifs du protoplasme sont ceux de toutes les matières albuminoïdes. L'iode en solution aqueuse ou alcoolique colore le protoplasme en jaune brun ; le carmin et le réactif de Millon le colorent en rouge, l'hématoxyline en violet ; il se colore aussi en rose ou en rouge, par l'action successive de l'eau sucrée et de l'acide sulfurique ; enfin, il fixe toutes les couleurs d'aniline en solution étendue. Les alcalis *étendus* ont la propriété de rendre le protoplasme diffluent et semblent le dissoudre. Au contraire, les acides dilués et l'alcool à 90° le coagulent.

Au point de vue de sa consistance, le protoplasme est tantôt très fluide, sans être cependant jamais liquide, tantôt très dur, de consistance cornée ; entre les deux extrêmes, on trouve tous les intermédiaires. Cette consistance dépend évidemment de la quantité plus ou moins grande d'eau d'interposition qu'il renferme. Dans les graines, où le protoplasme est très dur, il a perdu toute ou presque toute son eau d'interposition ; il résulte, en même temps, comme conséquence naturelle de cet état, que les manifestations vitales sont notablement diminuées, presque nulles, sans être pour cela complètement suspendues. La cellule est dite alors à l'état de *vie ralentie*, et le protoplasme reprend ses manifestations vitales actives lorsqu'on lui rend son eau d'interposition en même temps que les autres conditions extérieures.

Un des caractères physiologiques du protoplasme est d'être constamment animé de mouvements qui se traduisent, soit par la formation de courants se dirigeant dans tous les sens à l'intérieur de sa masse, soit par la translation de la masse elle-même tout entière.

La *circulation intérieure du protoplasme* peut s'observer assez facilement dans les cellules d'un grand nombre de poils : poils staminaux des *Tradescantia*, poils calicinaux de l'*Althæa rosea*, poils de la feuille de Jusquiame noire, etc. Dans la plupart de ces cellules, le noyau en occupe à peu près le centre, et il est entouré par une couche de protoplasme reliée au protoplasme pariétal par de nombreux trabécules (*lp*, fig. 28). Si l'on examine à un fort grossissement un de ces prolongements protoplasmiques, on remarquera que les nombreux microsomes qu'il renferme sont entraînés par deux courants contraires, l'un ascendant, l'autre descendant.

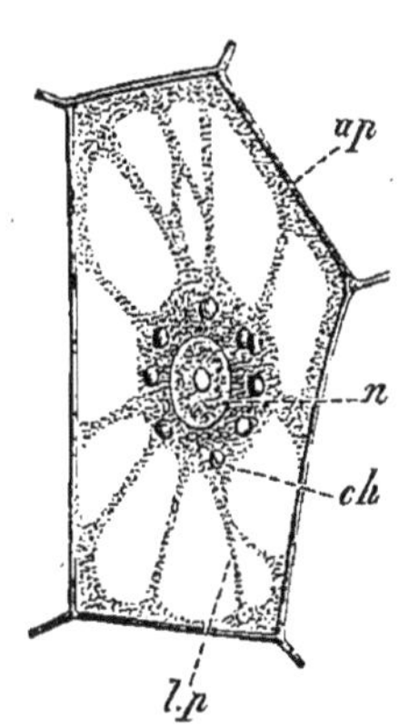

Fig. 28. — Cellule de *Marchantia*.

up, protoplasme pariétal ; *lp*, trabécules protoplasmiques ; *n*, noyau.

La *rotation du protoplasme* pourra être étudiée dans les cellules de la feuille de la Vallisnérie, ou mieux dans celles de la feuille de l'*Helodea canadensis*. Il suffira pour cela d'examiner une feuille de cette plante par la face inférieure, et d'observer surtout les cellules allongées qui forment la nervure médiane de la feuille : on verra les grains de chlorophylle entraînés tout autour de la cellule, par suite du mouvement circulaire qu'exécute la couche pariétale du protoplasme. Il faudra avoir soin que la température de l'eau dans laquelle se fait l'observation, soit au moins de 30° ; à une basse température, en effet, le protoplasme est complètement immobile.

Lorsque le protoplasme de la cellule n'est pas entouré d'une membrane cellulosique, on assiste à une véritable marche de la masse protoplasmique qui se déplace à la suite de *mouvements amiboïdes*. Ce phénomène se produit d'une façon remarquable chez un Champignon de l'ordre des Myxomycètes, l'*Æthalium septicum*, qui atteint des dimensions énormes, et que l'on peut se procurer facilement dans les tanneries, sur les tas de tan. Ces mouvements de translation n'empêchent pas d'ailleurs les mouvements de circulation intérieure de se produire.

2. — NOYAU.

Dans le protoplasme de la plupart des cellules vivantes, se trouve le noyau dont il a été question plus haut. Cet élément se trouve tantôt au centre même de la cellule, tantôt appliqué d'une façon plus ou moins étroite contre la paroi. On l'observera très facilement dans les cellules qui composent les tissus très jeunes que l'on rencontre au sommet des organes, de la racine et de la tige notamment, et plus facilement encore dans les jeunes cellules épidermiques. Il suffira de détacher un lambeau d'épiderme d'une écaille d'Oignon, et de l'observer, après l'avoir placé au préalable dans des réactifs appropriés.

Le noyau se colore avec la plupart des réactifs qui colorent le protoplasme, mais il fixe les matières colorantes avec beaucoup plus d'intensité que lui ; l'effet est surtout très visible avec l'iode, le carmin, et la plupart des couleurs d'aniline. Le noyau se colore en jaune par l'iode ; en violet, par l'hématoxyline et le violet de gentiane ; en rouge, par le carmin aluné ou boraté de Grenacher, par le picrocarmin, l'éosine, la safranine, la fuchsine ; en vert, par le vert de méthyle acétique ; en bleu, par le bleu de méthylène ; en noir, par l'acide osmique, etc.

Coloré par l'un des réactifs ci-dessus, par l'hématoxyline ou l'éosine par exemple, et examiné à un très fort grossissement, on pourra apercevoir les détails de structure de cet élément cellulaire (fig. 29). Le noyau est limité extérieurement, et séparé du protoplasme ambiant par une membrane délicate, qui se résorbe toujours au moment de sa division : c'est la *membrane nucléaire*. A l'intérieur, se trouve une substance homogène que l'on désigne sous le nom de *suc nucléaire*, et dans laquelle plonge la masse même du noyau. Celle-ci est constituée par un filament, plusieurs fois enroulé sur lui-même, comme l'est un fil dans un peloton de laine ; ce filament n'est pas homogène, car il est formé d'une substance hyaline, l'*hyaloplasme nucléaire*, et de granulations qui ont la propriété de fixer les matières colorantes ; la substance de ces granulations en raison même de ces propriétés porte le nom de *chromatine*. Enfin, dans les replis du filament nucléaire, on trouve un ou plusieurs nucléoles qui se distinguent des autres éléments du noyau par leur grande dimension et leur forte réfringence.

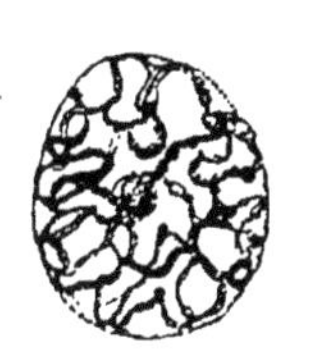

Fig. 29. — Structure du noyau fortement grossi.

Généralement, la cellule renferme un seul noyau ; cependant, dans quelques cas, la cellule ou du moins l'élément considéré comme tel, peut renfermer plusieurs noyaux. C'est ce que l'on voit dans les fibres libériennes du Houblon, de l'Ortie, dans les laticifères des Euphorbes, des Chicoracées, du Pavot somnifère, etc., où le nombre des noyaux peut s'élever jusqu'à 200.

3. — ALEURONE.

Sous le nom d'*aleurone* ou de *grains d'aleurone*, on désigne des amas plus ou moins volumineux, formés en majeure partie de substances albuminoïdes, et constituant dans les graines mûres des matériaux de réserve. C'est la plus répandue de toutes les substances de réserve, puisque toutes les graines en renferment, soit dans l'albumen (Ricin), soit dans les cotylédons (Légumineuses, Cacao), ou le plus souvent dans les deux régions. L'aleurone se rencontre rarement seul ; il est associé à de l'amidon ou à des matières grasses, et c'est surtout dans les graines oléagineuses que l'aleurone se rencontre en abondance. Les grains d'aleurone sont dissous, au moment de la germination de la graine, par une pepsine végétale, et transportés dans les parties de la jeune plante où le développement est le plus actif.

La dimension des grains d'aleurone est des plus variables ; les plus petits ont 1 μ de diamètre, les plus gros 50 μ. La forme aussi varie beaucoup, mais elle est toujours la même dans une espèce

dans l'acide acétique. Ils ne se colorent, ni par l'iode, ni par le carmin aluné.

c). Cristaux. — Les cristaux que l'on trouve comme inclusions dans les grains d'aleurone (*cr*, fig. 36, C) sont formés d'oxalate de chaux; ils affectent des formes cristallines variables. Ils se distinguent des autres inclusions par leur insolubilité dans les alcalis étendus et dans l'acide acétique; ils se dissolvent par l'acide chlorhydrique.

Au point de vue de la constitution des grains d'aleurone, on peut les diviser en quatre groupes ou types.

1° Dans les Graminées, les grains d'aleurone sont très petits, tantôt sans inclusions, tantôt pourvus de nombreux globoïdes.

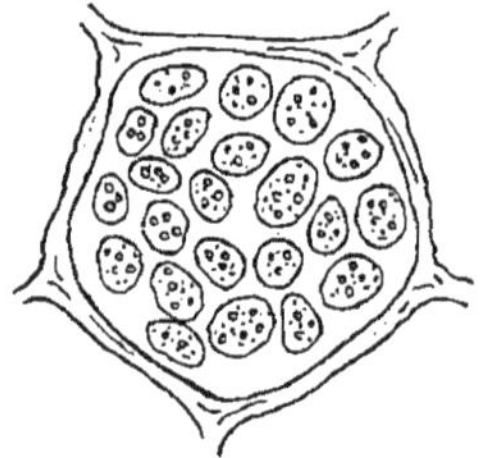

Fig. 33. — Cellule de l'écusson du Blé.

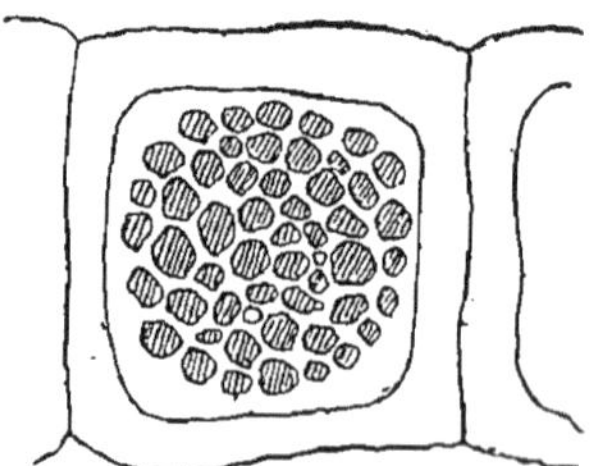

Fig. 34. — Cellule de l'albumen du Blé.

On trouvera les premiers dans les cellules périphériques de l'albumen du Blé (fig. 34), de l'Orge, etc; et les seconds dans les cellules de l'écusson du Blé (fig. 33) ou du Seigle. Les coupes seront montées dans la solution iodo-iodurée.

2° Dans les Légumineuses, les grains d'aleurone sont sphériques, et renferment seulement des globoïdes, nombreux et très petits, ou en petit nombre et assez gros. On les rencontre, en dehors des Légumineuses, dans les Crucifères (*Sinapis alba*), les Liliacées, les Iridées (*Crocus*), les Tiliacées (*Tilia*), les Renonculacées (*Nigella damascena*), les Borraginées, etc.

3° Dans la plupart des Ombellifères, les grains d'aleurone renferment soit des globoïdes, soit des cristaux, et les deux sortes de grains sont toujours dans des cellules différentes (fig. 36, C); dans certaines cellules de l'albumen, on trouve des grains avec globoïdes (*g*, 2), dans d'autres, des grains avec cristaux (*cr*, 1). Les deux sortes de cellules peuvent être à peu près en même nombre, ou bien l'une des deux sortes peut prédominer sur l'autre. Aux Ombellifères, se rattachent la Vigne, plusieurs Composées, et quelques Renonculacées.

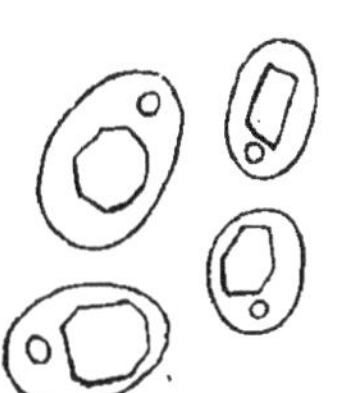

Fig. 35. Grains d'aleurome de l'albumen du Ricin.

4° Dans les Euphorbiacées, les grains d'aleurone contiennent toujours des cristalloïdes et des globoïdes (fig. 35), plus rarement des cristaux en même temps (*Myristica surinamensis*). Ont la même constitution, les grains d'aleurone des Cupressinées, des Palmiers, des Linées (fig. 31), des Solanées, des Labiées, des Cucurbitacées, etc. On pourra les étudier sur l'albumen du Ricin.

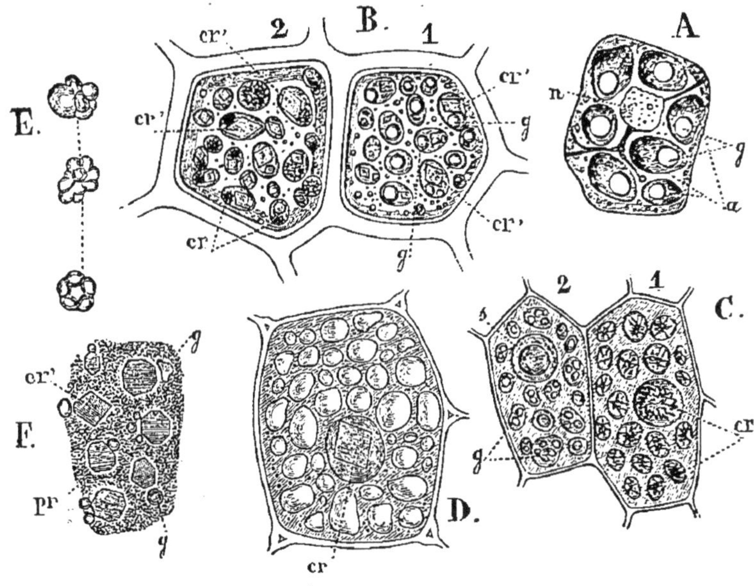

Fig. 36.

A. *Tragopogon majus;* B. *Æthusa Cynapium;* C. *Silybum marianum;* D. *Lupinus luteus;* E. *Vitis vinifera;* F. *Ricinus communis.*

La substance fondamentale des grains d'aleurone étant le plus souvent soluble dans l'eau, les coupes devront être montées dans la glycérine iodée ou dans l'huile. On pourra encore les monter dans l'eau après macération des objets d'étude dans une solution alcoolique de sublimé corrosif à 2 p. 100. Mais le meilleur mode opératoire est de faire des coupes de graines ayant macéré préalablement dans l'alcool absolu; les coupes seront elles-mêmes plongées pendant quelque temps dans l'alcool absolu, puis montées dans les réactifs appropriés dont il a été question.

4. — LEUCITES.

Sous le nom de *leucites*, on comprend tout un ensemble de corps de nature protoplasmique, affectant des formes cristallines ou non, et susceptibles de produire diverses substances qui jouent un rôle important dans la vie de la cellule. Certains d'entre eux se chargent de matières colorantes, amorphes ou cristallisées : ce sont des *chromoleucites*; d'autres demeurent incolores, mais ont la propriété de donner naissance à un certain nombre de corps particuliers, dont le plus important est l'amidon : ce sont des *leucoleucites*.

a. Chromoleucites.

Les chromoleucites ne sont autre chose que des leucoleucites imprégnés d'un pigment de couleur variable, le plus souvent jaune, orangé ou rouge, plus rarement bleu ou violet, ce pigment pouvant être d'ailleurs amorphe ou cristallisé suivant l'espèce considérée. Parfois, le leucite est imprégné par deux pigments : ainsi, il peut arriver que des leucites jaunes ou *xantholeucites*, comme on les appelle souvent, s'imprègnent d'un deuxième pigment vert ou *chlorophylle*. On a alors des leucites colorés en vert ou *chloroleucites*, que l'on connaît mieux sous le nom de *grains de chlorophylle* ou de *corps chlorophylliens*. En raison de l'importance de ces derniers, nous leur consacrerons un paragraphe spécial.

1. *Chromoleucites proprement dits.* — En ce qui concerne l'étude des chromoleucites, il y a trois cas à considérer : 1° leucites avec pigment amorphe; 2° leucites avec pigment cristallisé; 3° leucites cristallisés avec pigment amorphe.

Pour étudier les leucites du premier groupe, on s'adressera surtout aux pétales colorés en jaune, car le pigment jaune s'y rencontre presque toujours à l'état amorphe. On fera des coupes dans le pétale de l'*Anagyris fœtida* ou bien l'on examinera, et beaucoup plus facilement, des lambeaux d'épiderme d'un pétale de Chrysanthème jaune que l'on montera dans une goutte d'eau.

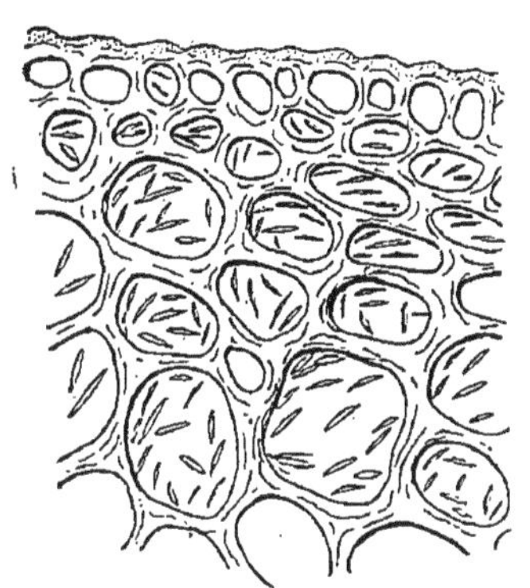

Fig. 37. — Chromoleucites du fruit du Rosier.

Les leucites du second groupe sont surtout des leucites rouges ou orangés. On pourra les observer dans le parenchyme de la racine de Carotte, ou bien encore dans le tissu charnu du fruit du Rosier, où ils sont beaucoup plus abondants que dans l'exemple précédent (fig. 37). On en rencontrerait aussi dans un très grand nombre de fruits à péricarpe coloré en rouge.

Quant aux chromoleucites du troisième groupe, c'est encore dans les organes floraux colorés en jaune que nous pourrons les observer. L'épiderme des feuilles calicinales de la fleur du *Tropæolum majus* en renferme de très beaux : les leucites, imprégnés de pigment jaune amorphe, affectent la forme de tablettes plus ou moins fusiformes ou losangiques. Enfin, l'on trouvera des leucites très singuliers dans la pulpe de la Courge, variété à chair jaune, où ils sont contournés en spirale, tantôt rectiligne, tantôt plus ou moins incurvée (fig. 38).

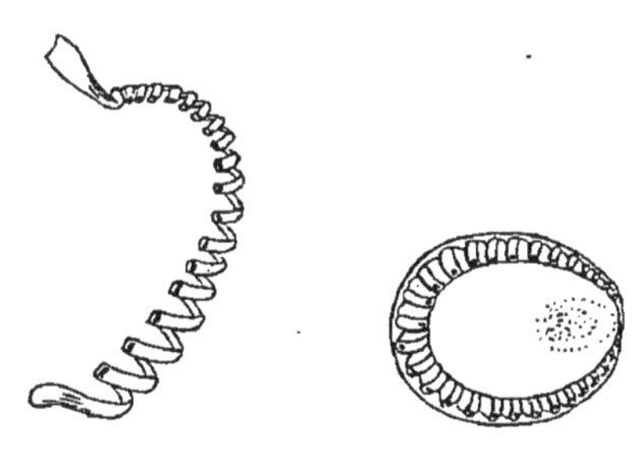

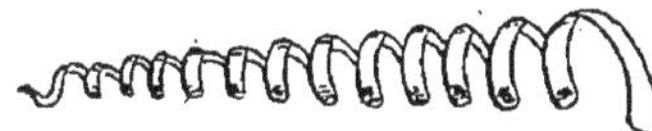

Fig. 38. — Chromoleucites de la Courge jaune.

2. *Corps chlorophylliens.* — La coloration verte que l'on peut considérer comme spéciale aux végétaux, et que l'on ne

rencontre qu'exceptionnellement chez quelques animaux, est due à la présence de corps chlorophylliens à l'intérieur des cellules dont les plantes sont composées. Ces corps chlorophylliens sont ordinairement arrondis ou ovales, et se présentent alors sous forme de grains répandus dans la cavité des cellules. Ailleurs, et principalement dans les Algues filamenteuses, ils se présentent sous forme de bandes transversales ou contournées en spirale (*Spirogyra*, fig. 39), ou bien en masses irrégulières. Dans les plantes supérieures, les grains de chlorophylle sont très nombreux dans chaque cellule, mais en revanche très petits; dans les plantes inférieures, comme les Mousses et les Hépatiques par exemple, les cellules ne renferment qu'un petit nombre de grains de chlorophylle (*ch*, fig. 28), parfois même un seul; ils sont alors très volumineux. Aussi conviendra-t-il de prendre les sujets d'étude parmi les plantes de ces deux groupes. Nous recommandons tout spécialement les feuilles du *Funaria hygrometrica* dont l'épaisseur ne comprend qu'un seul rang de cellules, et dont l'observation pourra se faire directement.

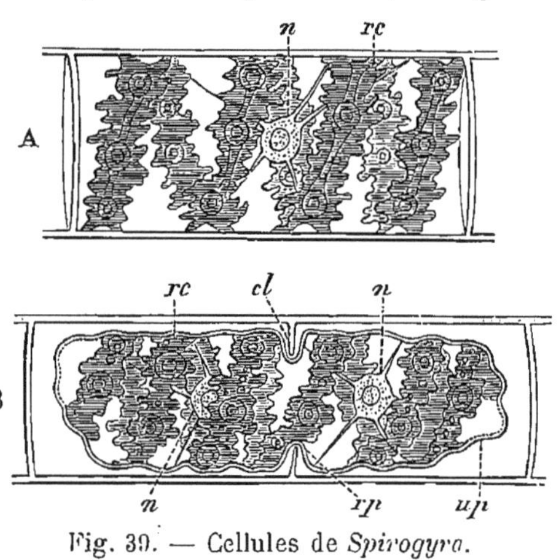

Fig. 39. — Cellules de *Spirogyra*.

rc, ruban spiral de chlorophylle ; *n*, noyau.

La constitution d'un corps chlorophyllien est assez complexe. Il est formé d'abord par un substratum protéique, qui n'est autre chose que le leucite primordial, imprégné de deux pigments de couleur différente : l'un de ces pigments est jaune, c'est la *xanthophylle*; l'autre est vert, c'est la *chlorophylle*. Ces deux matières colorantes peuvent être extraites du corps chlorophyllien, en traitant les parties vertes d'une plante quelconque par l'alcool absolu qui les dissout toutes deux. Cette solution est ensuite filtrée sur du noir animal qui s'empare des deux pigments ; on dissout ensuite la xanthophylle par l'alcool à 65°, et la chlorophylle par l'éther ou l'huile de pétrole.

Les corps chlorophylliens renferment en outre presque toujours des grains d'amidon, parfois très petits, et par suite très difficiles à voir. On pourra cependant les mettre en évidence, en traitant les coupes par une solution aqueuse concentrée de chloral qui détruit la matière verte en même temps qu'elle gonfle les grains d'amidon ; on ajoutera ensuite quelques gouttes d'eau iodée qui donneront aux grains d'amidon une coloration bleue caractéristique. On opérera sur la feuille de *Funaria hygrometrica*.

Il convient d'ajouter que dans certains végétaux, la cellule renferme des matières colorantes solubles dans l'eau, et assez abondantes pour masquer parfois la présence de la chlorophylle. C'est ainsi que certaines Algues sont rouges (Floridées), d'autres brunes (Fucacées), d'autres bleues (Oscillaires) ; de même, à l'automne ou au printemps, les feuilles de certains arbres présentent une coloration brune ou rougeâtre due à la présence de pigments surnuméraires dans les cellules. Des coupes de ces feuilles (*Mahonia*, Vigne vierge, etc.), débarrassées par la chaleur de ce pigment surnuméraire, reprendront la teinte verte, et laisseront voir de très nombreux grains de chlorophylle dans la cavité cellulaire.

b. Leucoleucites.

Sous ce nom, on comprend tous les leucites incolores. Leur rôle est très important, puisqu'ils donneraient naissance à la plupart des corps qui constituent le contenu de la cellule. En tout cas, ils sont manifestement producteurs de l'amidon, propriété qu'ils partagent d'ailleurs avec les leucites colorés, et notamment avec les corps chlorophylliens. On pourra étudier cette fonction amylogène des leucoleucites dans les cellules parenchymateuses du rhizome de l'*Iris germanica*. Des coupes de cet organe, colorées par l'iode ou le chloroiodure de zinc, montreront un grand nombre de grains d'amidon colorés en bleu, encore accolés au leucoleucite formateur qui sera coloré en jaune. La figure 40 représente un certain nombre de grains d'amidon encore accolés au leucoleucite formateur (*p*).

B. — Éléments non azotés.

Les éléments non azotés du contenu cellulaire sont : les *matières grasses*, l'*amidon* et les *matières minérales*.

1. — MATIÈRES GRASSES.

Les matières grasses se trouvent la plupart du temps en

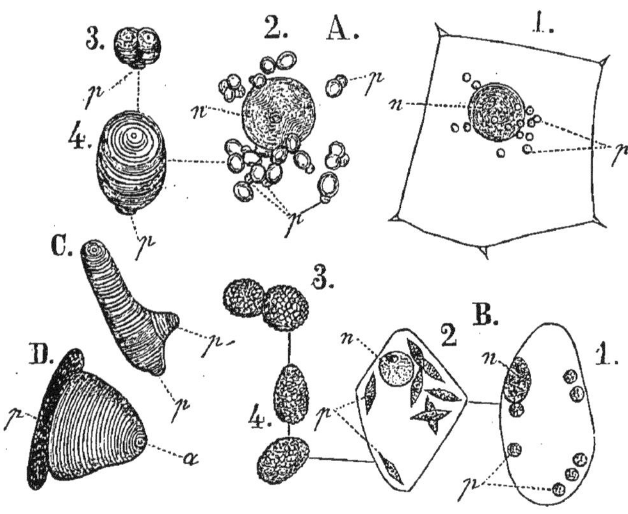

Fig. 40. — Formation des grains d'amidon.

suspension sous forme de gouttelettes dans le protoplasme, ou souvent peut-être dans le suc cellulaire. Ce sont des matières de réserve, encore plus fréquentes que l'amidon, et l'on peut dire que ce sont avec l'aleurone, les matériaux de réserve les plus répandus. Quelquefois cependant les matières grasses sont des substances d'élimination, comme celles que l'on trouve dans le péricarpe de certains fruits (péricarpe de l'Olive). Les corps gras se rencontrent surtout dans les fruits et dans les graines, rarement dans les rhizomes (*Cyperus esculentus*) ou dans les racines (Gentiane).

On trouvera des matières grasses dans l'albumen (Ricin,

Dattier, Café, Colchique, etc.), dans les cotylédons (Moutarde, Radis, Sésame, Amande, Pavot, Chanvre, Lin, etc.), dans la corolle (pétales du Souci), dans les stigmates (Safran), dans les grains de pollen, dans les spores des Cryptogames (Lycopode, 50 p. 100), dans l'ergot du Seigle, etc.

Moins fréquente est la présence des matières grasses solides; on en trouve cependant dans les fruits ou dans les graines, en masses concrétionnées ou en aiguilles groupées en bouquets (graines de Muscade, de Cacao, de Laurier, Noix de Para, Noix de Coco, etc.).

Au point de vue chimique, les matières grasses sont des éthers de la glycérine formés avec des acides de la série grasse, de la série acrylique ou autre; les plus répandus sont l'*oléine*, la *margarine*, la *palmitine* et la *stéarine*. Les corps gras sont solubles dans l'éther, le sulfure de carbone, le benzol; ils se colorent en noir par l'acide osmique et en rouge par la teinture d'Orcanette. Ces deux réactifs, et surtout le dernier, permettront de caractériser les substances grasses d'une façon microchimique; il suffit de placer les coupes dans la teinture d'Orcanette, de les laver à l'eau distillée après quelques minutes de contact, et de les monter dans la glycérine acétique. Nous recommandons pour cette étude les coupes faites dans la graine de Lin.

Le plus souvent, les matières grasses remplacent l'amidon au point de vue physiologique, c'est-à-dire, comme matériaux de réserve. Cependant on peut trouver les deux éléments dans la même graine (Cacao, Noix muscade).

2. — AMIDON.

L'amidon est, comme l'aleurone et les matières grasses, une substance de réserve, très répandue dans les plantes, et s'accumulant surtout dans les réservoir nutritifs (graines et tubercules) en quantité considérable : c'est ainsi que le grain de Blé renferme 77 p. 100 d'amidon, celui de Maïs 81 p. 100 et celui de Riz 85 p. 100. On réserve plus spécialement le nom d'*amidon* à la matière amylacée des graines, et on désigne surtout sous le nom de *fécule*, l'amidon des organes souterrains (Pomme de terre).

L'amidon se présente dans les cellules sous forme de grains auxquels la façon dont ils se comportent avec la lumière polarisée permet d'assigner une structure cristalline; très rarement on rencontre de l'amidon à l'état amorphe. Les grains d'amidon sont toujours produits aux dépens des leucites, que ceux-ci soient des leucoleucites ou des corps chlorophylliens, et ils se forment tantôt à l'intérieur du leucite, tantôt à sa surface (fig. 40).

Quand le grain d'amidon est complètement développé, il présente à sa surface des stries concentriques, alternativement claires et obscures (fig. 41), résultant de l'inégalité d'hydratation des couches successives dont le grain est formé. Ces couches sont disposées autour d'un point sombre qui correspond à l'existence d'un noyau mou, riche en eau : c'est le

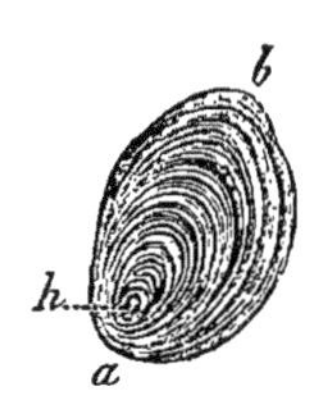

Fig. 41. — Grain d'amidon de Pomme de terre.

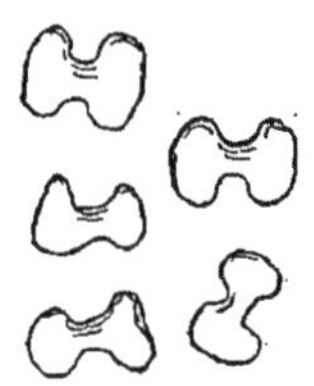
Fig. 42. — Amidon du latex d'*Euphorbia splendens*.

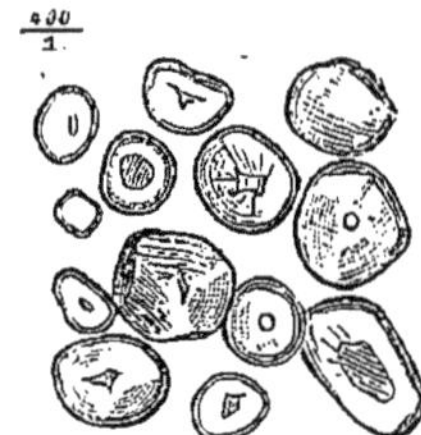
Fig. 43. — Amidon du Sorgho.

hile (*h*). Le hile est tantôt excentrique (fig. 41), ou même placé à l'extrémité du grain, lorsque le développement s'est fait d'un seul côté par rapport à ce hile, et le grain d'amidon a alors une forme ovale ou elliptique; tantôt il est placé au centre même du grain (fig. 43) qui est alors arrondi ou lenticulaire. Il y a aussi des grains de forme irrégulière, comme ceux du latex des Euphorbes; ils sont en bâtonnets (Euphorbes indigènes) ou en haltères (Euphorbes des pays chauds, fig. 42). Enfin, lorsque les grains d'amidon sont étroitement serrés les uns contre les autres, ils se compriment mutuellement et deviennent ainsi polyédriques (Maïs, fig. 47; Riz, fig. 48, etc.)

La dimension des grains d'amidon est encore plus variable que la forme: on en connaît qui ont jusqu'à 170 μ de diamètre (*Canna*); d'autres au contraire n'ont que 2 μ. Mais, quelles que soient leur forme et leur dimension, ces deux éléments sont absolument constants dans la même espèce et, par conséquent, fournissent un moyen très pratique pour la reconnaissance et la diagnose des différents amidons.

L'amidon présente une réaction tout à fait caractéristique: il se colore en bleu par l'iode, que l'on doit toujours employer en solution très étendue, afin d'éviter une coloration trop foncée qui gênerait l'observation.

L'amidon appartient au groupe des hydrates de carbone, mais les grains sont toujours formés de deux substances qui seraient isomères : la *granulose*, qui est la substance propre de l'amidon, et la *cellulose amylacée* qui en est le squelette. C'est la granulose qui bleuit par l'iode, tandis que la cellulose amylacée prend une coloration jaune. L'amidon est insoluble dans l'eau et dans la plupart des dissolvants. Traité par l'eau chaude ou par les alcalis en solution étendue, il se gonfle, absorbe une grande quantité d'eau et se transforme en *empois*.

Il reste, pour terminer ce qui a trait à l'amidon, à examiner les caractères morphologiques des différentes sortes d'amidon que l'on emploie dans l'alimentation, et à apprendre ainsi les falsifications que l'on peut faire subir aux diverses farines alimentaires.

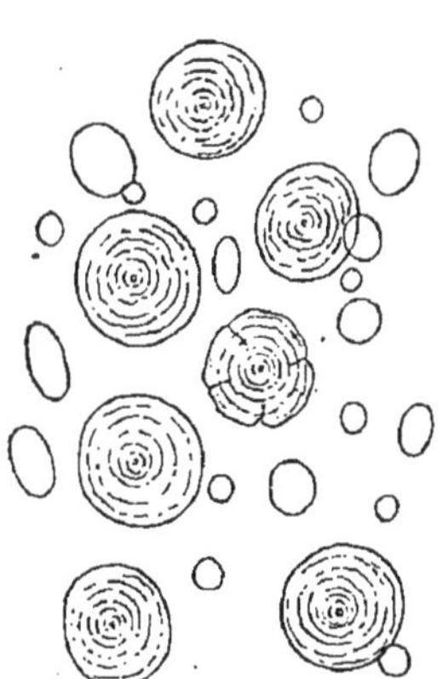
Fig. 44. — Amidon du Blé.

1° *Amidon des Céréales*. — Dans les Céréales, les grains sont arrondis, lenticulaires ou polyédriques.

Blé. — L'amidon du Blé (fig. 44) se présente sous forme de grains lenticulaires de 50 μ de diamètre, à *bords circulaires*, et parfois *fendillés à la périphérie*. Ces grains typiques sont toujours accompagnés d'une foule de grains beaucoup plus petits qui sont arrondis, ce qui permet de les distinguer de l'amidon du Riz dont les grains sont polyédriques. Hile punctiforme central.

Seigle. — Grains lenticulaires, à bords circulaires comme ceux du Blé (fig. 45) ; mais on peut les distinguer de ceux-ci parce que certains grains sont *fendillés au centre*, en formant une sorte de hile étoilé à plusieurs branches. Les grains d'amidon du Seigle sont un peu plus gros que ceux du Blé.

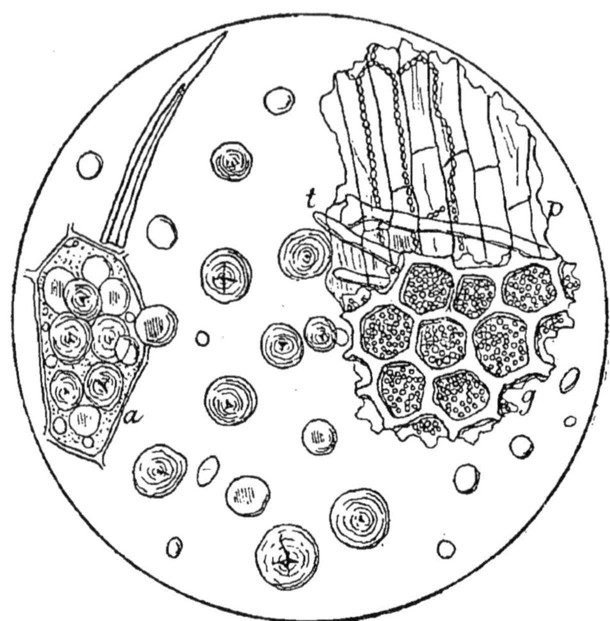

Fig. 45. — Amidon du Seigle.

Orge. — Grains lenticulaires (fig. 46), à *bords sinueux*, de volume un peu moindre que ceux du Blé.

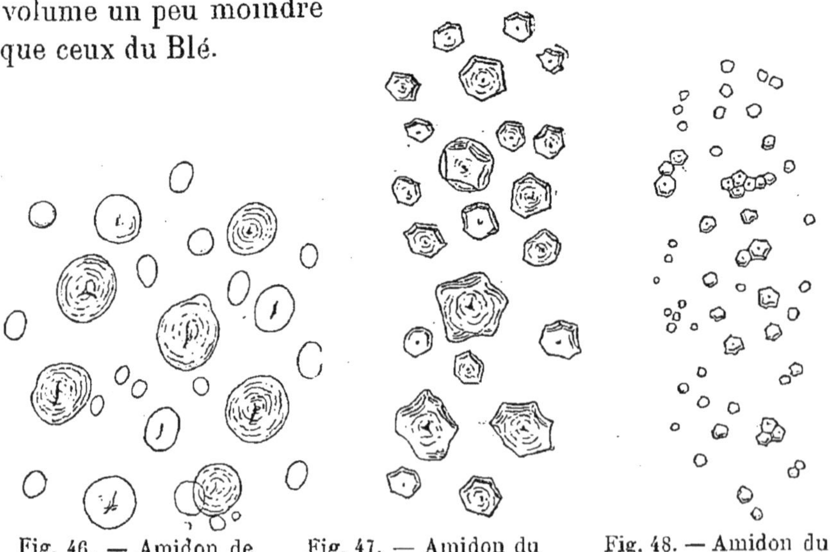

Fig. 46. — Amidon de l'Orge.

Fig. 47. — Amidon du Maïs.

Fig. 48. — Amidon du Riz.

Maïs. — Amidon formé de *polyèdres libres* (fig. 47), à six faces, avec un hile central étoilé, assez volumineux; leur diamètre atteint de 20 à 30 μ.

Riz. — Grains semblables à ceux du Maïs, mais beaucoup plus petits (fig. 48); ils ont de 4 à 6 μ de diamètre.

Avoine. — Grains polyédriques, parfois libres, mais le plus souvent *agrégés* en masses ovoïdes ou elliptiques, ressemblant à des globules réticulés à leur surface (fig. 49). Les grains isolés ont de 4 à 5 μ de diamètre.

Sorgho. — Grains arrondis, irréguliers, pourvus d'un hile

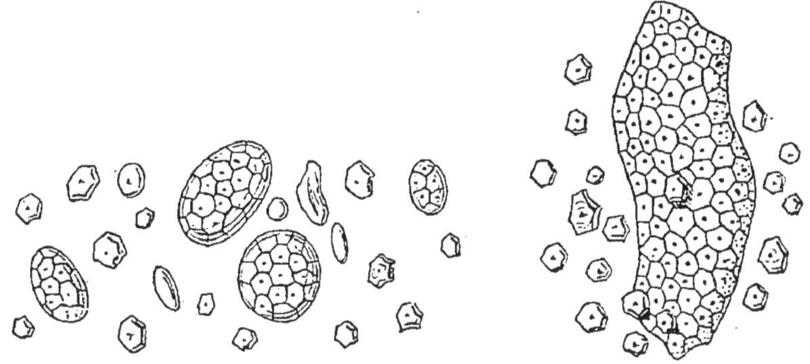

Fig. 49. — Amidon de l'Avoine. Fig. 50. — Amidon du Sarrasin.

le plus souvent punctiforme, rarement sublinéaire (fig. 43). Leur diamètre est de 16 μ environ.

Sarrasin ou Blé noir. — Grains polyédriques arrondis, à facettes pentagonales, libres, ou le plus souvent groupés en amas encore revêtus de la membrane cellulaire (fig. 50).

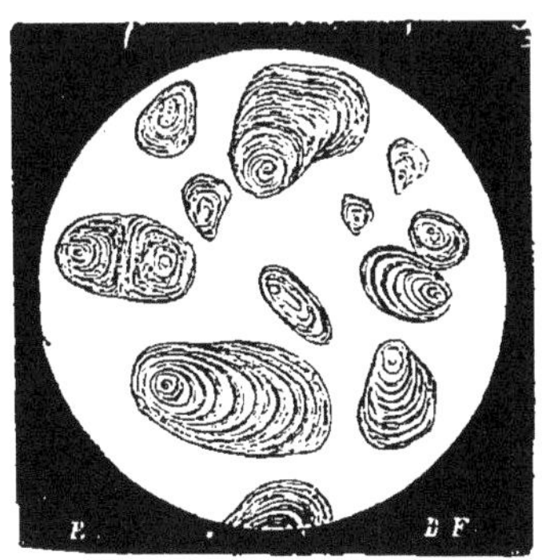

Fig. 51. — Amidon de la Pomme de terre.

2° *Fécule de Pomme de terre.* — Les grains de cette fécule sont tout à fait caractéristiques. Ils sont généralement ovoïdes et piriformes, présentant un hile petit, arrondi, situé à l'extrémité amincie du grain (fig. 51). Les stries sont toujours très visibles, très serrées entre le hile et la petite extrémité, beaucoup plus espacées de l'autre côté, donnant ainsi au grain l'aspect d'une écaille d'Huître. La dimension du grand diamètre du grain est environ de 140 μ.

3° *Fécules des Légumineuses.* — Les grains des fécules des Légumineuses présentent tous à peu près la même forme et ne diffèrent guère que par leur dimension. Ils sont le plus sou-

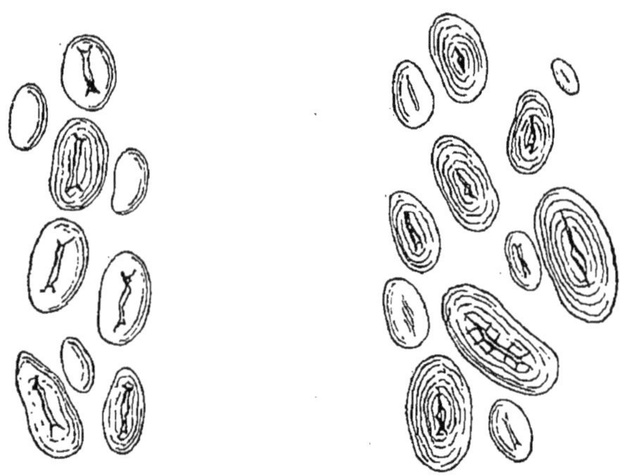

Fig. 52. — Amidon de la Fève. Fig. 53. — Amidon du Haricot.

vent ovales ou réniformes, avec un hile allongé dans le sens du grand axe du grain, et présentant souvent des ramifications latérales qui pénètrent plus ou moins dans la substance même du grain (fig. 52 et 53). La dimension suivant leur grand diamètre est de 75 μ pour la Fève, de 67 μ pour la Lentille, de 50 μ pour le Pois, de 63 μ pour le Haricot, etc. On emploie surtout les fécules de la Fève, du Haricot, du Pois cultivé, du Pois chiche, de la Lentille, de la Vesce cultivée, des Gesses, etc.

4° *Fécules d'Arrow-root.* — Sous le nom générique d'*Arrow-root*, on désigne certaines fécules alimentaires fournies par les organes souterrains des Amomacées et de quelques familles voisines. Nous ne parlerons que des plus répandues.

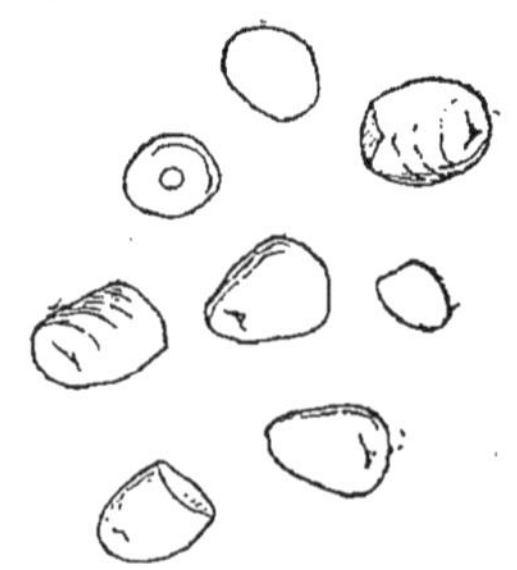

Fig. 54. — Amidon du *Maranta arundinacea.*

Citons en première ligne, l'*Arrow-root des Antilles*, qui est tiré du *Maranta arundinacea*. Les grains sont piriformes, comme ceux de la Pomme de terre auxquels ils ressemblent beaucoup, tout en étant un peu plus petits (fig. 54). En outre, le hile est linéaire ou triangulaire, et placé soit au milieu du grain, soit dans la portion la plus élargie.

L'*Arrow-root de l'Inde* ou *de Malabar* est retiré du *Curcuma leucorhiza*; on le désigne souvent sous le nom de *fécule de Curcuma*. Les grains sont elliptiques, terminés à une des extrémités par une sorte de bouton où se trouve placé un hile arrondi (fig. 55). Ces grains sont très minces et se superposent fréquemment les uns sur les autres; ces amas vus de champ ont l'air de biscuits empilés.

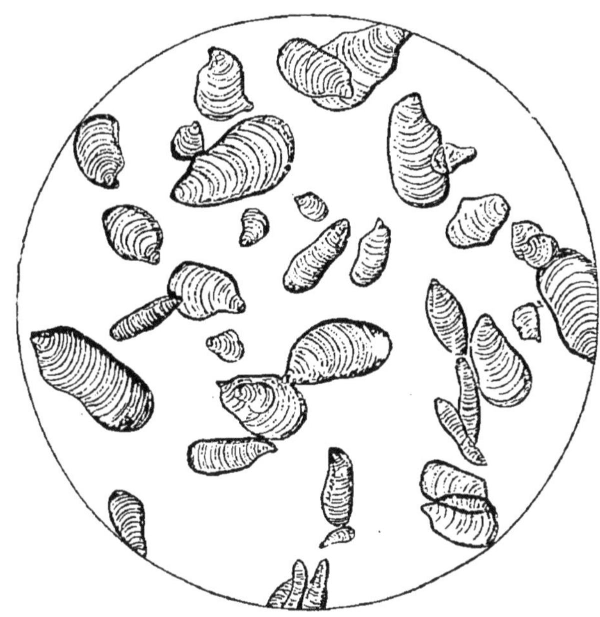

Fig. 55. — Amidon du *Curcuma leucorhiza*.

L'*Arrow-root* ou *fécule de Tolomane* est fournie par le *Canna edulis*; elle est formée de grains de formes diverses, irréguliers, très minces, avec hile peu visible, et marqués de nombreuses stries concentriques (fig. 56). Ils sont beaucoup plus grands que ceux de la Pomme de terre, puisqu'ils ont jusqu'à 170 μ de diamètre.

° *Fécule de Sagou.* — La fécule de Sagou est fournie par la moelle de divers Palmiers : *Sagus Rumphii*, *S. vinifera*, etc. Le Sagou en granules, n'ayant pas subi l'action du feu, est formé de grains ovales, ayant environ 60 μ de longueur; le hile est situé à l'extrémité la moins large du grain (fig. 57). L'extré-

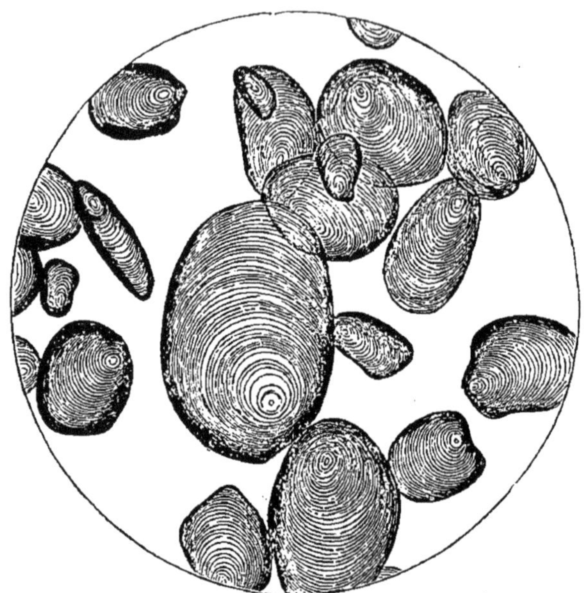

Fig. 56. — *Fécule de Tolomane.*

mité opposée au hile porte de petites excroissances qui se déta-

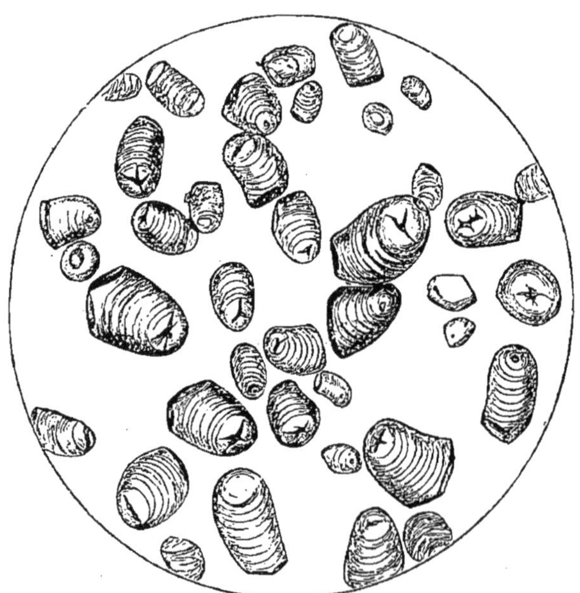

Fig. 57. — Fécule de Sagou.

chent le plus souvent, en laissant à leur place des parties

tronquées, parfois légèrement excavées. Le *Sagou-tapioka*, qui a subi l'action du feu, se distingue du précédent par la dilatation du hile; en outre, la plupart des grains se gonflent fortement dans l'eau et s'y dissolvent presque.

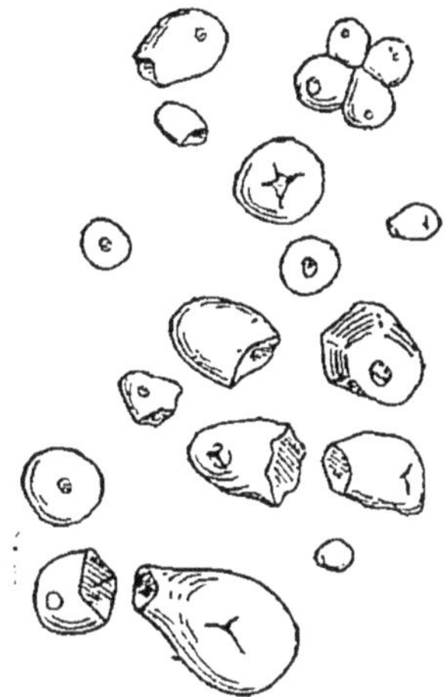

Fig. 58. — Fécule de Manioc.

6° *Fécule de Manioc.* — Elle est fournie par la racine du *Manihot utilissima*, plante de la famille des Euphorbiacées. La fécule qui n'a pas subi l'action de l'eau et qui porte le nom de *moussache*, est formée de grains convexes à une extrémité, et présentant des troncatures à l'extrémité opposée (fig. 58). Le hile, situé à l'extrémité convexe, est arrondi et très gros. Le *tapioka*, qui n'est autre chose que la moussache chauffée, présente des grains sem-

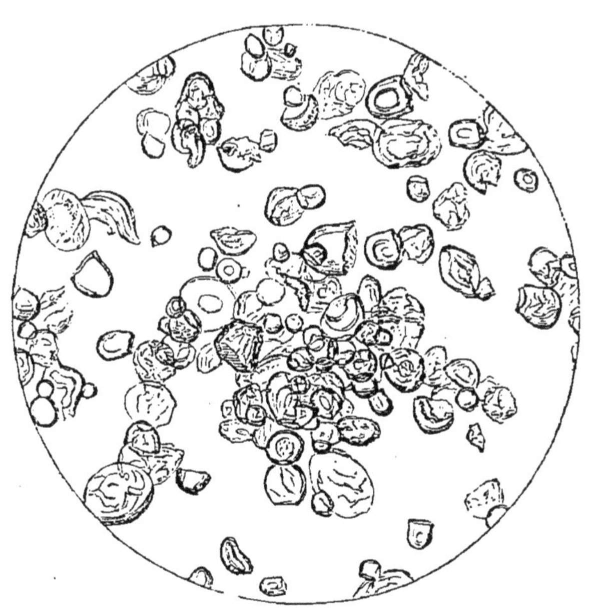

Fig. 59. — Fécule de tapioka.

blables aux précédents, mais très gonflés, irréguliers, et ayant un hile fortement dilaté (fig. 59).

3. — MATIÈRES MINÉRALES.

Les matières minérales que l'on rencontre à l'intérieur de la cellule, sont surtout l'oxalate et le carbonate de chaux ; plus rarement, l'on trouve du sulfate de chaux ou du soufre.

a. Oxalate de chaux.

L'oxalate de chaux est excessivement répandu dans le règne végétal, surtout chez les Phanérogames, puisqu'une seule plante de ce groupe en manquerait complètement (Maïs). Il n'est cependant pas rare chez les Cryptogames. Il faut en outre ajouter qu'on peut le rencontrer dans toutes les parties de la plante, depuis la racine jusqu'au fruit.

Certaines réactions permettent de caractériser l'oxalate de chaux par rapport aux autres matières minérales. Les cristaux d'oxalate de chaux sont insolubles dans l'eau, dans la potasse étendue et dans l'acide acétique ; ils sont solubles dans l'acide sulfurique concentré et dans les alcalis concentrés.

Les formes cristallines de l'oxalate de chaux sont variables,

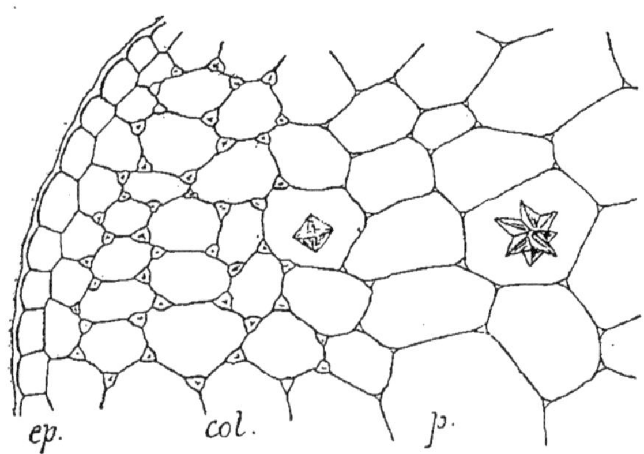

Fig. 60. — Écorce de tige de Bégonia (coupe transversale).

mais elles dérivent toutes du système quadratique ou du système clinorhombique.

Parmi celles du premier groupe, on trouve des *cubes*, des *prismes droits* (feuille de Gui), des *octaèdres* (*Tradescantia*, Cactées, Bégonia (fig. 60), feuille de Matico, noix de Galle, etc.), et surtout des *mâcles* formées d'octaèdres agglomérés en une masse arrondie (*cr*, fig. 61). Cette dernière forme se présente dans un très grand nombre de familles (feuille d'*Eucalyptus globulus*, racines de Saponaire et de Guimauve, écorces de Grenadier et de Condurango, rhizome de Rhubarbe, feuilles de *Datura* et de Noyer, fruit de la Figue, etc.

Fig. 61.

Le second système cristallin donne des *tables* ou des *prismes rhomboédriques* (écorces de Chêne, de Hêtre, de Tilleul, feuille d'Oranger, rhizome d'Iris, racine de Colombo, feuille de Jusquiame, tige de *Periploca* [fig. 62], etc.), ou bien

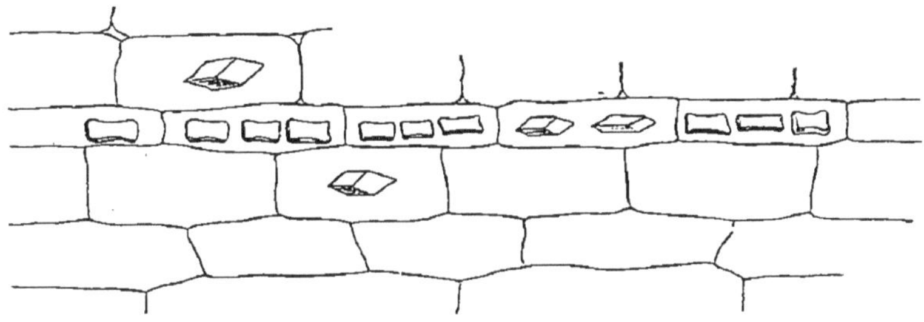

Fig. 62. — Tige de *Periploca græca* (coupe longitudinale).

encore des cristaux en aiguilles, rarement isolés, le plus souvent disposés en paquets (fig. 63) qui ont reçu le nom de *raphides* (Monocotylédones, écorce d'Olivier, racine d'Ipéca, feuille de Fuchsia, tige de Cactus, etc.).

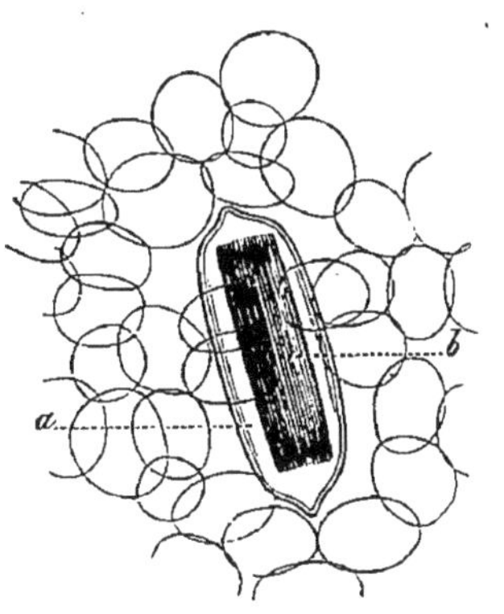

Fig. 63. — Raphides.

Parfois les cristaux d'oxalate de chaux sont très petits, et sont disposés en très grand nombre à l'intérieur de la cellule qu'ils remplissent complètement et rendent complètement opaque : ce sont des cristaux *pulvérulents* (feuille de Belladone, tige de Douce-amère, écorces des Quinquinas, moelle et écorce de Sureau).

Enfin, l'oxalate de chaux peut se déposer à l'état amorphe, et se présenter sous forme de *masses concrétionnées* avec stries concentriques (feuille du Gui, fig. 64).

Les cristaux sont généralement libres à l'intérieur de la cellule. Cependant ils peuvent être entourés de mucilage (raphides) ou d'une membrane protoplasmique, parfois même d'une membrane cellulosique, provenant d'un prolongement de la membrane cellulaire. Ce dernier cas serait même assez répandu (moelle du Ricin, du *Kerria japonica*, du *Populus italica*, feuilles d'*Hoya carnosa* et d'Oranger, fruit du Rosier, etc.).

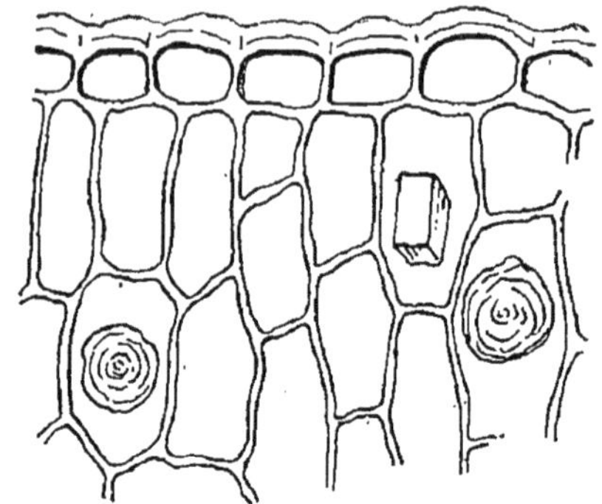

Fig. 64. — Coupe de la feuille du Gui.

b. Carbonate de chaux.

Le carbonate de chaux produit à l'intérieur de la cellule

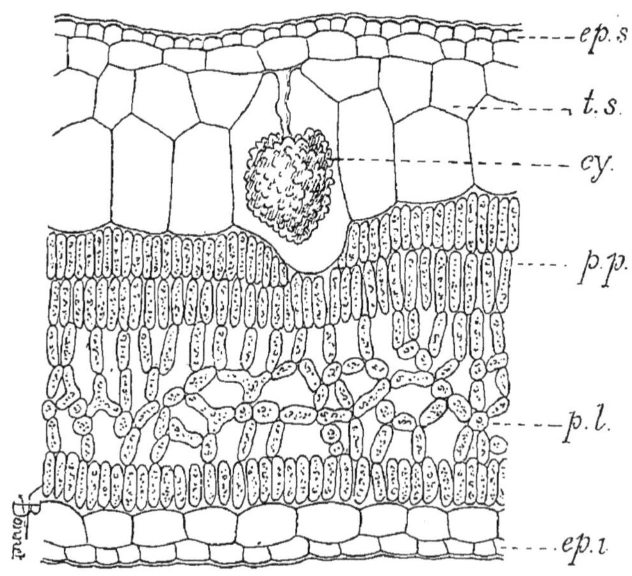

Fig. 65. — Coupe de la feuille du *Ficus elastica*.

cy, cystolithe ; *ep.s*, épiderme supérieur ; *ep.i*, épiderme inférieur ; *p.p*, parenchyme en palissade ; *p.l*, parenchyme lacuneux ; *t.s*, tissus de soutien.

les formations particulières que l'on désigne sous le nom de *cystolithes.* On les rencontre surtout dans les Urticacées et les Acanthacées; leur présence a en outre été signalée dans les racines de *Rhinanthus* et dans quelques Cucurbitacées. Ils sont surtout épidermiques, bien qu'on puisse en rencontrer dans les tissus profonds (Acanthacées). Ils sont constitués par une substance fondamentale cellulosique à l'intérieur de laquelle se sont déposés des granules de carbonate de chaux, que l'on peut caractériser par leur solubilité avec effervescence dans l'acide acétique. Tantôt ces cystolithes sont complètement isolés et libres à l'intérieur de la cellule (Chanvre); tantôt ils sont reliés à la membrane cellulaire par un pédoncule de cellulose, qui ne renferme jamais de carbonate de chaux (*Ficus*, fig. 65).

On a signalé aussi des concrétions de carbonate de chaux dans les cellules du cœur du bois de l'Orme, de l'Érable, du Poirier, du Hêtre, etc.

c. *Sulfate et phosphate de chaux.*

Le sulfate de chaux se rencontre à l'état cristallin dans quelques Desmidiacées et dans la Canne à sucre. Il se distingue de l'oxalate de chaux par son insolubilité dans l'acide sulfurique.

Des cristaux de phosphate de chaux n'ont été signalés que dans le bois de Tek (*Tectonia grandis*).

d. *Soufre.*

Le soufre à l'état cristallin se rencontre dans les Algues qui vivent dans les eaux sulfureuses, et notamment dans le *Beggiatoa alba.* Il se caractérise par sa solubilité dans le sulfure de carbone.

C. — **Corps en dissolution dans le suc cellulaire.**

Nous savons que le *suc cellulaire* est le liquide qui remplit les vacuoles qui se forment à l'intérieur de la masse protoplasmique. Comme ce liquide est très riche en eau, il peut renfermer à l'état de dissolution un très grand nombre de corps, tels que l'inuline, le sucre, la gomme, des matières colorantes, des acides, des sels, etc. Nous étudierons seulement les plus importants.

1. — INULINE.

L'inuline se rencontre dans les organes souterrains (racines et rhizomes) d'un grand nombre de plantes appartenant surtout à la famille des Composées : Aunée, Dahlia, Topinambour, Bardane, Pyrèthre, *Taraxacum*, Arnica, etc. On en trouve aussi dans les Campanulacées, les Lobéliacées, la racine d'*Ionidium Ipecacuanha*, etc. L'inuline est une substance isomère de l'amidon qui remplace cette matière de réserve dans tous les organes qui en renferment. Dans la plante vivante, elle est en solution ; mais elle se précipite pas la dessiccation, le plus souvent en masses amorphes, plus rarement en masses cristallines arrondies ou sphéro-cristaux (fig. 66). Pour l'examiner au microscope, on fera des coupes transversales ou longitudinales dans des tubercules de Dahlia ou de Topinambour préalablement mis en macération dans l'alcool fort ou la glycérine. L'inuline cristallise alors en sphéro-cristaux, le plus souvent très volumineux, et parfois à cheval sur deux ou trois cloisons cellulaires.

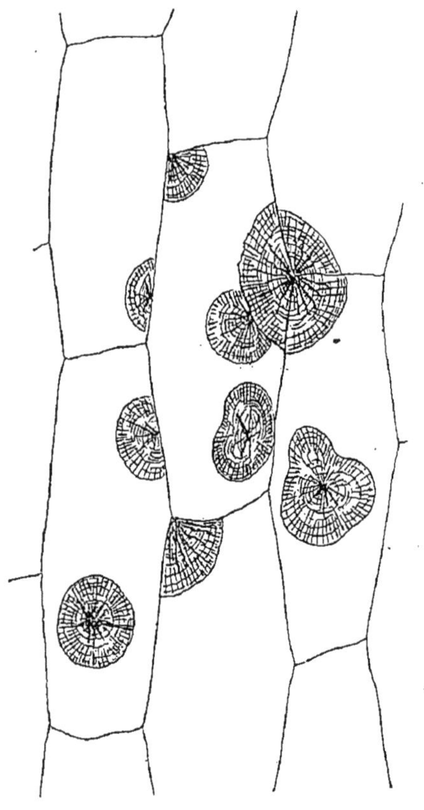

Fig. 66. — Cristaux d'inuline du tubercule de Dahlia.

2. — MATIÈRES COLORANTES.

Nous avons vu que les chromoleucites avec pigments violets

ou bleus étaient assez rares; ces pigments sont en effet le plus souvent en dissolution dans le suc cellulaire; quand ce dernier est acide, le pigment prend une teinte rose. On les rencontre surtout dans les pétales des fleurs et dans quelques feuilles. On les étudiera en enlevant des lambeaux d'épiderme des pétales de Violette, de Mauve, de Rose, etc., que l'on montera dans l'eau distillée.

3. — TANNIN.

Le tannin est presque toujours dissous dans le suc cellulaire: dans quelques cas cependant, il se présente à l'état de gouttelettes. Pour le mettre en évidence, il suffit de traiter les coupes par une solution de sels de fer au maximum : chlorure, sulfate ou acétate ferrique; nous donnons la préférence au perchlorure de fer. On obtient alors un précipité dans toutes les cellules qui renferment du tannin; ce précipité sera, suivant les cas, bleu noirâtre (Noix de Galle, feuille de Busserole, écorce de racine de Grenadier, etc.), ou vert foncé (écorces de Quinquina, d'Orme, racine de Ratanhia du Pérou, rhizomes de Fougère mâle, de Tormentille, de Rhubarbe, etc.). Avec le bichromate de potasse, le tannin donne un précipité rouge brun; avec le mobybdate d'ammoniaque en solution dans le chlorhydrate d'ammoniaque, il prend une coloration jaune ocre. Ces différentes réactions seront essayées sur des coupes transversales de la moelle des différentes espèces de *Rubus* : *R. fruticosus*, *R. Idæus*, *R. Cæsius*, etc.

4. — SUCRE.

Le sucre, sous ses différentes formes chimiques, est très répandu dans les tissus végétaux. On le rencontre comme matière de réserve dans les racines de beaucoup d'Ombellifères (Carotte), dans la racine de Gentiane, dans celle de Betterave, dans les écailles d'Oignon, etc. On le rencontre aussi dans les tiges de la Canne à sucre, du Sorgho, du Maïs, dans beaucoup de fruits (Poire, Cerise, Genièvre, etc.), dans la sève de l'Érable à sucre, etc. Le sucre est toujours en dissolution dans le suc cellulaire; mais il cristallise par la dessiccation : Datte, Scille, Tamarin, Figue.

Le sucre se présente fréquemment à l'état de *glucose*, dans un très grand nombre de fruits (Raisin, Figue, Cerise, etc.); celle-ci s'y trouve souvent associée à la *lévulose*.

La *saccharose* est aussi très répandue : on la trouve dans la Canne à sucre, le Sorgho, le Maïs, la Carotte, la Betterave, la Datte, l'Ananas, la Banane, le Melon, etc.

On rencontre en outre de la *mycose* dans l'ergot de Seigle, de la *synanthrose* dans les tubercules du Dahlia et du Topinambour, de la *mélitose* dans la manne d'Eucalyptus, de la *mélézitose* dans la manne du Mélèze, etc.

Pour décéler la présence de la glucose dans les cellules, on fera usage de la liqueur de Fehling ou du réactif de Barfœd (1). Les coupes contenant de la glucose, bouillies pendant quelques instants dans ce liquide, ne tardent pas à se colorer en rouge par suite d'un précipité de sous-oxyde de cuivre. Si le sucre est à l'état de saccharose, le précipité ne se produira qu'après l'avoir interverti par une ébullition des coupes dans l'acide sulfurique étendu. On pourra aussi faire usage du sulfate de cuivre et de la potasse : les coupes seront immergées dans une solution concentrée de sulfate de cuivre pendant une ou deux minutes, lavées à l'eau distillée, puis déposées dans quelques gouttes de lessive de potasse dédoublée et bouillante. Avec la glucose, on obtient un précipité rouge de sous-oxyde de cuivre; avec la saccharose, on a une coloration violette.

5. — MATIÈRES MUCILAGINEUSES.

Les matières mucilagineuses ne sont pas rares dans le contenu cellulaire. On les a signalées en effet dans les différents organes d'un certain nombre de plantes (Écailles d'Oignon, de Scille, tubercules d'*Orchis*, rhizome de grande Consoude, de Chiendent, écorce de Cannelle de Ceylan, etc. Les matières mucilagineuses sont encore en quantité considérable dans les

(1) Ce réactif se prépare de la manière suivante : on fait dissoudre 5 grammes d'acétate de cuivre dans 200 grammes d'eau distillée, et on ajoute à la solution 5 centimètres cubes d'acide acétique à 38 p. 100 d'acide cristallisable.

grandes cellules à contenu incolore, constituant le parenchyme aquifère des plantes des pays chauds (feuille d'Aloès, tige d'*Euphorbia resinifera*, etc.), ou bien encore dans les cellules à raphides.

Les matières mucilagineuses et gommeuses proviennent la plupart du temps d'une modification de la membrane cellulaire; il sera question de celles qui ont cette origine, lorsque nous étudierons la membrane spécialement. Nous ne parlons ici que de celles qui ont une origine différente, puisque la paroi de la cellule paraît ne pas être modifiée; origine d'ailleurs assez mal connue, et qui pourrait être attribuée à une transformation chimique de l'amidon.

Pour l'observation, les coupes seront placées dans une solution d'acétate de plomb où le mucilage est insoluble, ou bien dans la liqueur de Fehling qui le colore en bleu. Le mucilage étant insoluble dans l'alcool, on pourra encore monter les coupes dans ce véhicule, qui détermine la formation de grumeaux plus ou moins abondants dans les cellules à contenu mucilagineux. Nous recommandons pour ces diverses réactions les squames de Scille ou le rhizome de Chiendent (*Triticum repens*) à l'état frais.

6. — MATIÈRES DIVERSES.

Nous avons étudié les éléments les plus importants qui sont en dissolution dans le suc cellulaire. Disons seulement quelques mots des autres.

L'*asparagine* existe dans les pousses d'Asperge, la racine de Guimauve, les feuilles de Belladone. On peut la mettre en évidence en plaçant les coupes dans l'alcool ou dans une solution saturée d'asparagine; on ne tarde pas à voir se former des cristaux caractéristiques.

L'*hespéridine* se trouve surtout dans les fruits verts des Aurantiacées; après macération des tissus dans l'alcool, elle cristallise en mâcles ou en sphéro-cristaux. On emploiera surtout des fruits de *Citrus* de la grosseur d'une noix. L'hespéridine est soluble dans une solution étendue de potasse qu'elle colore en jaune.

Enfin, on peut trouver encore en dissolution ou en suspension dans le suc cellulaire, une foule de produits que nous nous contenterons de citer. Ce sont des *huiles essentielles*, des *résines*, des *gommes-résines*, du *caoutchouc*, des *glucosides*, des *diastases*, des *alcaloïdes*, des *acides végétaux* (acides citrique, tartrique, malique, oxalique, valérianique, formique, butyrique, etc.) libres ou combinés avec diverses bases.

Tous les corps que nous venons d'étudier sont en dissolution dans le suc cellulaire chez la plante fraîche. Mais lorsque par la dessiccation, la cellule perd l'eau qu'elle renfermait, la plupart de ces corps cristallisent, et ne se redissolvent ensuite que difficilement lorsqu'on rend aux tissus l'eau qu'ils avaient perdue. Il ne sera donc pas étonnant que les coupes des drogues végétales présentent un certain nombre de ces substances à l'état de cristaux isolés, de mâcles ou de sphéro-cristaux. C'est ainsi que l'on pourra rencontrer des cristaux de *sucre* (squames de Scille), de *saponine* (racine de Polygala), de *pipérine* (Poivre noir), de *cubébine* (Poivre Cubèbe), de *vanilline* (Vanille, pl. XXXI, fig. 7), d'*acide chrysophanique* (poudre de Rhubarbe), de *coumarine* (Fève Tonka), de *menthol* (glandes de la feuille de Menthe poivrée, etc.).

II. — Membrane cellulaire.

Nous avons déjà fait observer que la membrane n'est pas nécessaire à la conception même de la cellule, et que l'on pouvait trouver des cellules constituées simplement par une masse de protoplasme avec ou sans noyau. Mais il n'en est pas moins vrai que la membrane cellulaire existe le plus souvent, et qu'elle joue un rôle très important dans la vie de l'organisme végétal. Son étude, quoique moins intéressante à notre point de vue que celle du contenu cellulaire, mérite de nous retenir quelques instants.

La membrane doit toujours son origine au protoplasme et elle est un des produits de son activité. Elle se développe à l'origine de la cellule, c'est-à-dire, au moment même où celle-ci vient de se former par division d'une cellule préexistante. Très mince, très délicate, et parfaitement homogène au début, elle ne tarde pas à subir un certain nombre de modifications. La membrane est en effet susceptible de s'accroître en surface et en épaisseur; elle présentera alors un ensemble de caractères, extérieurs pour ainsi dire, dont l'étude pourra être appelée *morphologie de la membrane*. En outre, il conviendra de voir quelle est la composition chimique de la membrane au moment même de sa formation, et quelles sont les modifications que l'âge est susceptible d'y apporter : ce sera l'*étude chimique de la membrane*.

A. — Morphologie de la membrane.

La morphologie de la membrane est étroitement liée à son accroissement, qui se fait d'après un processus sur lequel on est loin encore d'être tout à fait d'accord. Pour les uns, c'est par *apposition* de molécules nouvelles; pour les autres, c'est par intercalation de molécules entre celles qui existaient déjà, c'est-à-dire, par *intussusception*. Mais, quoi qu'il en soit, la membrane est susceptible de s'accroître en *surface* et en *épaisseur*.

1. — ACCROISSEMENT EN SURFACE.

De l'accroissement en surface dépend la forme de la cellule, cet accroissement étant lui même toujours lié à celui du protoplasme. La membrane cellulaire prend donc la forme que lui imprime le protoplasme, et elle la conserve ensuite après sa disparition. Au point de vue de la forme, on peut classer les cellules en trois groupes.

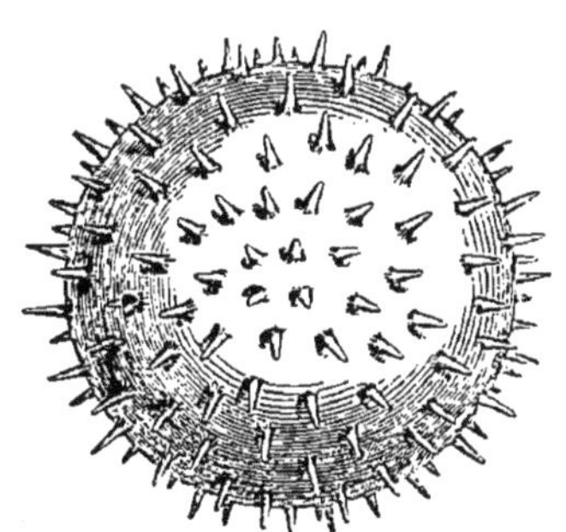

Fig. 67. — Grain de pollen du *Lavalera trimestris*.

En premier lieu, on a les cellules isodiamétriques, c'est-à-dire, ayant à peu près leurs trois dimensions égales. Dans ce groupe, se placent les cellules *arrondies* ou *ovoïdes* (cellules du *Protococcus viridis*, grains de pollen de Malvacées (fig. 67), spores des Champignons, moëlle de la tige des *Rumex*, etc.), les cellules *légè-*

rement polygonales (mésocarpe de la Pomme), et les cellules *polygonales* (moelle de l'Érable à sucre et de bien d'autres végétaux, fig. 68).

Viennent ensuite les cellules chez lesquelles deux des dimensions (longueur et largeur) prédominent sur la troisième (hauteur) : on les désigne sous le nom de *cellules tabulaires* (cellules épidermiques en général, fig. 69).

En troisième lieu, certaines cellules ont une seule dimen-

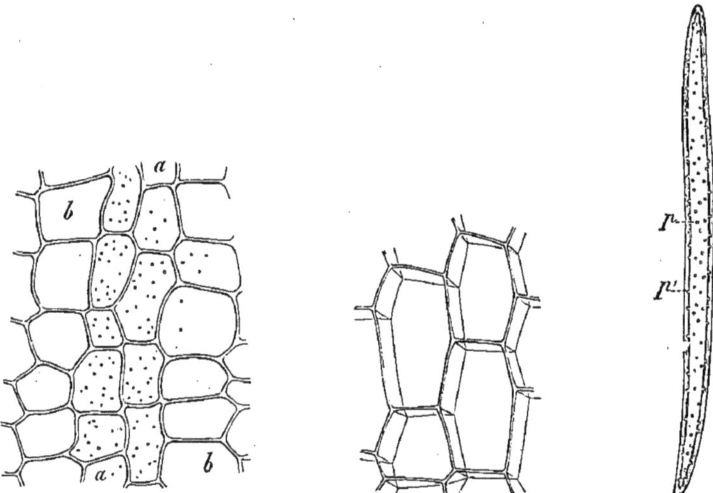

Fig. 68. — Moelle de la Vigne.

Fig. 69. — Épiderme de la Fougère mâle.

Fig. 70. — Fibre isolée du *Bragantia tomentosa*.

sion prédominant sur les deux autres : ce sont des cellules longues. Elles sont dites *cylindriques*, si les extrémités sont terminées par des plans horizontaux (Algues filamenteuses, fig. 37), et on les désigne sous le nom général de *fibres*, lorsqu'elles se terminent en pointes plus ou moins émoussées à leurs extrémités (fig. 70) ; dans ce dernier cas, elles sont le plus souvent très épaisses (fibres textiles : Lin, Chanvre, Ramie, Jute, etc).

Enfin, il existe des cellules dont les contours n'ont pas une forme géométrique déterminée. Ce sont les cellules *rameuses* et les cellules *étoilées*, provenant toutes deux d'un inégal développement en surface de la membrane. Dans le cas des cellules rameuses, le développement s'est fait avec irrégularité, tandis que dans les cellules étoilées, il s'est fait d'une façon régulière. On observera les cellules rameuses dans le parenchyme infé-

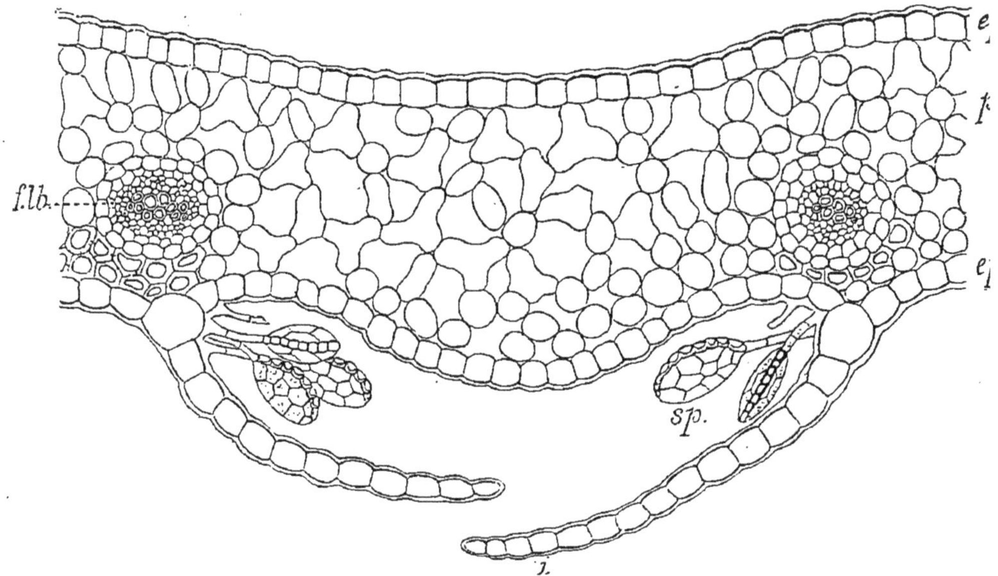

Fig. 71. — Coupe de la feuille de Scolopendre.

p, parenchyme formé de cellules rameuses; *ep.s*, épiderme supérieur; *ep.i*, épiderme inférieur; *f.lb*, faisceaux conducteurs.

rieur du limbe des feuilles, et notamment dans la feuille de Scolopendre (fig. 71), et les cellules étoilées dans la moelle des Joncs (fig. 72).

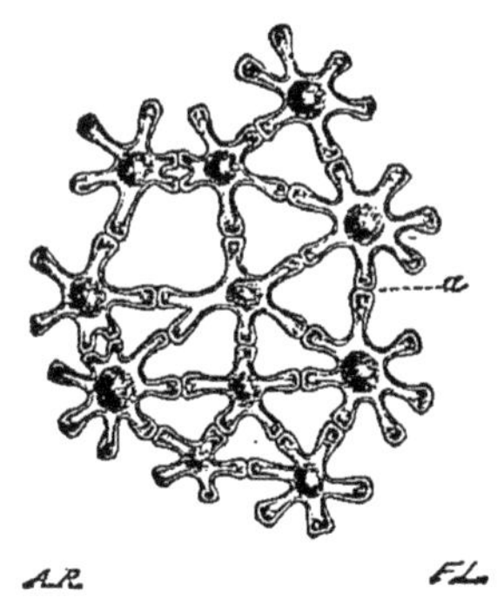

Fig. 72. — Moelle du *Juncus effusus*.

2. — ACCROISSEMENT EN ÉPAISSEUR.

Lorsque la cellule est isolée, l'épaississement de la membrane se fait du centre vers la périphérie : on dit alors qu'il est *centrifuge* (grains de pollen, spores). Au contraire, lorsque les cellules sont réunies en tissu, l'épaississement se produit de la périphérie vers le centre, rétrécissant ainsi peu à peu la cavité cellulaire : il est dit *centripète*. Enfin, il peut être *mixte* et se produire dans les deux directions (certains grains de pollen).

Il est bien rare que l'épaississement se fasse d'une façon uniforme sur toute la surface de la membrane ; le plus souvent, il se localise en certains points, dessinant ainsi sur la membrane des ornements de forme variable. Si les points d'épaississement sont très restreints, et si la plus grande partie de la membrane reste mince, les ornements seront en relief ; si, au contraire, l'épaississement se fait sur une grande étendue, ne ménageant que certains points très restreints, les ornements seront formés par les parties de la membrane ménagée et seront alors en creux. Ces ornements ou sculptures sont très variables d'aspect ; nous signalerons les plus importants.

a. Cellules ponctuées.

Quand les portions épaissies affectent des points très restreints, elles forment de petites proéminences à la face interne ou externe de la membrane : ce sont des *ponctuations simples* et la cellule est dite *ponctuée* (cellules de la moelle du Sureau). Ces saillies sont quelquefois assez longues, pointues, et constituent des sortes d'épines (grains de pollen d'*Althæa rosea*, de *Lavatera* (fig. 67), poils rhizoïdes de *Marchantia*, etc.).

Mais les ponctuations peuvent être produites de toute autre façon. Supposons en effet que la paroi s'épaississe sur toute sa surface, sauf en certains points très petits et à contour arrondi ou ovale ; il arrivera un moment, où en face de chacune des places ménagées, se trouvera un petit canal traversant la paroi dans toute son épaisseur. Tous ces canaux, vus en section, apparaîtront comme autant de petites circonférences, semblables à des ponctuations ; la cellule sera encore ponctuée, mais l'ornement sera en creux et non plus en relief, comme dans le cas précédent. Ces sortes de ponctuations, dites *ponctuations canaliculées*, peuvent s'observer dans la plupart des cellules scléreuses (nodules pierreux de la Poire, tige d'Aristoloche (fig. 73), péricarpe ligneux de la Noix, un grand nombre d'écorces officinales, etc.). Les ponctuations, et par conséquent les canalicules de deux cellules voisines, se

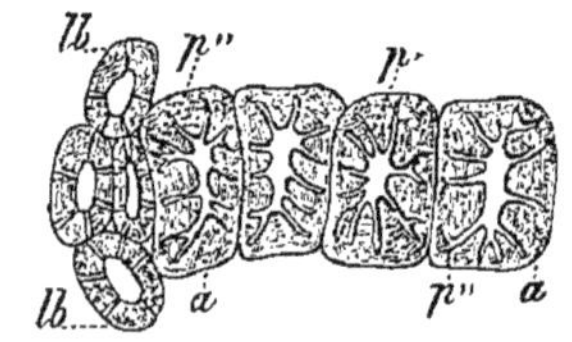

Fig. 73. — Cellules scléreuses de l'*Aristolochia cymbifera*.

correspondent, mais le canal commun ainsi formé est interrompu par la membrane primitive. Très souvent, deux ou plusieurs canalicules se réunissent et ont une ouverture commune dans la cavité de la cellule (*cp*, fig. 79) : les canalicules paraissent alors ramifiés (Noix, Poire, etc.).

Il existe une troisième sorte de ponctuation qui paraît caractériser le bois secondaire des Conifères. En effet, si l'on fait une coupe longitudinale radiale dans le bois d'une tige de Pin ou de Sapin, on verra que chacune des fibres qui consti-

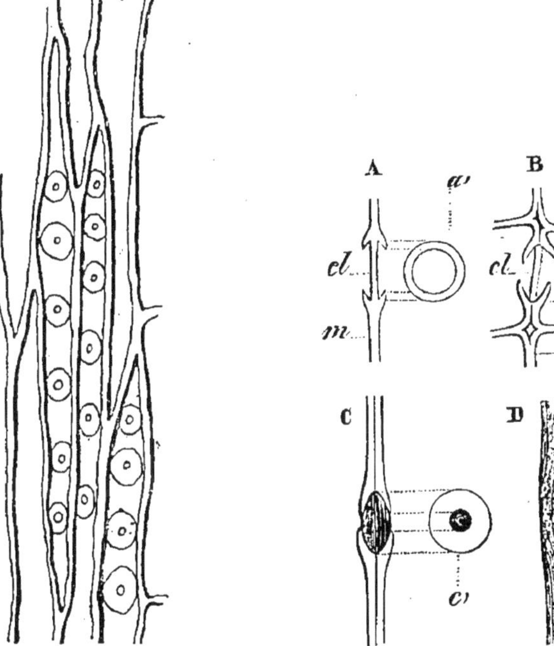

Fig. 74. — Fibres aréolées.

Fig. 75. — Formation d'une ponctuation aréolée.

tuent ce bois, présente à sa surface des ornements particuliers formés chacun par deux cercles concentriques ; ces ponctuations spéciales sont des *ponctuations aréolées* (fig. 74). Ce ne sont autre chose que des ponctuations canaliculées, dans lesquelles le canal, au lieu de conserver le même diamètre dans toute sa longueur, va en se rétrécissant en approchant de la cavité cellulaire (*cl*, fig. 75) ; il forme ainsi un tronc de cône dont la grande circonférence reposera sur la membrane primitive, et dont la petite circonférence ne sera autre chose que l'embouchure du canal dans la cavité cellulaire. Vu par en haut, ce tronc de cône se projettera sur le plan horizontal suivant deux circonférences concentriques (a', b', c', fig. 75); le grand cercle représente la base du canal et le petit cercle son ouverture dans la cavité cellulaire. Si l'on fait une deuxième coupe tangentielle, les canalicules seront vus en section longitudinale; la ponctuation présentera la figure de deux têtes de tenailles tournées l'une vers l'autre (C, D, fig. 75).

b. Cellules spiralées et annelées.

Dans les *cellules spiralées* (v'', fig. 76), l'épaississement forme une spirale, qui peut être continue et s'enrouler tantôt dans un sens tantôt dans un autre. (Vaisseaux de tiges jeunes, cellules du voile des racines aériennes des Orchidées, etc.).

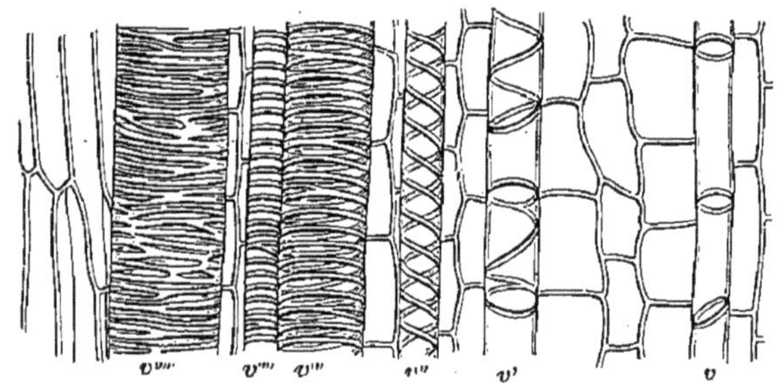

Fig. 76. — Coupe longitudinale de la tige de Balsamine.

Dans les *cellules annelées* (v, fig. 76), l'épaississement n'est pas continu; il forme des cercles isolés à l'intérieur de la cellule et parfois plus ou moins inclinés. On les observera dans les tiges de Graminées, celles du Maïs de préférence, sur lesquelles on pratiquera des coupes longitudinales. Dans ces deux variétés d'épaississement, l'ornement est en relief.

c. Cellules rayées et réticulées.

Ces différents ornements sont le plus souvent en creux. La membrane s'épaissit, et laisse des places ménagées allongées transversalement et dessinant ainsi autant de raies à sa surface : ce sont des cellules rayées (bois de la Vigne). Parfois ces raies sont disposées avec ordre les unes au-dessous des autres, comme les barreaux d'une échelle; ce sont alors des *cellules scalariformes* (bois des Fougères, fig. 77).

Enfin, l'ornement peut représenter un réseau plus ou moins irrégulier (v'''', fig. 76); et il est, suivant les cas, en creux ou en

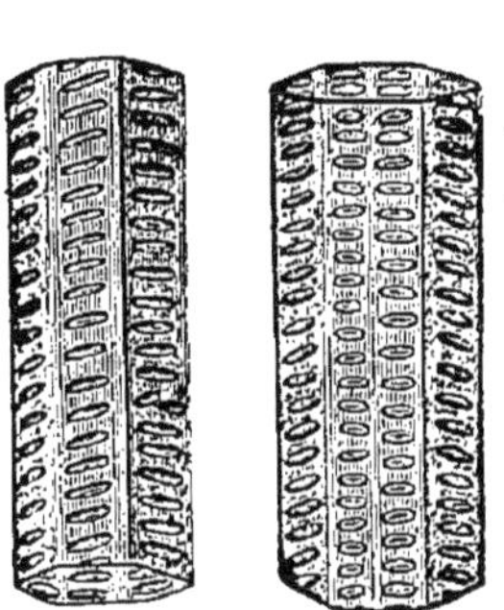

Fig. 77. — Vaisseaux scalariformes de la Fougère mâle.

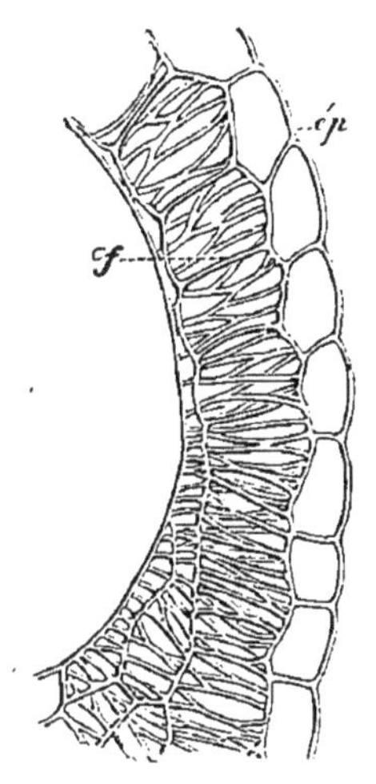

Fig. 78. — Anthère du Lis.

relief (vaisseaux de la tige des Cucurbitacées, paroi de certaines anthères (*cf*, fig. 78), certains grains de pollen, etc.) : la cellule est alors *réticulée*.

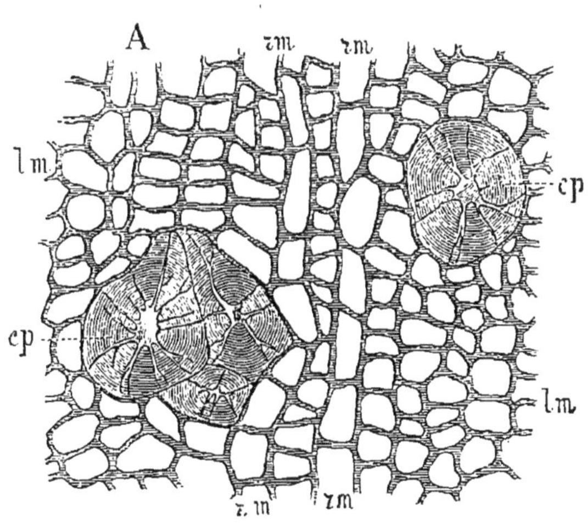

Fig. 78. — Liber du *Viburnum Lantana*.

En terminant, il faut noter qu'en même temps que la paroi s'épaissit, elle se différencie en une série de couches concentriques alternativement claires et foncées. Ce phénomène est dû, comme pour les grains d'amidon, à l'inégale répartition de l'eau dans l'épaisseur de la membrane. Les couches les plus claires sont peu hydratées ; les couches foncées sont au contraire très hydratées. Ces stries concentriques (*cp*, fig. 79) sont très facilement visibles sur un très grand nombre de cellules scléreuses et de fibres, et notamment sur celles des écorces de Quinquina gris ou Maracaïbo.

B. — Étude chimique de la membrane.

Pendant longtemps, on a cru que la membrane était, au moins au début, uniquement formée par une substance organique, la *cellulose*, qui était susceptible de subir par la suite un certain nombre de modifications plus ou moins profondes. Or, on sait aujourd'hui, à la suite d'observations toutes récentes (1), qu'il en est tout autrement. En effet, les substances qui forment la membrane des cellules végétales peuvent être réparties en deux groupes d'inégale importance. Les unes sont des *substances fondamentales* : on les rencontre dans la membrane dite *cellulosique* dès son origine, et elles peuvent se maintenir à l'état de pureté dans les tissus âgés. Les autres sont des *substances accessoires ;* ce sont des corps, mal définis en général, qui se mêlent aux substances fondamentales et en masquent les réactions. On peut cependant, par des traitements appropriés, enlever les substances accessoires et obtenir alors les réactions des substances fondamentales.

1. — SUBSTANCES FONDAMENTALES.

Les substances fondamentales sont, avec la *cellulose*, les *composés pectiques* et la *callose*.

a. Cellulose.

La cellulose est un hydrate de carbone, de même formule que l'amidon, mais ayant une polymérisation plus grande. Elle offre des réactions chimiques qui permettent de la caractériser nettement. Elle ne bleuit pas par l'iode, mais elle bleuit par

(1) C'est aux longues et minutieuses recherches de M. L. Mangin que nous devons ces connaissances nouvelles sur la nature chimique de la membrane. C'est d'après les intéressantes et nombreuses communications de ce savant que nous rédigeons ce paragraphe.

l'action de certains réactifs iodés : acide sulfurique et iode, chloroiodure de zinc, acide phosphorique iodé, bichlorure d'étain iodé, chlorure de calcium iodé. Un certain nombre de substances colorantes sont susceptibles de colorer la cellulose : l'orseilline BB, l'azorubine, les crocéines, le congo brillant, la benzoazurine, etc. Enfin, la cellulose est insoluble dans les dissolvants ordinaires; mais elle se dissout dans le réactif de Schweizer ou solution d'oxyde de cuivre ammoniacal. La cellulose forme rarement à elle seule la membrane cellulaire (fibres textiles); le plus souvent, elle est associée à l'une ou à l'autre des deux autres substances fondamentales. Pour étudier les diverses réactions de la cellulose, on se servira de fibres de Lin, de Chanvre, etc., ou encore des poils de Coton.

La cellulose dont nous venons de parler est la cellulose normale, et il y a lieu d'en distinguer la *cellulose de réserve* qui forme les épaississements que l'on trouve dans les cellules des cotylédons ou de l'albumen de certaines graines (*Phytelephas macrocarpa*, Dattier, Loganiacées, diverses Liliacées, etc.). Des réactions particulières ont montré que ces deux sortes de cellulose étaient deux principes chimiquement différents; elles se comportent cependant de la même façon avec les réactifs micro-chimiques dont il a été question plus haut.

Il convient aussi de signaler une substance particulière résultant sans doute d'une modification de la cellulose, et à laquelle on a donné le nom d'*amyloïde*. L'amyloïde est un principe diretement colorable en bleu par l'iode sans l'action de l'acide sulfurique ou de l'acide phosphorique. On le rencontre comme substance de réserve, dans un certain nombre de graines, soit dans les cotylédons (*Hymenæa Courbaril*, *Tamarindus indica*, etc.), soit dans l'albumen (*Pœonia*, *Tropœolum majus*, etc.)

b. *Composés pectiques.*

Certains composés pectiques sont très fréquemment associés à la cellulose qui forme la membrane ; ce sont la *pectose* et l'*acide pectique*. On peut les caractériser à l'aide de certaines réactions tout à fait spéciales. Les composés pectiques ne se colorent pas en bleu par les réactifs iodés de la cellulose ; ils se colorent en *jaune orangé* par la phénosafranine, et en *bleu violacé*, par le bleu de méthylène. Ils sont en outre susceptibles de se colorer par le brun Bismarck, la chrysoïdine, le violet de Paris, le violet Hoffmann, le rouge de Magdala, etc., si le liquide est *neutre* ou à peine acidulé par l'acide acétique. Ces colorations disparaissent en faisant agir l'alcool, la glycérine ou les acides ; on distingue ainsi des composés pectiques, les matières azotées, la cutine et la lignine qui se colorent aussi par les réactifs ci-dessus, mais ne se décolorent pas par l'alcool ou la glycérine.

Pour exécuter les réactions des composés pectiques, on fera des coupes minces dans un organe quelconque de plante phanérogame, et on les immergera pendant vingt-quatre heures dans la liqueur de Schweizer qui dissoudra la cellulose. Sur les coupes lavées à l'eau, puis dans l'acide acétique à 2 p. 100, on fera agir quelques-uns des réactifs ci-dessus, et notamment le bleu de méthylène et la phénosafranine ; on constatera en outre qu'il n'y a pas de coloration bleue dans la trame cellulaire par le chloroiodure de zinc.

c. Callose.

La callose n'avait été signalée que dans les dépôts qui ferment les pores des vaisseaux grillagés pendant la période du repos végétatif : elle existe cependant dans un très grand nombre de tissus. C'est une substance incolore, amorphe, insoluble dans l'eau, l'alcool et le réactif de Schweizer ; très soluble dans la soude et la potasse à 1 p. 100, soluble à froid dans l'acide sulfurique, le chlorure de calcium et le bichlorure d'étain concentré ; insoluble à froid dans les carbonates alcalins et l'ammoniaque. Les réactifs colorants sont : le bleu d'aniline, l'acide rosolique, certaines couleurs azoïques du groupe des benzidines, toluidines, etc. Les réactifs iodés colorent la callose en jaune, et non en bleu, ce qui la distingue de la cellulose ; il n'y a pas de réaction par la phénosafranine ou le bleu de méthylène, ce qui, avec son insolubilité dans l'ammoniaque et les carbonates alcalins, distingue la callose des composés pectiques.

La callose se rencontre dans le cal des tubes criblés, dans les anthères en voie de développement et surtout chez les Thallophytes. Elle peut être à l'état de pureté dans la membrane (cellules-mères du pollen), ou bien associée à la cellulose sans composés pectiques (mycélium des Péronosporées), ou bien encore associée aux composés pectiques, à l'exclusion de la cellulose (tubes mycéliens des Polypores).

2. — SUBSTANCES ACCESSOIRES.

Les substances accessoires qui existent dans la membrane par une sorte d'imprégnation, sont surtout la *lignine* et la *subérine*; il faut y ajouter la *cire*, les *matières minérales* et les *matières colorantes*.

a. Lignine.

La lignine se rencontre fréquemment associée à la cellulose dans la membrane cellulaire qui est dite alors *lignifiée*. Ce phénomène de lignification de la membrane se produit sur les éléments du bois et plus particulièrement sur les vaisseaux, sur certaines fibres libériennes, et sur les cellules sclérenchymateuses. En cet état, la membrane présente des réactions microchimiques très caractéristiques; elle fixe certaines couleurs d'aniline (fuchsine, vert d'iode, brun Bismarck, etc.); elle se colore en jaune par le sulfate d'aniline, en rouge violet par la phloroglucine et l'acide chlorhydrique, en vert bleu par le phénol et l'acide chlorhydrique, en rouge cerise par une solution d'indol à 1 p. 100 et l'acide sulfurique au 1/4, en violet ou en rouge par la résorcine et l'acide sulfurique. Ces diverses réactions et notamment celle de la phloroglucine, sont tout à fait caractéristiques des membranes lignifiées. Enfin, il faut dire qu'elles sont insolubles dans le réactif de Schweizer et qu'elles se colorent en jaune par les réactifs iodés de la cellulose, ainsi que par l'acide picrique.

b. Subérine.

Dans les organes exposés à l'action des agents extérieurs, la membrane s'incruste de l'extérieur vers l'intérieur, en tout ou en partie, d'une substance particulière appelée *cutine* ou *subérine*. La membrane ainsi modifiée est fortement élastique, imperméable à l'eau et à l'air, et elle forme ainsi à la surface des organes une couche protectrice qui a reçu le nom de *cuticule*. La subérine imprègne aussi certains tissus protecteurs, que nous étudierons plus loin sous le nom de *liège* ou *suber*. Les membranes subérifiées sont insolubles dans le réactif de Schweizer et se colorent en jaune par les réactifs iodés; elles se dissolvent dans l'acide azotique bouillant; elles fixent les couleurs d'aniline dont il a été question pour la lignine. Elles sont insolubles ou très difficilement solubles dans l'acide chromique concentré, qui dissout facilement la cellulose et les membranes lignifiées.

c. Cire.

Des matières cireuses imprègnent très fréquemment la membrane, et s'ajoutent très souvent à la subérine pour augmenter la protection. Pour constater la présence de la cire, on fera des coupes dans la feuille de *Cycas*, et on les montera dans l'eau que l'on chauffera légèrement. La cire s'apercevra alors à l'état de gouttelettes huileuses, qui se dissoudront dans l'alcool chaud. Du reste, ce n'est pas seulement dans la membrane même que l'on trouve de la cire, mais encore à la surface de la membrane où elle forme des dépôts parfois assez abondants pour être exploités. Ces dépôts sont tantôt formés de grains amorphes réunis en une couche plus ou moins épaisse (*Copernicia cerifera*, *Ceroxylon andicola*, feuilles d'*Eucalyptus*, de Séné, de Chou, etc.), tantôt de bâtonnets étroitement serrés les uns contre les autres (tige de la Canne à sucre).

d. Matières minérales.

Les matières minérales peuvent se déposer à l'intérieur de

la membrane et en modifier plus ou moins l'aspect et les propriétés. Ces dépôts peuvent être formés par de la silice, du carbonate de chaux ou de l'oxalate de chaux.

La silice se rencontre parfois en quantité considérable dans la membrane; elle est le plus souvent amorphe, mais elle peut être cependant cristallisée. La membrane des Prêles, des Graminées, des Diatomées en renferme des quantités énormes, jusqu'à 99 p. 100. Pour constater sa présence, on fait des coupes de tige de Prêle ou de feuille de Roseau que l'on chauffe fortement dans une goutte d'acide sulfurique. La silice seule résistant à l'action des acides et de la chaleur, on obtient un squelette de la coupe, entièrement formé de silice.

Le carbonate de chaux incruste à l'état amorphe les membranes de certaines espèces d'Algues du groupe des Corallinées qui ressemblent alors bien plus à des Polypiers qu'à des végétaux. On pourra constater ce phénomène dans la Coralline officinale : on placera des fragments de rameaux dans l'acide acétique et on constatera que la matière incrustante se dissout avec effervescence.

L'oxalate de chaux se trouve aussi dans la membrane, mais à l'état cristallin. On en trouvera dans les cellules épidermiques des *Sempervivum*, des *Dracæna*, du *Dammara*, dans l'écorce des Cupressinées, les fibres libériennes de l'If, les téguments séminaux de la Chélidoine, etc.

e. Matières colorantes.

La membrane est aussi susceptible de s'imprégner de matières colorantes, d'ailleurs assez mal connues jusqu'ici. Ces matières colorantes s'accumulent en très grande quantité dans le bois des arbres des régions chaudes et surtout dans cette partie du bois que l'on désigne sous le nom de *cœur*. Mais on les rencontre aussi dans les membranes de certaines cellules entrant dans la constitution des graines, et donnant à celles-ci leur coloration propre : rouge (*Erythrina*), jaune (*Entada*), verte (*Ulex*, *Cytisus*), etc. Parmi les bois exotiques qui sont industriellement employés pour les matières colorantes qu'ils renferment, nous pouvons citer : le bois de Fernambouc

(*Cæsalpinia echinata*), le bois de Campêche (*Hæmatoxylon campechianum*), le Santal (*Sterocarpus santalinus*), le Quercitron (*Quercus tinctoria*), le Mûrier jaune (*Maclura aurantiaca*), etc. Il suffira de faire une coupe transversale de l'un quelconque de ces bois et de l'observer dans la glycérine, pour constater que c'est bien dans la membrane, et non dans la cavité cellulaire, que réside la matière colorante.

3. — MODIFICATIONS CHIMIQUES DE LA MEMBRANE.

Les modifications de la membrane que nous avons étudiées jusqu'ici consistent simplement en une imprégnation de la substance fondamentale par des substances accessoires; il suffit de dissoudre ces dernières par des réactifs appropriés pour rendre à la paroi cellulaire tous ses caractères et toutes ses propriétés. Les modifications que nous avons à étudier sont beaucoup plus profondes, puisqu'elles consisteraient en un véritable changement dans la constitution chimique de la membrane elle-même. Ainsi modifiée, la membrane possède la propriété de se transformer en une substance gélatineuse plus ou moins épaisse, susceptible de se gonfler considérablement sous l'influence de l'eau, de la potasse et des acides, et même de se dissoudre d'une façon complète dans ces divers réactifs. Les parois cellulaires ainsi gélifiées ne se colorent plus par les réactifs iodés de la cellulose; elles se colorent par la coralline, l'hématoxyline et le violet de Hanstein. C'est à ces formations que se rattachent les mucilages et les gommes.

La transformation mucilagineuse des parois cellulaires se rencontre dans un certain nombre de graines; elle porte tantôt sur les cellules extérieures du tégument (graines de Moutarde blanche, de Moutarde noire, de Lin, de Coing, de *Plantago Psyllium*, etc.), tantôt sur les cellules de l'albumen (certaines Légumineuses : Fénu-Grec, Caroubier, *Cassia fistula*, *Gleditschia*, etc.). Les cellules sous-épidermiques de la feuille de Buccu ont aussi la propriété de se transformer en mucilage. Il en est de même de certaines cellules isolées ou réunies en groupes que l'on rencontre dans les divers organes des Malvacées, des Tiliacées, des Sterculiacées et de certaines Rhamnées.

De même que les mucilages, les gommes résultent de la transformation directe des parois cellulaires; les cellules ainsi transformées se trouvent, soit dans l'écorce (gommes des *Acacia*), soit dans l'écorce et le bois (gomme des Cerisiers et des Amandiers), soit dans la moelle et les rayons médullaires (gomme adragante).

On pourra étudier le phénomène de la gélification sur le tégument de la graine de Lin : les coupes seront d'abord montées dans la glycérine pure, que l'on remplacera peu à peu par de l'eau distillée. On verra alors la couche de cellules externe se gonfler peu à peu, augmenter considérablement de volume, puis se transformer finalement en un mucilage incolore, qu'une goutte de solution de coralline colorera en rose.

Dans certains cas, ce n'est pas la membrane proprement dite qui se gélifie, c'est la *substance intercellulaire* seule : il en est ainsi dans la pseudo-tige de la Laminaire. On fera des coupes de la substance desséchée, et on les observera d'abord dans la glycérine, puis dans l'eau portée à l'ébullition (pl. XXXVI, fig. 7). On constatera une augmentation considérable dans l'épaisseur des parois, et les réactifs indiqueront que cette augmentation de volume a été exclusivement produite par la gélification de la substance intercellulaire.

CHAPITRE III

LES TISSUS

I. — Origine des tissus.

Dans le chapitre précédent nous avons étudié en détail la cellule végétale, sans nous préoccuper de savoir si elle constituait à elle seule un organisme tout entier, ou bien si elle n'était qu'une minime portion de cet organisme. Il y a lieu maintenant de rechercher de quelle façon les cellules s'unissent pour former les organismes pluricellulaires, les plantes unicellulaires étant peu nombreuses et ne se rencontrant que dans les groupes inférieurs. Le plus souvent en effet, la plante comprend un grand nombre de cellules semblables ou diversement différenciées : elle est formée par un ou plusieurs *tissus*. On désigne sous ce nom, *un ensemble de cellules ayant la même forme et susceptibles de remplir la même fonction.*

Tout tissu peut prendre naissance par association de cellules libres et par cloisonnement.

Le mode de formation par association de cellules libres est assez rare; on ne le rencontre guère que dans quelques Algues. Dans les *Pediastrum*, par exemple, les cellules nagent pendant quelque temps dans l'eau, puis se fixent et se juxtaposent en soudant leurs membranes le long des faces de contact. Il se constitue ainsi une lame plus ou moins volumineuse, formée de cellules polygonales étroitement appliquées les unes contre les autres (fig. 80). Ces organismes se trouvent en abondance sur les feuilles d'*Helodea* venues dans les eaux stagnantes;

il suffira de les détacher avec une aiguille et de les examiner dans une goutte d'eau.

Le plus souvent, c'est par cloisonnement successif d'une ou de plusieurs cellules-mères que les tissus prennent naissance.

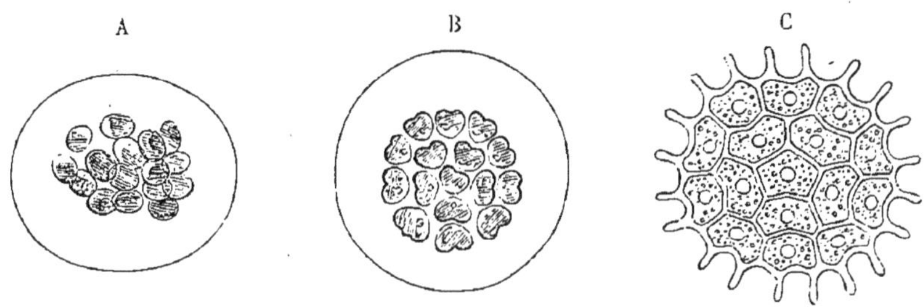

Fig. 80. — États successifs du développement du *Pediastrum granulatum;* les cellules d'abord libres (A et B), se soudent ensuite en une lame (C).

Ce cloisonnement est toujours précédé de certains phénomènes particuliers dont le noyau est le siège, car le cloisonnement de la cellule est toujours devancé par la division du noyau qui s'effectue par un processus spécial sur lequel il n'y a pas lieu d'insister ici. Disons seulement qu'à la suite de la bipartition du noyau, on voit se former entre les deux noyaux-filles, une plaque composée d'abord de granulations de nature amylacée, nommée *plaque cellulaire*; puis, au bout d'un certain temps, ces granulations se transforment en cellulose et la plaque devient alors la membrane primitive de la nouvelle cellule (fig. 81).

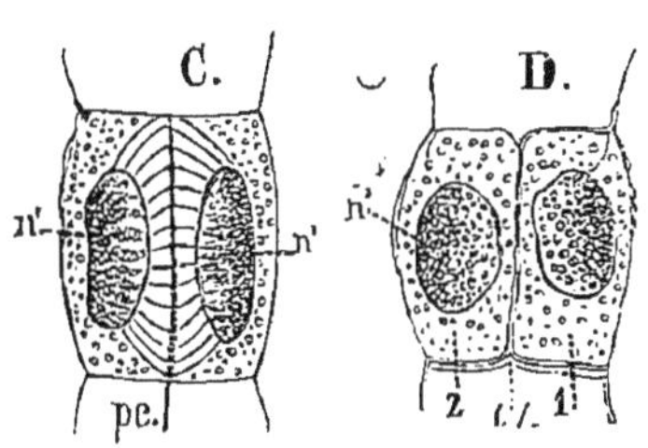

Fig. 81. — Formation de la cloison dans une cellule-mère stomatique de l'*Iris pumila*; en C, les deux nouveaux noyaux (*n'*,*n'*) sont séparés par une ligne granuleuse continue, formant la plaque cellulaire (*p c*); en D, les deux cellules (1, 2) sont séparées par une mince cloison cellulosique (*cl*).

Peu de temps après sa formation, la membrane cellulaire, en apparence homogène, renferme en son milieu une lame très mince d'une substance spéciale dont nous allons voir la nature, et que l'on désigne sous le nom de *substance intercellulaire*. Cette lame, surtout visible dans les tissus mous où la menbrane n'est pas incrustée de lignine ou de subérine, a été souvent désignée sous le nom de *lame mitoyenne*.

Cette substance intercellulaire, cette sorte de ciment qui relie entre elles les cellules des tissus à éléments mous est formée d'acide pectique à l'état de pectates insolubles. Il suffit, pour le démontrer, de couper les organes les plus divers en menus morceaux et de les laisser macérer pendant vingt-quatre heures dans de l'alcool additionné d'acide chlorhydrique au quart ou au cinquième. L'acide chlorhydrique libère l'acide pectique, et l'on dissout celui-ci en plongeant les tissus dans une solution de phosphate de soude ou d'oxalate d'ammoniaque. Une faible agitation suffit alors pour les dissocier complètement et l'on obtient un liquide dans lequel nagent les cellules, les fibres et les vaisseaux des tissus mous.

Pour constater la présence de la substance intercellulaire par l'examen microscopique, on pratique des coupes minces dans les organes adultes et on les colore avec la phénosafranine ou le bleu de méthylène, après l'action de l'acide chlorhydrique. L'acide pectique insoluble se colore plus fortement que les composés pectiques associés à la cellulose dans l'épaisseur des membranes propres à chaque cellule. On constatera que ce ciment forme une couche mince dans toute la surface de contact des cellules, et, à l'endroit où celles-ci se séparent, il produit un bourrelet épais sous l'aspect d'un cadre limitant la surface de contact, bourrelet qui est en saillie plus ou moins prononcée dans la cavité des méats.

Dans quelques cas, les tissus peuvent prendre naissance à la fois par cloisonnement et par association. C'est ce qui a lieu, par exemple, dans le réceptacle fructifère d'un grand nombre de Champignons. Les filaments mycéliens se développent d'abord par cloisonnement; puis, au moment de la formation de l'appareil reproducteur, ils se rapprochent et se soudent, constituant ainsi un pseudo-parenchyme.

Il faut enfin remarquer que lorsque les cellules de même forme se réunissent en un tissu, elles peuvent se grouper de plusieurs façons différentes. En premier lieu, elles s'unissent les unes aux autres dans une seule direction, en se disposant en files : le tissu représente alors un *filament*. C'est le cas d'un certain nombre d'Algues (*Spirogyra*, *Conferva*, *Zygnema*, etc.); on trouve encore cette disposition dans un grand nombre de poils (*Cistus* (fig. 99), Malvacées, etc.), et dans certaines formes du tissu sécréteur (Érables, fig. 106).

Quand les cellules s'unissent les unes aux autres suivant deux directions, le tissu est une *lame* : il a une longueur et une largeur, mais il n'a que l'épaisseur d'une cellule (feuilles des Mousses et des Hépatiques, épiderme des feuilles, etc.).

Enfin, lorsque les cellules se réunissent suivant les trois directions, le tissu est un *massif*; c'est le cas de presque tous les tissus qui rentrent dans la constitution des végétaux supérieurs.

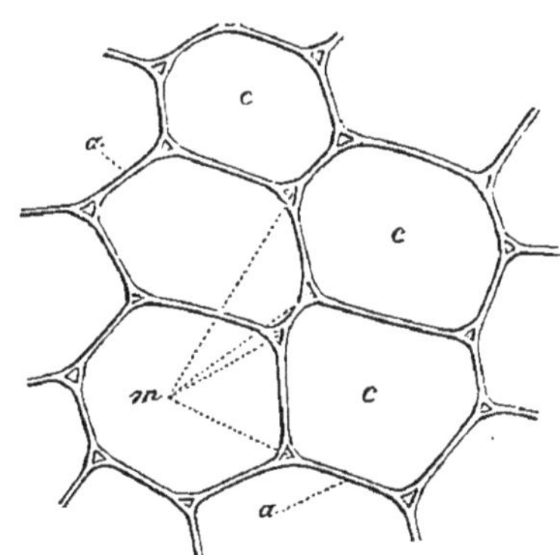

Fig. 82. — Tissu d'une écaille de bulbe de Lis. c,c, cellules ; a, parois cellulaires ; m, méats.

Lorsque les tissus sont encore à l'état jeune, les cellules ont ordinairement une forme polyédrique et elles sont étroitement unies les unes aux autres, sans laisser entre elles aucun espace vide. Mais, avec l'âge, les cellules deviennent irrégulières ou s'arrondissent, et elles présentent alors, dans tous les points où a lieu la réunion de trois ou de plusieurs cellules, des espaces intercellulaires, de petite dimension généralement, que

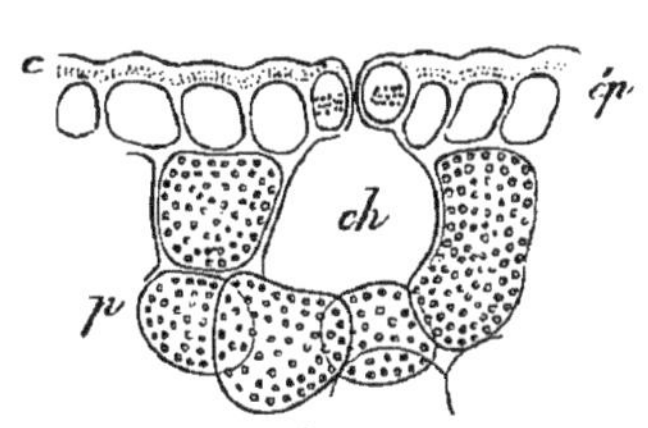

Fig. 83. — Section transversale d'une portion de feuille de Jacinthe, montrant une lacune aérifère (*ch*).

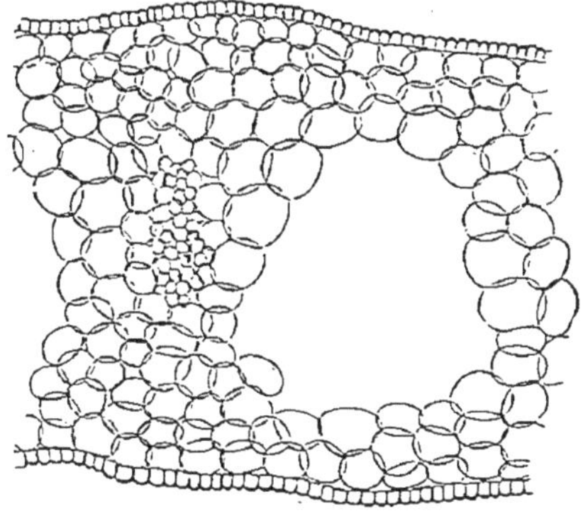

Fig. 84. — Coupe transversale d'une feuille de Jacinthe montrant une chambre aérifère.

l'on désigne sous le nom de *méats intercellulaires* (*m*, fig. 82). C'est la transformation partielle en pectates solubles de la

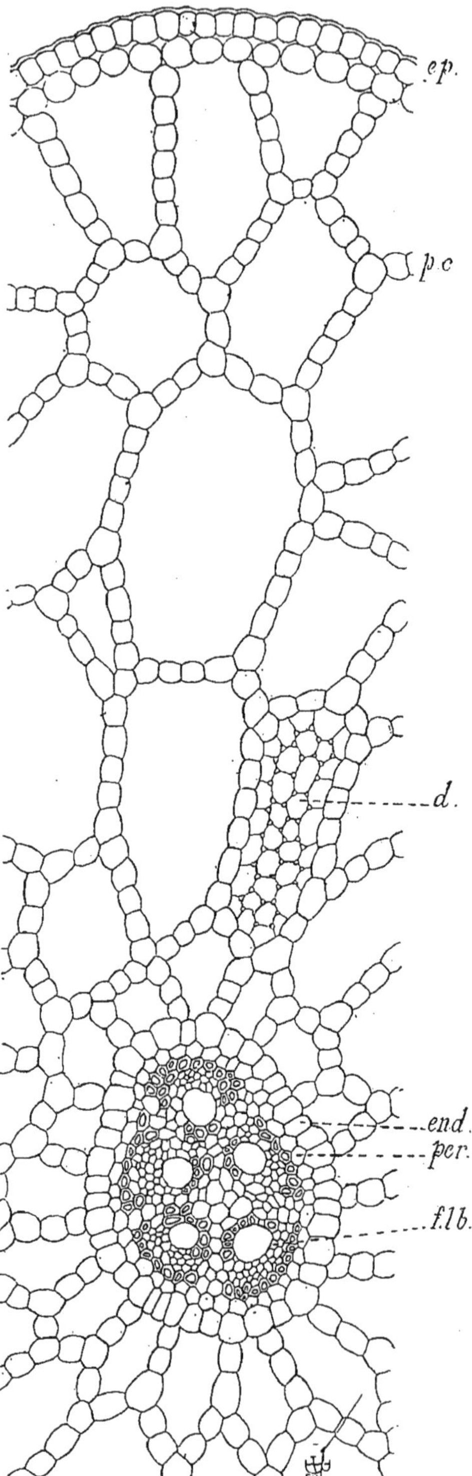

Fig. 85.

Tige de Potamot (*Potamogeton lucens*) avec larges canaux aérifères dans le parenchyme cortical;

pc.,
ep, épiderme;
d, diaphragme des canaux aérifères;
end, endoderme;
per, péricycle;
flb, faisceaux libéro-ligneux.

substance intercellulaire qui permet le dédoublement de la membrane et la formation des méats.

Si ces cavités atteignent à peu près la dimension des cellules voisines, elles prennent le nom de *lacunes* (*ch*, fig. 83); si elles sont encore de plus grande dimension, ce sont des *chambres* (fig. 84). Enfin, lorsque les lacunes sont très allongées et parcourent les différents organes dans le sens de leur longueur, ce sont des *canaux aérifères* (fig. 85). Ces canaux aérifères se rencontrent surtout dans les divers organes des plantes marécageuses et aquatiques (*Isoetes*, Potamées, Ményanthe, Nymphéacées), et ils peuvent être sans discontinuité, comme dans la plupart des racines, ou entrecoupés par un grand nombre de diaphragmes transversaux qui les divisent en compartiments (tige et feuille de la plupart des Monocotylédones aquatiques).

Méats, lacunes, chambres et canaux constituent le système aérifère de la plante.

Maintenant que nous connaissons l'origine des tissus, nous pouvons en étudier les différentes formes. Il y a lieu tout d'abord de distinguer les *tissus jeunes* et les *tissus adultes*.

II. — Tissus jeunes. Méristèmes.

Si l'on fait une coupe dans une région de la plante en voie de croissance, au sommet d'une tige ou d'une racine par exemple, on trouvera que ce point est occupé par un tissu tout particulier (fig. 86). Ce tissu est formé de cellules généralement petites, étroitement appliquées les unes contre les autres, sans aucun intervalle, méat ou lacune; ces cellules sont remplies de protoplasme et constamment en voie de cloisonnement.

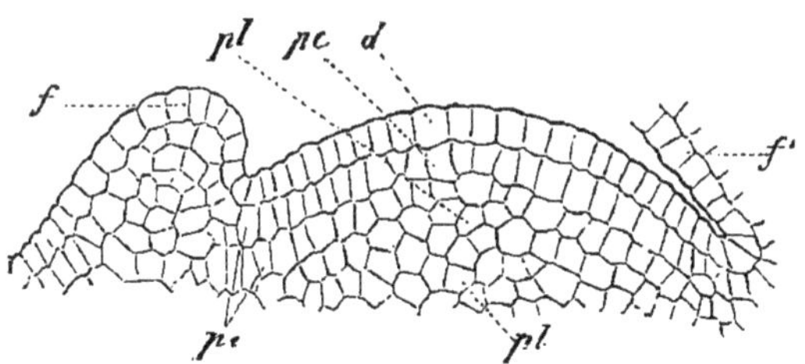

Fig. 86. — Coupe longitudinale du sommet de la tige de Laurier-Cerise.

Tous les tissus qui présentent les caractères que nous venons d'indiquer ont reçu le nom de *méristèmes*. Au début, les méristèmes sont absolument homogènes et ne présentent pas la moindre trace de différenciation, de telle sorte qu'il est impossible de prévoir le degré de complication auquel ils arriveront dans les diverses parties de la plante adulte.

Au bout d'un certain temps, le cloisonnement devient moins intense, puis s'arrête à peu près complètement; c'est alors que le méristème achève son évolution. Les cellules s'allongent et passent à l'état durable.

Si au lieu de définir les méristèmes au point de vue anatomique, on cherche à les définir au point de vue physiologique, on peut donner alors le nom de méristèmes à toutes les régions de la plante en voie de croissance.

III. — Tissus durables.

Les tissus chez lesquels la différenciation est terminée d'une façon complète sont des tissus *durables* ou *adultes*. Certains d'entre eux sont formés de cellules ayant conservé leur protoplasme et ne pouvant accomplir leur fonction que tout autant qu'elles demeurent vivantes; d'autres, sont constitués par des cellules dépourvues de protoplasme et ayant par suite perdu toute activité. Les premiers sont des tissus vivants, pouvant évoluer à nouveau et repasser à l'état de méristèmes; ils comprennent l'*épiderme*, le *tissu sécréteur*, le *parenchyme* et le *tissu libérien*. Les seconds sont des tissus morts, désormais fixés dans leur forme et leur structure; ils comprennent le *sclérenchyme* et le *tissu vasculaire*.

A. — Tissus vivants.

1. ÉPIDERME.

L'épiderme est un tissu formé, le plus souvent, par une seule couche de cellules, extérieures dès leur formation, et toujours protectrices, cette protection s'exerçant d'ailleurs d'une façon très variable suivant les espèces, et surtout suivant le milieu où vit la plante.

Malgré la définition que nous venons d'en donner, l'épiderme n'est pas nécessairement formé d'une seule assise de cellules.

Parfois, en effet, les cellules épidermiques subissent des cloisonnements très hâtifs, de sorte qu'au bout d'un certain temps, l'épiderme est formé de plusieurs rangées de cellules superposées (*Ficus elastica*, fig. 65). C'est là un tissu de renforcement d'origine réellement épidermique, que l'on ne doit pas confondre avec un tissu d'aspect semblable qui a une origine toute différente, et qui provient du cloisonnement des cellules sous-jacentes ; ce dernier tissu a reçu le nom d'*hypoderme* (feuilles des Pipéracées). Dans les organes aériens, l'épiderme porte souvent des formations spéciales, les stomates et les poils ; de sorte, que nous avons à considérer successivement : les *cellules épidermiques*, les *stomates* et les *poils*.

a. Cellules épidermiques.

Les cellules épidermiques sont des cellules fortement aplaties, tabulaires par conséquent (fig. 69), s'appliquant étroitement par leurs faces latérales sans laisser d'intervalle entre elles. Ces faces latérales peuvent être rectilignes (*Tradescantia*, fig. 87), ou fortement ondulées (fig. 88). Ces ondulations permettent aux cellules épidermiques de s'engrener d'une façon encore plus étroite. Dans la majorité des cas, leur longueur égale leur largeur ; cependant dans les organes allongés,

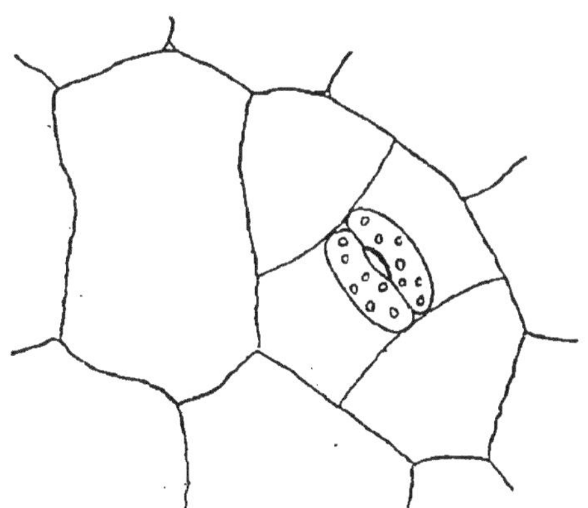

Fig. 87. — Lambeau d'épiderme de la feuille de *Tradescantia*.

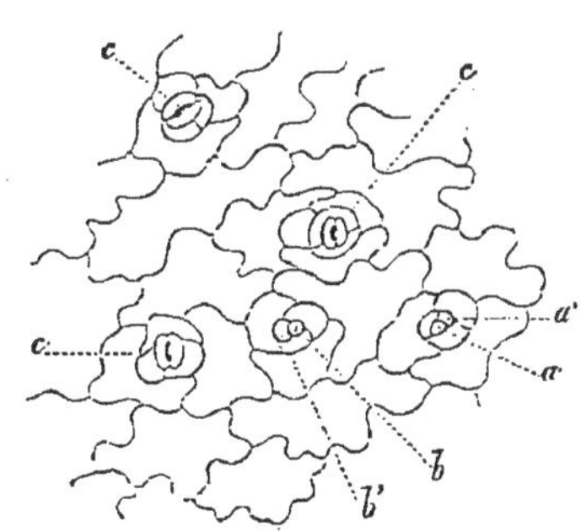

Fig. 88. — Morceau d'épiderme de la feuille de *Sedum Telephium*, montrant ses cellules à contour sinueux.

comme par exemple les feuilles des Graminées, de Jacinthe, etc., elles sont beaucoup plus longues que larges (fig. 89).

La membrane extérieure est toujours transformée en cutine, mais à des degrés très divers. Si nous prenons le cas extrême qui nous sera fourni par une feuille de *Cycas* ou de *Piper*, nous pourrons distinguer, après action des réactifs, trois régions dans la membrane extérieure des cellules épidermiques (fig. 90) : tout à fait à l'extérieur, on observe une couche de cutine qui constitue la cuticule (*ct*); tout en dedans, on trouve une couche de cellulose pure (*cl*), et, entre les deux

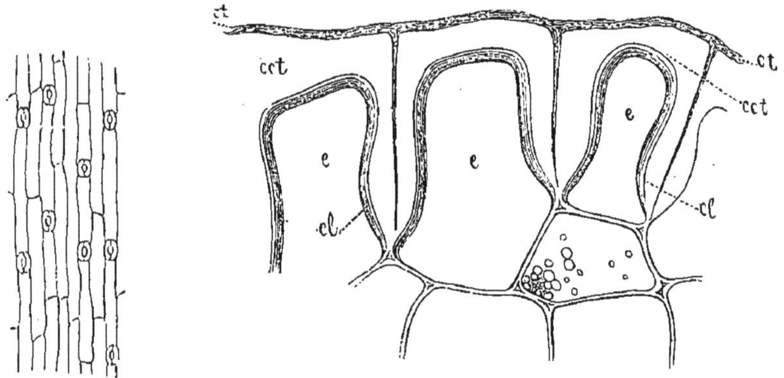

Fig. 89. — Lambeau d'épiderme d'une feuille de Jacinthe.

Fig. 90. — Coupe transversale de l'épiderme de la face supérieure de la feuille du *Piper rubricaule*.

lames, une région où l'imprégnation de la cellulose par la cutine est très légère, et que l'on nomme les *couches cuticulaires* (*cct*). Cette région intermédiaire peut manquer, et alors la cuticule recouvre directement la portion de la membrane qui est demeurée à l'état de cellulose pure.

La cuticule, par sa nature même, est entièrement imperméable aux liquides. Mais cette imperméabilité est encore augmentée par la présence de la cire qui peut s'accumuler en quantité considérable dans la cuticule. Nous avons, du reste, déjà parlé des revêtements cireux de l'épiderme, à propos des substances accessoires de la membrane, et nous savons aussi qu'il peut se déposer dans la membrane externe des cellules épidermiques, de la silice et de l'oxalate de chaux.

Le contenu des cellules épidermiques est constitué par une mince couche de protoplasme à peu près entièrement pariétal; on y trouve aussi de la chlorophylle et de l'amidon, mais cependant assez rarement (plantes aquatiques, Fougères). Elles contiennent assez souvent un suc coloré (feuilles de *Coleus*, pétales de certaines fleurs).

b. Stomates.

Les stomates constituent les formations les plus importantes de l'épiderme; ce sont des orifices percés dans l'épaisseur de l'assise épidermique, et dont la fonction est de permettre

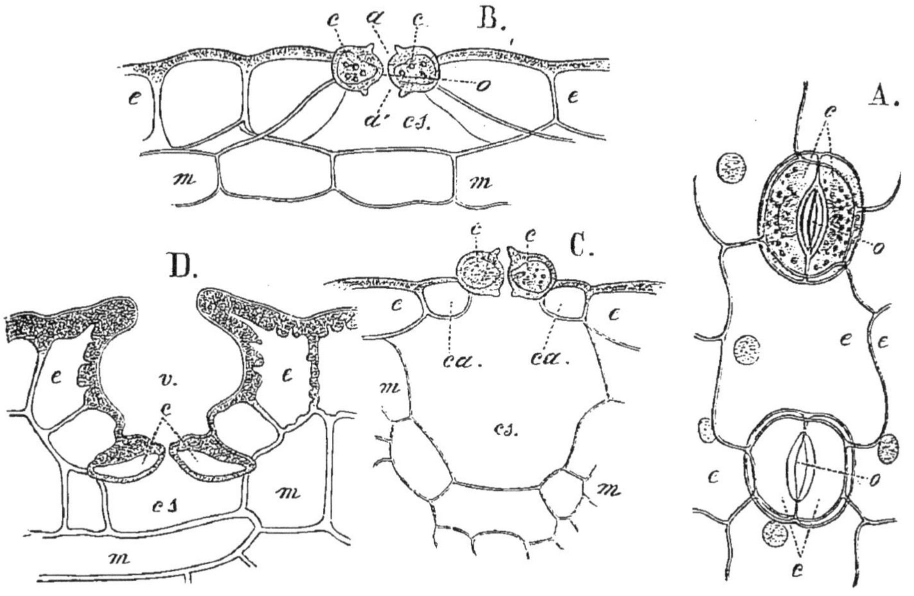

Fig. 91. — Diverses formes de stomates.

l'échange des gaz entre le milieu intérieur de la plante et le milieu extérieur.

Un stomate, vu de face sur un lambeau d'épiderme détaché à l'aiguille (fig. 91, A), se montre formé de deux cellules symétriques, réniformes (*c*), se touchant par leurs deux extrémités saillantes, et portant le nom de *cellules stomatiques*. Il résulte de la forme de ces deux cellules et de leur disposition, qu'elles laissent entre elles une ouverture (*o*), qui a reçu le nom d'*ostiole*.

Si maintenant l'on examine le stomate en coupe, on remarquera que l'ostiole communique avec une lacune sous-jacente qui est la chambre *sous-stomatique* (*cs*, B,C,D, fig. 91). On verra aussi que la fente n'est pas homogène, mais qu'elle présente deux crêtes extérieures et deux crêtes intérieures, délimitant une antichambre (*a*, fig. 91, B) et une arrière-chambre (*a'*).

Les cellules stomatiques, à l'encontre des cellules épidermiques, renferment toujours de la chlorophylle et de l'amidon (*cc*, fig. 91). Elles sont entourées par des cellules qui peuvent être en tout semblables aux autres cellules épidermiques ou bien être tout à fait différentes. Celles-ci prennent alors le nom de *cellules annexes*; on en trouve 2 ou 3 à l'entour du stomate (fig. 88), ou bien elles forment un cadre complet autour de lui (fig. 87). Les cellules stomatiques sont, tantôt placées au niveau des autres cellules épidermiques, tantôt au-dessus (*c*,*c*, fig. 91, C), ou bien encore au-dessous (*c*, fig. 91, D).

c. Poils.

Les poils ne sont autre chose que des cellules épidermiques qui se développent d'une façon exagérée suivant une direction

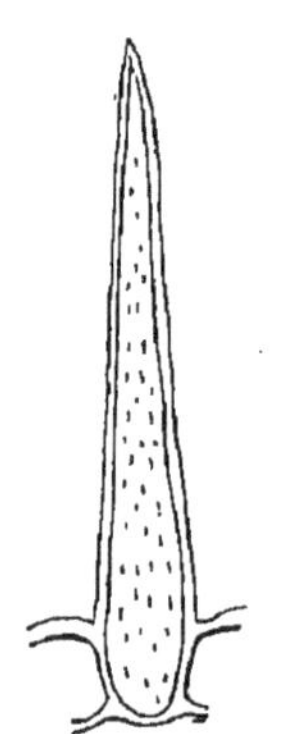

Fig. 92. — Poil d'*Anchusa sempervirens*.

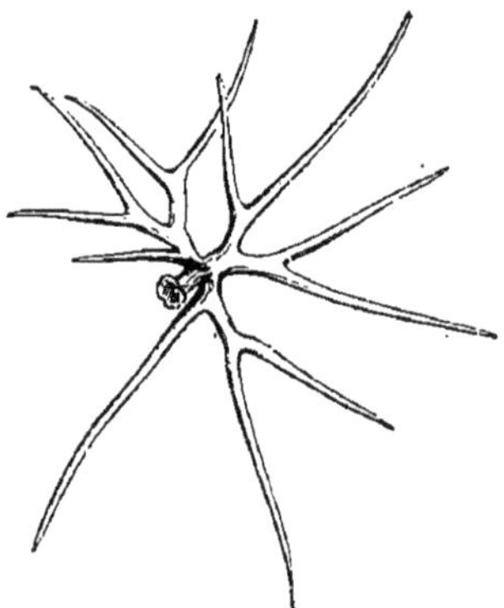

Fig. 93. — Poil d'*Alyssum saxatile*.

perpendiculaire à la surface de l'épiderme. La forme des poils est excessivement variée et un même épiderme peut en porter de plusieurs sortes.

On peut classer les poils en deux groupes. Si pendant le développement, il ne se produit aucun cloisonnement transversal, le poil sera *unicellulaire*; s'il se cloisonne, il sera *pluricellulaire*.

Parmi les poils unicellulaires, on trouvera : des poils *coniques*

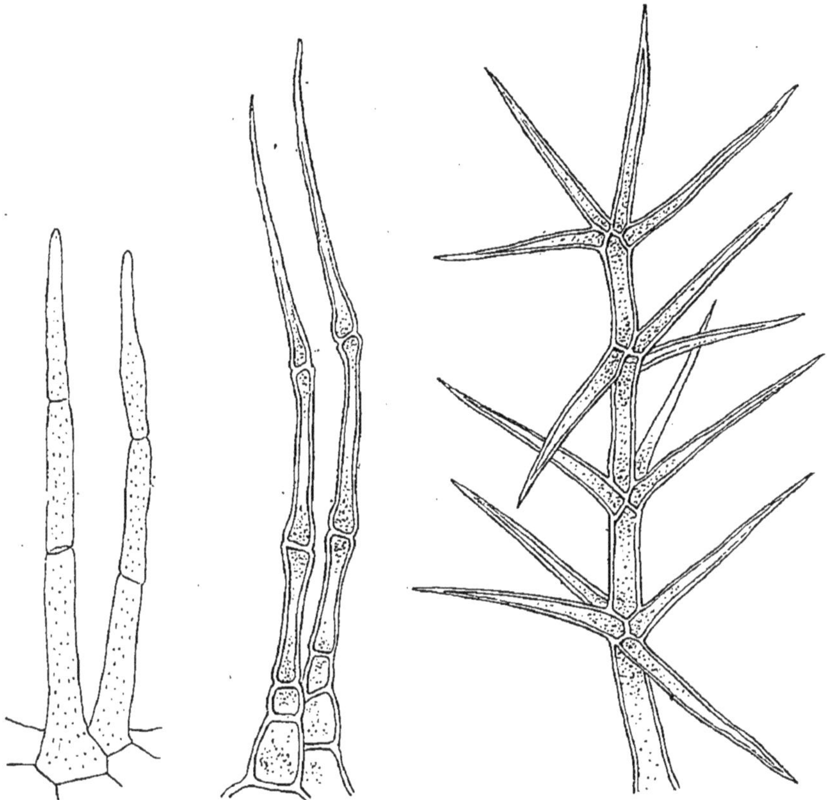

Fig. 94. — Poil de Digitale. Fig. 95. — Poil de Conyze (*Inula Conyza*). Fig. 96. — Poil de Bouillon blanc (*Verbascum Thapsus*).

(*Anchusa sempervirens*, fig. 92), *en navette* (*Cheiranthus*), *rameux*, lorsque la cellule se ramifie sans se cloisonner (*Arabis*, *Alyssum*, fig. 93).

Les poils pluricellulaires peuvent être *droits* : Digitale (fig. 94), *Inula Conyza* (fig. 95), ou terminés par une cellule *en navette* (Absinthe), ou *rameux* (*Verbascum Thapsus*, fig. 96). On peut encore placer dans ce groupe, les poils *en écusson* (Olivier, fig. 97) et les poils *scarieux* des Fougères qui sont de véritables écailles appliquées sur l'épiderme par une seule cellule centrale (*Ceterach officinarum*, fig. 98).

2. Tissu sécréteur.

On désigne sous le nom de *tissu sécréteur*, l'ensemble des éléments qui ont pour fonction d'accumuler en eux-mêmes certains matériaux qui sont des produits d'élimination ou de *sécrétion*. Ces produits sont d'ailleurs très divers : ils peuvent être formés de tannin, de mucilage, d'essences, de résines ou de gommes-résines, tantôt à l'état naturel, tantôt sous forme d'émulsions qui portent le nom de *latex*. De même que pour la nature du produit, la forme des cellules sécrétrices est très variable, et ces deux caractères sont tout à fait indépendants. Des cellules de même forme peuvent en effet sécréter des

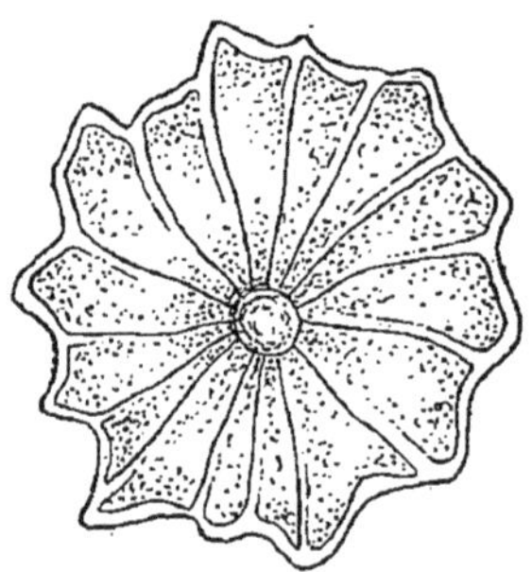

Fig. 97. — Poil en écusson de la feuille d'Olivier.

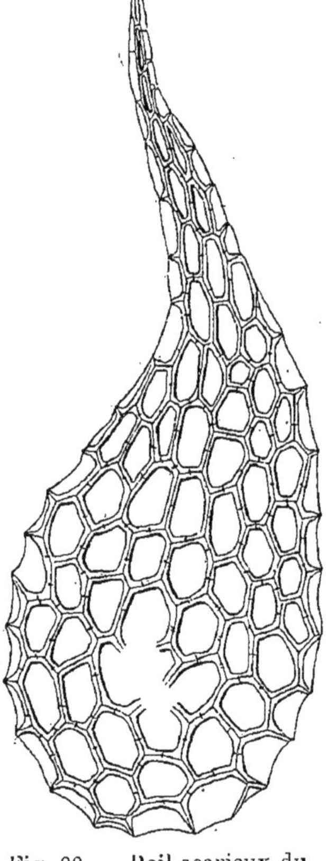

Fig. 98. — Poil scarieux du *Ceterach officinarum*.

produits différents, tandis que le même produit peut être sécrété par des cellules de forme toute différente. On peut diviser les différentes formes sous lesquelles se présente le tissu sécréteur en quatre groupes : les *glandes*, les *nodules*, les *vaisseaux* et les *canaux*.

a. Glandes sécrétrices.

Une *glande sécrétrice* est toujours formée au début par une seule cellule dans laquelle s'accumule le produit de sécrétion ; de sorte que la glande sécrétrice a toujours *une paroi propre*. Cette glande, tout d'abord unicellulaire, peut devenir pluricellulaire à la suite de cloisonnements ultérieurs de la cellule primitive ; mais le produit sécrété reste toujours dans la cel-

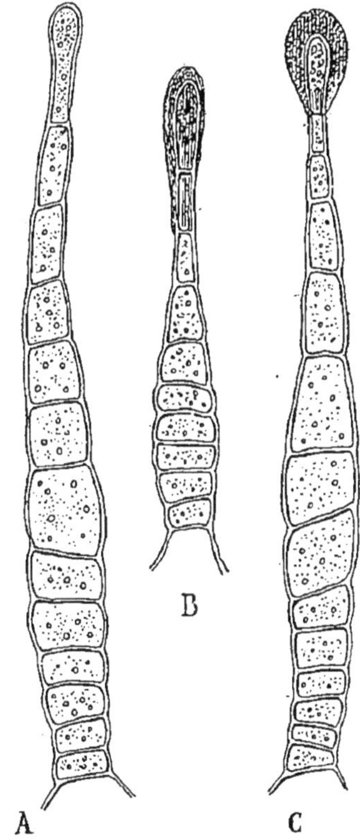

Fig. 99. — Poils glanduleux du *Cistus creticus*.

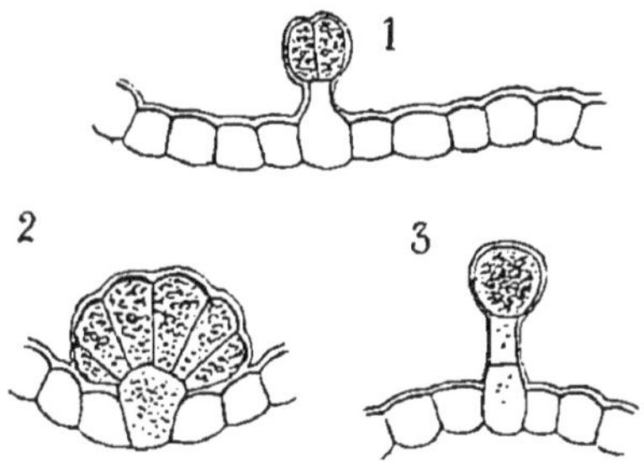

Fig. 100. — Glande de *Lantana*; 2, glande du Thym ; 3, glande de *Pelargonium*.

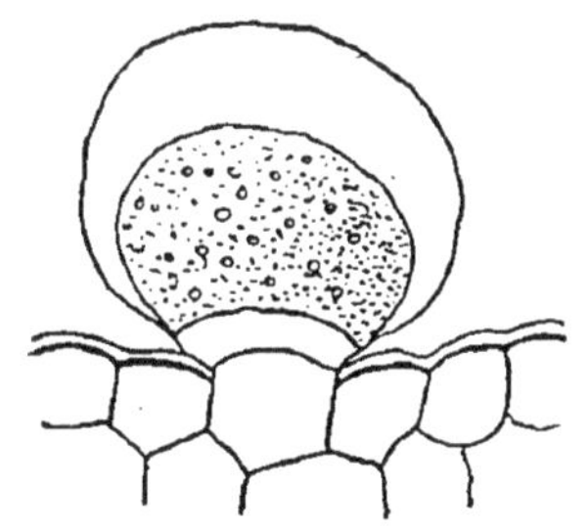

Fig. 101. — Glande du *Pogostemon Patchouli*.

lule où il s'est formé, et ne se déverse pas dans un réservoir spécial.

Les glandes sécrétrices peuvent être une dépendance de l'épiderme ou bien être situées à l'intérieur des tissus : dans le premier cas, elle sont *externes*; dans le second cas, elles sont *internes*.

1° *Glandes externes.* — Ces sortes de glandes sont généralement situées à l'extrémité de poils épidermiques, tantôt très longs (fig. 99), tantôt au contraire très courts (fig. 100 et 101), à tel point que la glande paraît insérée directement sur l'épiderme; ces poils sont souvent désignés sous le nom de *poils glanduleux*.

La glande peut demeurer unicellulaire (*Cistus creticus* (fig. 99), *Pelargonium* (fig. 100), *Pogostemon Patchouli* (fig. 101), Jusquiame, etc.), ou bien devenir pluricellulaire par formation de cloisons longitudinales (*Lantana*, fig. 100) ou transversales. Parfois la cuticule des cellules sécrétrices se soulève, et il se forme ainsi une sorte de poche dans laquelle s'accumule pendant quelque temps le produit sécrété (fig. 102, *d*).

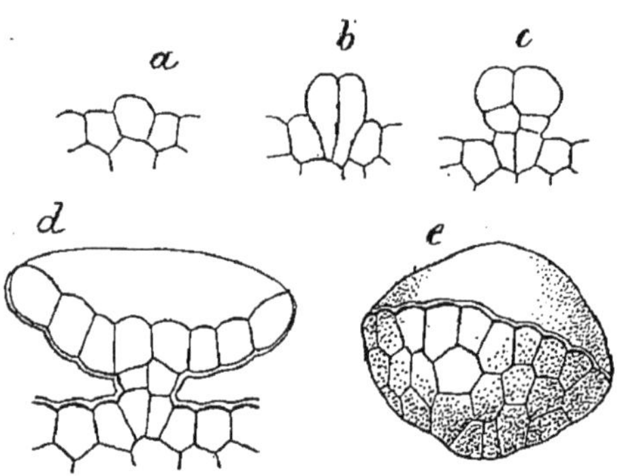

Fig. 102. — Glandes des bractées du Houblon (*Lupulin*) à divers états.

Les glandes qui sécrètent les essences des Labiées appartiennent à ce type et elles sont le plus souvent pluricellulaires, comprenant tantôt quatre cellules (*Lamium*), tantôt huit (Menthe, fig. 103), tantôt douze (Thym (fig. 100), *Satureia*, Lavande, etc.). Il faut rapprocher

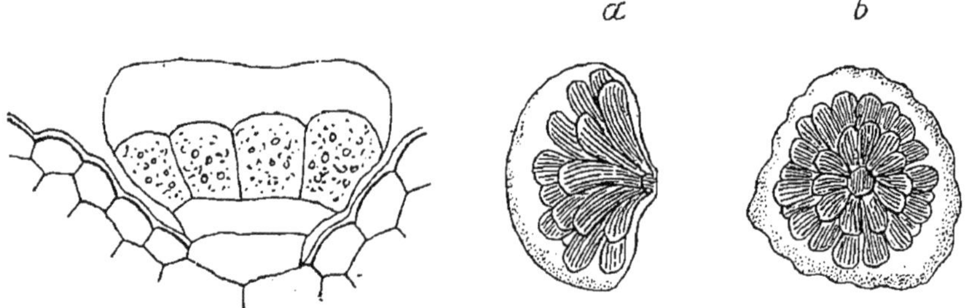

Fig. 103. — Glande de la Menthe.

Fig. 104. — Glandes de Kamala, vues de côté (*a*) et par en haut (*b*).

des glandes des Labiées, celles de la feuille du Noyer (pl. XXIX, fig. 1), du Chanvre, du Houblon (*Lupulin*, fig. 102), des Composées (*Matricaria*, *Achillea Millefolium*, *Arnica mon-*

tana, Absinthe (pl. XXIX, fig. 3), *Artemisia Cina* (pl. XXX, fig. 4, 5, 6), celles du fruit du *Rottleria tinctoria* connues sous le nom de *Kamala* (fig. 104), etc.

Les glandes sécrétant la matière visqueuse qui enduit en hiver les bourgeons du Marronnier, de l'Aulne, du Caféier, etc., ont aussi la même structure. Enfin sont constituées de même, les glandes que l'on rencontre à l'intérieur des lacunes du rhizome de Fougère mâle : ce sont là d'ailleurs des formations intermédiaires entre les glandes externes et les glandes internes.

2° *Glandes internes.* — Les glandes internes se rencontrent dans le parenchyme des différents organes de la plante, et principalement dans la tige, la feuille et le fruit. Elles se distinguent des cellules environnantes par leur plus grande dimension et par l'absence de chlorophylle. Le plus souvent, elles renferment des gouttelettes d'huile essentielle, quelquefois cependant du mucilage (tubercules d'*Orchis*, écorce de Cannelle de Ceylan). On trouve des glandes de cette nature dans un grand nombre de plantes médicinales : rhizomes d'Acore vrai (pl. XII, fig. 2), de Gingembre (pl. X, fig. 2), de Galanga, de Curcuma, de Zédoaire; écorces d'Angusture vraie (pl. XIV, fig. 1), de Cascarille (pl. XXI, fig. 2), de Cannelle blanche (pl. XX, fig. 1); racine de Valériane; feuilles de Laurier, de Camphrier (fig. 105, *gl*), de Sassafras, de Matico; fruits de Cubèbe, de Poivre noir (pl. XXXII); graines des Cardamomes; arille de la Noix muscade (*Macis*), etc.

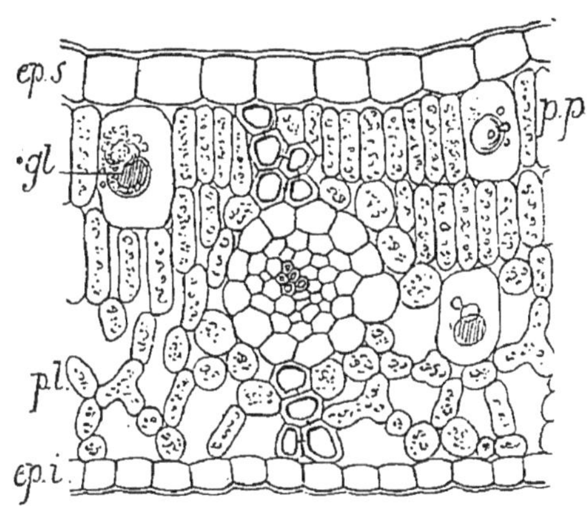

Fig. 105. — Coupe du feuille de Camphrier avec glandes à essence (*gl*).

b. *Nodules sécréteurs.*

Les *nodules sécréteurs* sont toujours formés par des espaces intercellulaires arrondis, *dépourvus de paroi propre*, dans lesquels s'accumule le produit des cellules environnantes qui sont sécrétrices. Il résulte de cette définition que les nodules sécréteurs sont toujours pluricellulaires, et qu'il y a un réservoir indépendant des cellules sécrétrices elles-mêmes. Les nodules sécréteurs se rencontrent dans les Myrtacées (feuilles d'Oranger (pl. XXIV, fig. 3), de Citronnier, d'Eucalyptus (pl. XXIV, fig. 1), de Myrte, etc.), les Hypéricinées, les Diptérocarpées, les Rutacées, certaines Légumineuses (*Hymenæa*, *Trachylobium*), les Burséracées, les Oxalées, les Myrsinées, le fruit du Genévrier (pl. XXXIII, fig. 1), la feuille de Sabine (pl. XXIX, fig. 4), etc.

Les espaces intercellulaires des nodules dont il vient d'être question sont toujours formés par écartement des cellules; il existe cependant quelques nodules sécréteurs dont la cavité centrale est formée par résorption des cellules (Rhamnées, *Copaifera Langsdorfii*, etc).

c. Vaisseaux sécréteurs.

Les *vaisseaux sécréteurs* sont formés, comme leur nom l'in-

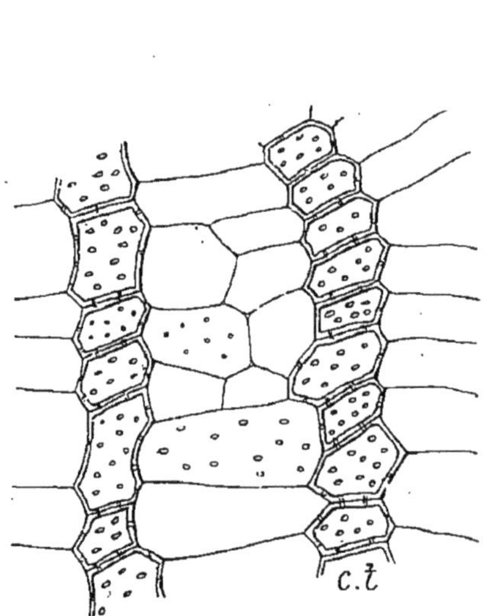

Fig. 106. — Coupe longitudinale de la moelle de l'Érable à sucre (*Acer saccharinum* avec vaisseaux sécréteurs (*c. t*).

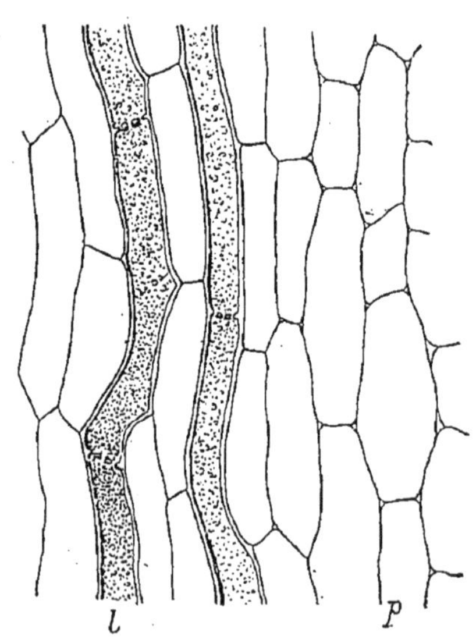

Fig. 107. — Coupe longitudinale de la racine de Chélidoine (*Chelidonium majus*) avec vaisseaux sécréteurs (*l*).

dique, par des files de cellules sécrétrices ajoutées bout à bout ;

il se constitue ainsi des vaisseaux dans lesquels les cloisons transverses persistent, ou bien se résorbent, ou même ne se forment pas du tout. Comme pour les glandes, il y a toujours ici une paroi propre, et il n'y a pas de réservoir spécial pour

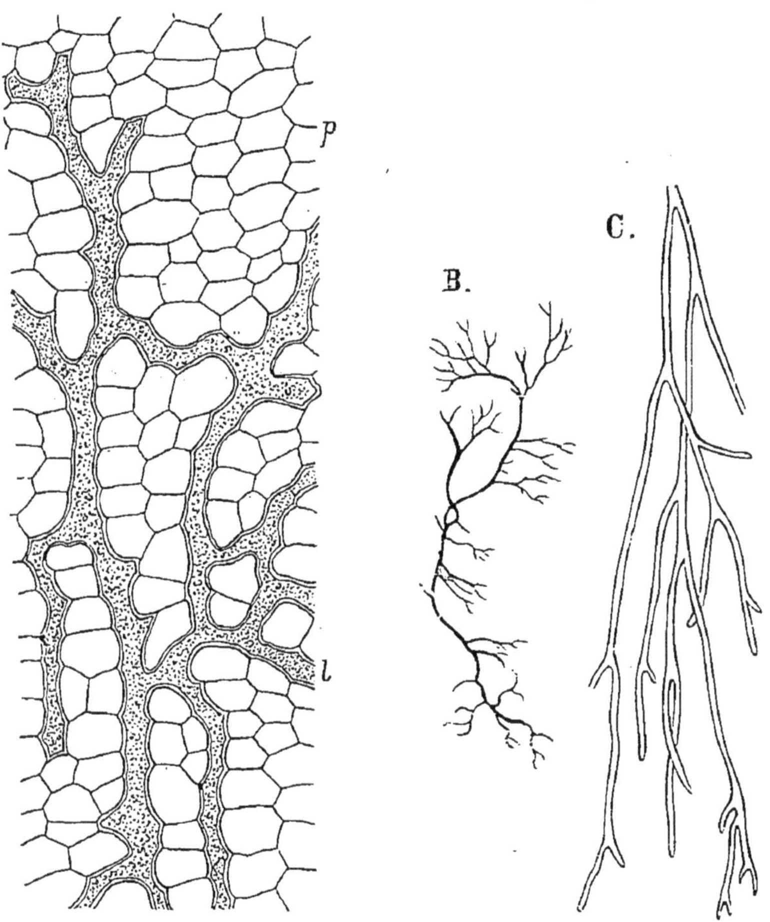

Fig. 108. — Coupe longinale de l'écorce du Salsifis (*Tragopogon*) avec vaisseaux sécréteurs (*l*).

Fig. 109. — Fragment d'un laticifère d'*Euphorbia splendens*.

Fig. 110. — Fragment d'un laticifère d'une tige d'Asclepiadée (*Ceropegia*).

recevoir le produit de sécrétion; celui-ci demeure là où il a pris naissance. Il y a plusieurs types à considérer, suivant que le vaisseau est cloisonné ou non, suivant qu'il reste simple ou se ramifie, suivant que les ramifications demeurent indépendantes ou s'anastomosent.

1° Dans les Érables (fig. 106), les files de cellules sécrétrices sont indépendantes et les cloisons transverses persistent. A ce type, se rattachent les vaisseaux sécréteurs des Convolvulacées (Jalap, Scammonée, etc.), des Légumineuses, des Aloès, de certaines Ronces (*Rubus Idæus*, etc.). La Chélidoine peut se placer dans le même groupe, mais elle présente cependant cette particularité que les cloisons transverses sont perforées (fig. 107, *l*).

2° Dans certaines Ronces (*Rubus fruticosus*), dans les Rosiers, etc., les cloisons transverses persistent encore, mais les files de cellules sont unies latéralement par des anastomoses formées de cellules semblables; l'ensemble représente donc un réseau sécréteur cloisonné.

3° Dans les Chicoracées, on trouve aussi un réseau sécréteur, mais sans cloisons transverses (fig. 108). Le tissu sécréteur des Pavots, des Campanulacées, des Lobéliacées, des Papayacées, etc., présente une structure analogue. Comme le plus souvent ces vaisseaux renferment le produit sécrété sous forme d'émulsion ou latex, on a coutume de les désigner fréquemment sous le nom de *vaisseaux laticifères*.

4° Enfin, dans les Euphorbiacées, les Urticacées, les Apocynées et les Asclépiadées, les vaisseaux sécréteurs sont dépourvus de cloisons, au moins dans la plupart des cas; ils sont en outre fréquemment ramifiés, mais les ramifications ne s'anastomosent jamais entre elles (fig. 109 et 110). Ils renferment aussi du latex et partagent avec les précédents le nom de vaisseaux laticifères.

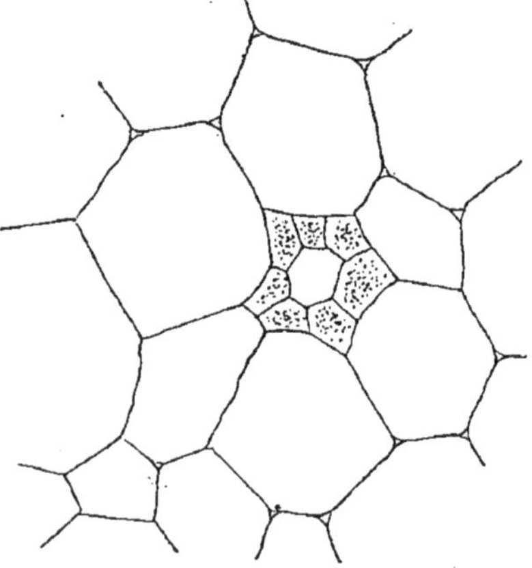

Fig. 111. — Coupe transversale d'un canal sécréteur de la moelle du Fenouil.

d. Canaux sécréteurs.

Les *canaux sécréteurs* sont des espaces intercellulaires très allongés, bordés de cellules sécrétrices, qui déversent dans la cavité leur produit de sécrétion (fig. 111); ils n'ont pas de paroi propre, et sont les analogues des nodules sécréteurs. Ces canaux se rencontrent dans un certain nombre de familles où ils affectent souvent une disposition tout à fait caractéristique. On les trouve dans les Conifères, les Ombellifères (pl. XI, fig. 1), les Corymbifères (pl. IV, fig. 2), les Anacardiacées, etc.

3. PARENCHYME.

On peut désigner sous le nom de *parenchyme*, l'ensemble des tissus vivants situés au-dessous de l'épiderme, abstraction faite du tissu sécréteur. Le parenchyme peut avoir des parois minces ou épaisses, tantôt formées de cellulose pure, tantôt de cellulose imprégnée de substances accessoires (subérine ou lignine) ; de sorte que nous avons plusieurs variétés de parenchyme à considérer. Nous en résumons les caractères distinctifs dans le tableau suivant.

Parenchyme formé de cellules	à parois minces	cellulosiques. — *Parenchyme proprement dit.*
		subérifiées. — *Liège.*
	à parois épaissies	cellulosiques. — *Collenchyme.*
		lignifiées. — *Parenchyme scléreux.*

a. Parenchyme proprement dit.

Le parenchyme proprement dit est formé de cellules arrondies ou polygonales, à parois minces; le contenu de ces cellules est très variable, et suivant la nature même de ce contenu, on a le parenchyme *chlorophyllien*, *amylacé*, *oléagineux*, *inulifère*, *aqueux*, etc. Cette dernière sorte, la seule dont nous n'ayons pas eu à parler jusqu'ici, est constituée par de grandes cellules à parois minces et à contenu incolore; celui-ci est constitué par de l'eau tenant en dissolution des matières mucilagineuses. On rencontre ce tissu dans les organes aériens de certaines plantes des pays chauds (feuilles d'Aloès (pl. XXVI, fig. 4), d'Agave, tiges des Cactées, etc).

b. Liège.

Le liège est un parenchyme formé de cellules dont la membrane est imprégnée de subérine. Nous avons donné les caractères chimiques de cette substance; nous n'avons pas à y revenir. Disons seulement que la présence de la subérine donne à la membrane des caractères physiques nouveaux, tels que l'élasticité et l'imperméabilité. En outre, le parenchyme subéreux présente des caractères anatomiques particuliers, provenant de son mode même de formation. Le liège est en effet formé de cellules, généralement tabulaires, et toujours disposées en files radiales et en couches concentriques; en outre, elles ne présentent jamais de méats.

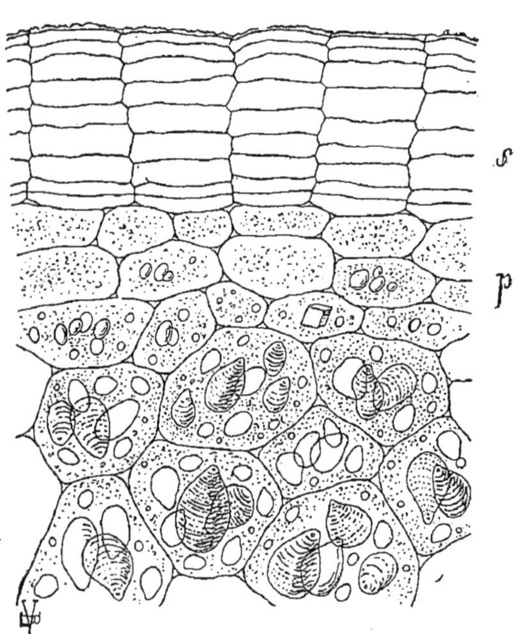

Fig. 112. — Coupe transversale du tubercule de la Pomme de terre.

s, liège; *p*, parenchyme amylacé.

Les cellules du parenchyme subéreux renferment toujours du protoplasme au début; ce sont donc bien des cellules vivantes, qui peuvent rester longtemps dans cet état et même former de la chlorophylle (tige de Sureau). Plus tard, le protoplasme disparaît et les cellules ne renferment plus alors que de l'air.

Le liège est toujours un tissu secondaire produit par une assise génératrice spéciale qui porte le nom d'*assise phellogène*. La place qu'occupe cette assise par rapport au tissu qu'elle forme est variable. Tantôt toute la masse du tissu formé est en dehors de l'assise génératrice, parce que celle-ci ne se cloisonne que vers l'extérieur; dans ce cas, l'assise phellogène ne produit que du liège (*s*, fig. 112). Tantôt au contraire, l'assise génératrice, se cloisonnant en même temps sur la face interne et sur la face externe, se trouve toujours placée au milieu du tissu ainsi engendré ; celui-ci est alors naturellement partagé en deux zones : une zone externe qui se subérifie et devient du liège, et une zone interne, dont les cellules se remplissent de chlorophylle et forment l'*écorce secondaire* ou *phelloderme* (*s*, fig. 113). L'ensemble de tous les tissus engendrés par l'assise phellogène, liège et phelloderme, porte le nom de *périderme*.

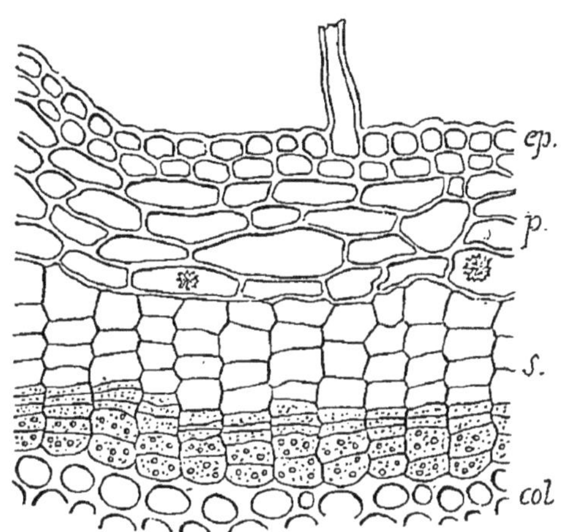

Fig. 113. — Coupe transversale de l'écorce de la tige du *Ribes rubrum*.

ep, épiderme ; *p*, parenchyme cortical ; *s*, ensemble de la formation subéreuse avec liège en dehors, phelloderme en dedans et assise phellogène entre ces deux éléments.

Au fur et à mesure que le liège se développe, les tissus situés en dehors de lui meurent et se détachent le plus souvent. On donne le nom de *rhytidome* à l'ensemble des tissus dont le développement du liège entraîne la mortification Parfois le rhytidome est *persistant* (tige de l'Orme) ; parfois il est *caduc*, et il se détache alors sous forme d'écailles (Platane), ou de fragments annulaires (Cerisier), ou de lanières longitudinales (Vigne).

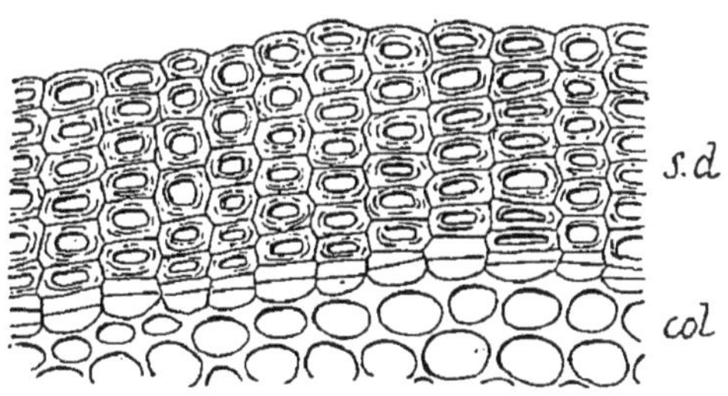

Fig. 114. — Liège à cellules épaissies (*sd*) de la tige du *Cytisus Laburnum*.

Le liège, avons-nous dit, est formé de cellules dont la membrane ne s'épaissit pas ; c'est là en effet le cas le plus général. Cependant il faut bien dire que chez certaines plantes, les membranes des cellules subéreuses s'épaississent assez fortement, constituant ainsi ce qu'on a appelé quelquefois du *liège dur* (*Cytisus Laburnum*, *sd*, fig. 114).

c. *Collenchyme.*

Le collenchyme est un tissu qui se présente sous plusieurs formes.

Le collenchyme typique est formé de cellules dont les parois sont épaissies dans les angles, dans les points, par conséquent, où plusieurs cellules se réunissent. Ces épaississements sont triangulaires, quadrangulaires ou pentagonaux, limités par des lignes concaves (pétioles de *Nymphæa*, d'*Impatiens*, etc.) ou convexes (Bégonia, fig. 115); ils sont en outre toujours cel-

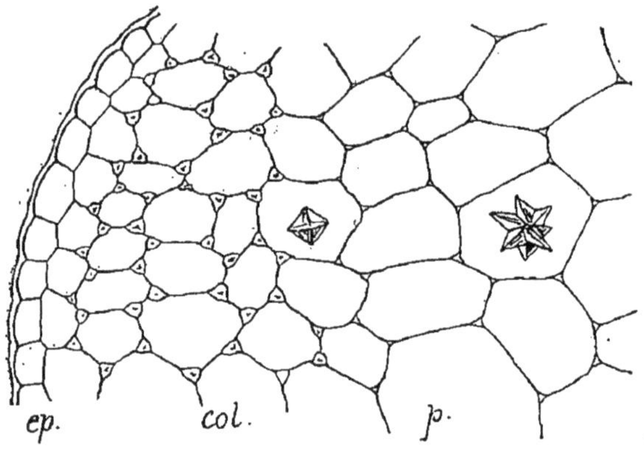

Fig. 115. — Coupe de la tige de Bégonia avec zone de collenchyme (*col*).

lulosiques et il n'y a jamais, ni lignification ni subérification.

Dans une deuxième forme, l'épaississement, au lieu d'être localisé dans les angles de la cellule, se produit sur tout son pourtour. Il semble alors que les cellules soient plongées au sein d'une masse homogène de cellulose; mais jamais cet épaississement ne va jusqu'à remplir complètement la lumière de la cellule. On rencontre de semblables formations aux angles des tiges et des pétioles (Labiées, *Conium*, *Tussilago*, *Tilia*, etc.).

Il faut encore citer le *collenchyme en plaque* caractérisé par des épaississements aplatis s'étendant tangentiellement aux parois de plusieurs cellules (pétiole de *Tussilago*, etc.).

d. Parenchyme scléreux.

Les cellules du parenchyme scléreux ont leurs parois plus ou moins épaissies, comme celles du collenchyme, mais ces parois ont subi une lignification plus ou moins profonde. Le parenchyme scléreux est à rapprocher du sclérenchyme, car ce dernier tissu ne diffère du premier que par l'absence de protoplasme à l'intérieur de la cellule ; le premier est un tissu vivant, le second est un tissu mort. Et, comme il est parfois difficile de dire auquel des deux tissus on a affaire, nous les étudierons tous deux ensemble sous le nom de sclérenchyme.

4. — TISSU LIBÉRIEN.

Le *tissu libérien* ou *tissu criblé* comprend divers éléments dont l'ensemble constitue ce qu'on a coutume d'appeler le *liber* de la plante.

Il y a lieu de distinguer dans le liber, les *éléments essentiels* et les *éléments accessoires*. Les éléments essentiels comprennent les tubes criblés et les cellules-compagnes; les éléments accessoires comprennent le parenchyme libérien et les fibres libériennes.

Les tubes criblés sont incontestablement les éléments les plus importants du liber; ils sont caractérisés par ce fait que les faces transverses sont perforées à la manière d'un crible; en outre, leur membrane demeure toujours cellulosique.

On distingue en général deux types de tubes criblés : 1° le type de la Courge (fig. 116, A et B), où les cloisons qui séparent deux tubes superposés sont transervales et ne renferment qu'un seul crible; 2° le type de la Vigne (fig. 116, D), où les cloisons qui séparent deux tubes sont obliques et peuvent présenter plusieurs cribles. Les tubes criblés renferment du protoplasme et un noyau; ce sont donc des éléments parfaitement vivants.

A l'automne, les ouvertures des cribles se ferment à la suite d'un dépôt considérable de callose; ce dépôt obturateur a reçu le nom de *cal* (*c*, *c*, fig. 117). Nous savons que le cal a la propriété de se colorer en bleu par le bleu d'aniline. On pourra observer facilement cette formation en faisant des coupes longitudinales dans des fragments de tige de Vigne, récoltés au commencement de l'hiver et conservés dans l'alcool. Les coupes seront traitées par le bleu d'aniline ou la rosaniline.

Les cellules-compagnes (*ec*, fig. 117, D) sont toujours accolées aux tubes criblés, chacune d'elles s'étant en effet entaillée dans un tube criblé par une cloison longitudinale. Les cellules compagnes se distinguent des cellules du parenchyme libérien aux caractères suivants : 1° les cellules-compagnes ont un contenu beaucoup plus riche en matières albuminoïdes que les cellules du parenchyme libérien; 2° elles se colorent plus facilement par le bleu d'aniline; 3° elles ne renferment jamais d'amidon; 4° elles sont toujours accolées à un tube criblé dont elles sont séparées par une cloison longitudinale finement ponctuée.

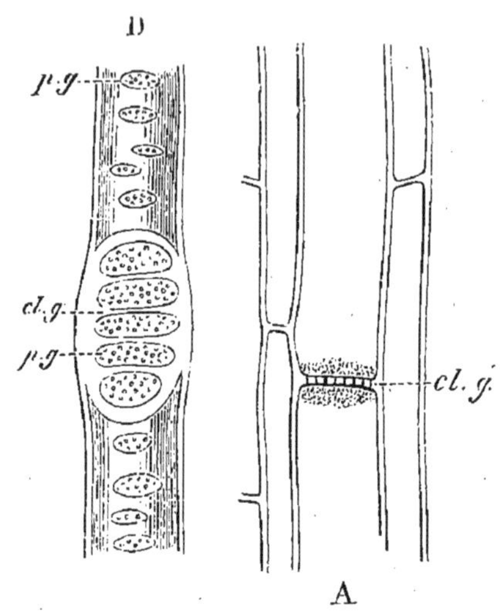

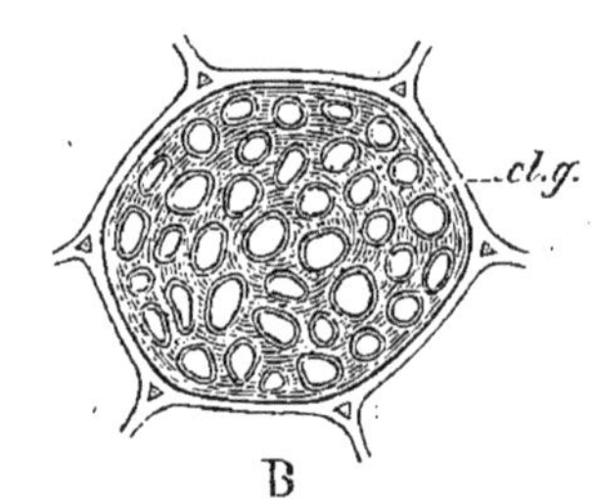

Fig. 116. — Tubes criblés du liber; en A et en B, la cloison ne renferme qu'un seul crible (*cl.g*); en D, la cloison qui est oblique renferme plusieurs cribles (*cl. g.*)

Les cellules de parenchyme libérien proviennent de la division de cellules cambiales qui ne sont pas destinées à former des tubes criblés; elles perdent peu à peu leur contenu protoplasmique et ne conservent bientôt plus qu'un revêtement pariétal de faible épaisseur, entourant de toute part une grande vacuole centrale qui renferme quelquefois des cristaux. Dans le protoplasme pariétal, il n'est pas rare de rencontrer des grains d'amidon. Ces grains sont toujours notablement plus grands que ceux des tubes criblés et présentent sous l'action de l'iode la coloration caractéristique de l'amidon. Quand le parenchyme cortical est bien développé, comme c'est le cas dans la plupart des jeunes tiges, l'amidon manque ou ne se trouve qu'en faible quantité dans le parenchyme libérien; au contraire, dans les arbres dont l'écorce s'exfolie, le parenchyme libérien contient beaucoup d'amidon.

En ce qui concerne les fibres, il y a lieu de distinguer les

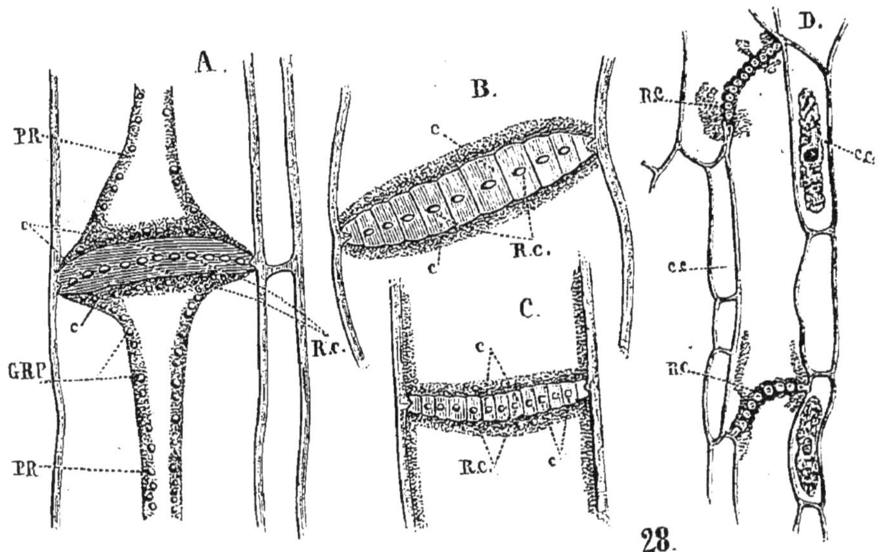

Fig. 117. — Cal des tubes criblés à différents états.

cc, matière calleuse; *rc*, réseau cellulosique du crible; *pr*, protoplasme; *ec*, cellules-compagnes.

fibres *libériennes* proprement dites, qui se trouvent à l'intérieur du liber même, et les fibres qui se trouvent dans le péricycle, à l'extérieur du liber primaire; on donne à ces dernières le nom de fibres *extra-libériennes*. Ces deux sortes de fibres se distinguent non seulement par leur position, mais encore par leurs caractères histologiques. Les fibres libériennes sont de plus faible diamètre que les fibres extra-libériennes et présentent les réactions de la cellulose, tandis que les fibres extra-libériennes sont en général lignifiées.

Dans le liber primaire, les fibres libériennes sont rares; on en trouve cependant dans le liber primaire des racines des

Légumineuses et des Malvacées. Dans le liber secondaire, au contraire, les fibres sont très nombreuses et disposées en général par faisceaux ou par couches concentriques.

B. — Tissus morts.

1. — Tissu vasculaire.

Comme le tissu libérien, le tissu vasculaire comprend des éléments qui sont, les uns fondamentaux, les autres accessoires. L'élément fondamental est le *vaisseau conducteur*; les éléments accessoires sont le *parenchyme ligneux* et les *fibres ligneuses;* leur ensemble constitue ce qu'on appelle le *bois* de la plante.

Les vaisseaux sont formés par des cellules à membrane toujours lignifiée, dépourvues de bonne heure de protoplasme, présentant à leur surface des sculptures variées, et superposées en files.. Suivant la nature même des ornements de ces cellules, les vaisseaux sont dits spiralés, annelés, rayés, ponctués, réticulés. Les parois latérales des cellules vasculaires ne se résorbent jamais, mais il n'en est pas de même des parois terminales. Il y a alors deux cas à considérer, suivant que les cloisons terminales persistent ou se résorbent : le vaisseau sera *discontinu* dans le premier cas ; il sera *continu*, dans le second.

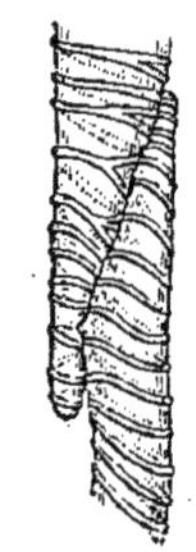

Fig. 118. Extrémité de deux cellules vasculaires ajustées en sifflet.

Les cellules qui prennent part à la formation des vaisseaux discontinus, sont longues, généralement pointues aux deux extrémités, et elles s'ajustent par suite en sifflet (fig. 118).

Dans les vaisseaux continus, les cellules vasculaires entrant dans la constitution de chacun d'eux résorbent leurs cloisons transverses. Cette résorption n'est jamais complète, et la trace des cloisons primitives est toujours visible sous forme d'un bourrelet annulaire plus ou moins saillant (*a*, *a*, fig. 119). Dans quelques cas la résorption, au lieu de comprendre toute la partie centrale de la cloison terminale, se produit en plusieurs points, de sorte que la cloison se trouve percée de plusieurs ouvertures qui établissent parfaitement la communication entre toutes les cellules du vaisseau.

La dimension en diamètre des vaisseaux est très variable et elle est toujours sous la dépendance de l'âge de la partie considérée. Les vaisseaux les plus jeunes sont toujours les plus étroits, puis le diamètre de ceux qui se produisent postérieurement va en grossisant. Quoi qu'il en soit, la dimension maximum varie à son tour suivant les espèces, et l'on peut dire que d'une façon générale, ce sont les plantes grimpantes et volubiles qui possèdent les vaisseaux du plus grand diamètre : ceux de la Courge, de la Vigne, etc., ont de 0^{mm},3 à 0^{mm},5 de diamètre.

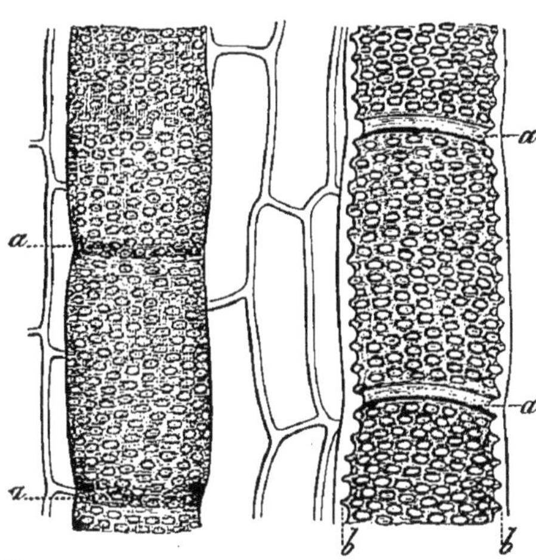

Fig. 119. — Vaisseaux ponctués de l'*Aristolochia Sipho*, l'un entier (*a*, *a*) montrant les étranglements dus à la réunion des cellules primitives; l'autre (*b*,*b*) coupé longitudinalement et montrant les bourrelets annulaires (*a*, *a*) restes des cloisons primitives.

Il y a peu de choses à dire des éléments accessoires du tissu vasculaire. Le parenchyme ligneux est formé de cellules à parois faiblement épaissies, et presque toujours ponctuées : pendant le repos hivernal, ces cellules sont le siège d'un dépôt considérable d'amidon. Les cellules du parenchyme ligneux sont très rarement lignifiées. Quant aux fibres ligneuses, elles sont toujours lignifiées et présentent les caractères généraux des éléments sclérenchymateux dont il sera question plus loin.

Le tissu criblé et le tissu vasculaire sont, tous les deux, des tissus conducteurs ; ensemble, ils constituent ce que l'on peut appeler l'*appareil conducteur* de la plante. Le tissu criblé sert au transport des matières albuminoïdes ; le tissu vasculaire est employé à la circulation de l'eau et des substances dissoutes.

Les tubes criblés se rencontrent rarement isolés à l'intérieur des divers organes de la plante ; ils sont ordinairement groupés, avec les autres éléments accessoires, en cordons qui parcourent le corps de la plante : ces cordons sont des *faisceaux libériens.*

De même, les vaisseaux sont rarement isolés ; ils forment eux aussi, avec les autres éléments du tissu vasculaire, des cordons qui sont des *faisceaux ligneux.*

Les faisceaux ligneux et les faisceaux libériens peuvent être isolés, et absolument indépendants les uns des autres; c'est le cas de toute jeune racine. Au contraire, dans la tige et dans la feuille, les deux sortes de faisceaux sont toujours réunies de manière à constituer des faisceaux doubles, comprenant à la fois des éléments libériens et des élements ligneux : ce sont alors des *faisceaux libéro-ligneux.*

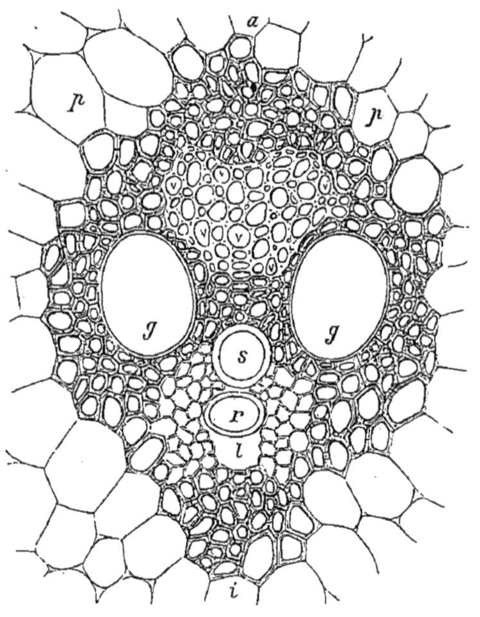

Fig. 120. — Coupe transversale d'un faisceau libéro-ligneux collatéral de la tige du Maïs.

Ordinairement les deux moitiés d'un faisceau libéro-ligneux ne sont accolées que par une partie de leur surface, le reste étant en contact avec les tissus environnants : le faisceau est dit *collatéral* (fig. 120).

Quelquefois une des deux parties, le plus souvent le liber, se répète au bord opposé de l'autre ; le faisceau est alors *bicollatéral* (fig. 121).

Il peut arriver encore que l'une des parties soit au centre et enveloppée par l'autre : le faisceau sera *concentrique.* Tantôt c'est le liber qui occupe le centre du faisceau (rhizome d'Acore (pl. XII, fig. 2), d'Iris, etc.), tantôt au contraire, c'est le bois (faisceaux corticaux des Mélastomacées).

Enfin disons pour terminer qu'au point de vue du développement des faisceaux libéro-ligneux, il y a deux cas à considérer. En premier lieu, on ne trouve jamais entre le bois et le liber, de tissu générateur capable de produire de nouveaux éléments conducteurs ; il en résulte qu'une fois formé, le faisceau sera dans

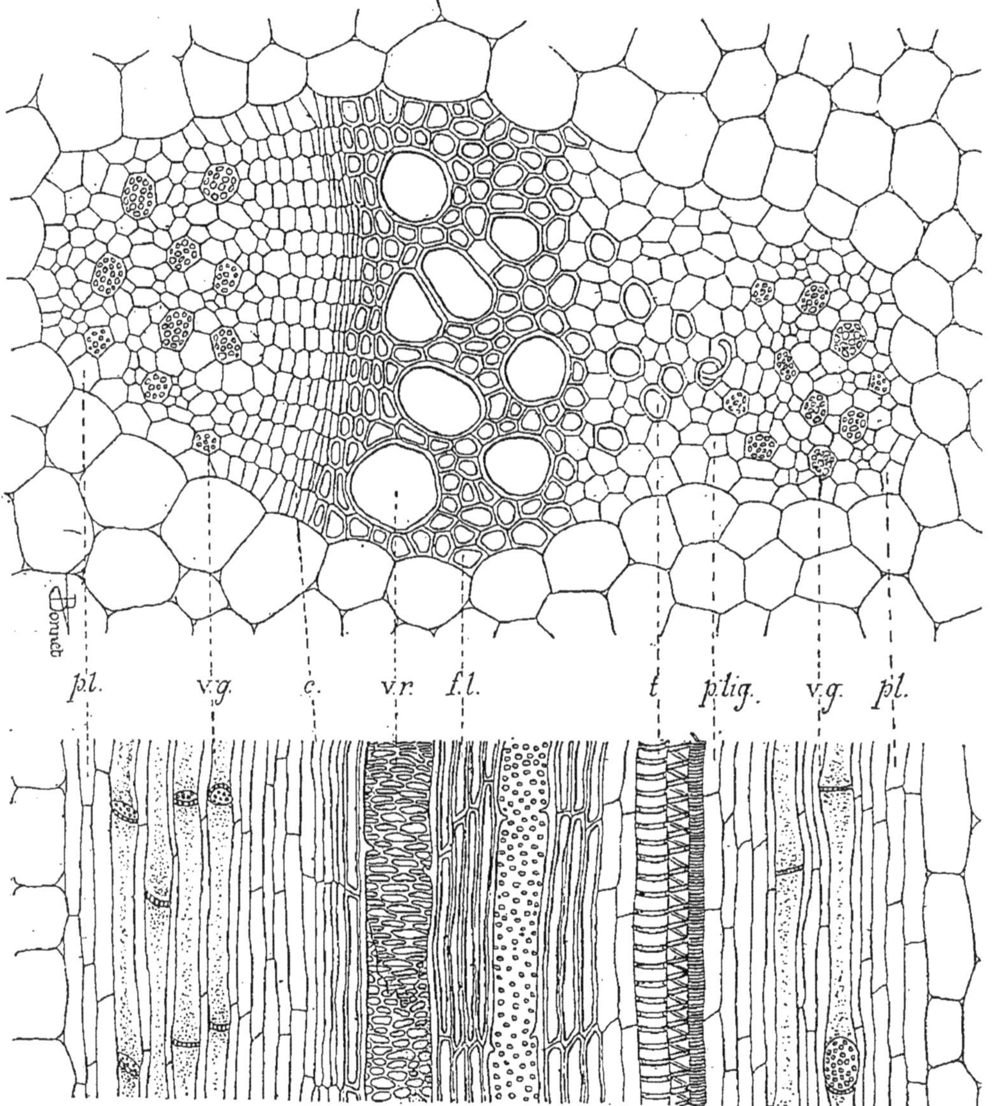

Fig. 121. — Coupe transversale et longitudinale d'un faisceau bicollatéral de Courge.

vg, *vg*, tubes criblés; *pl*, *pl*, parenchyme libérien; *v.r*, vaisseau réticulé; *f l*, fibres ligneuses; *t*, vaisseaux spiralés ; *p.lig*, parenchyme ligneux.

l'impossibilité de prendre un accroissement ultérieur. On dit alors que le faisceau est *fermé* (tige des Monocotylédones, fig. 120). Dans le second cas, il persiste entre le bois et le liber, une zone génératrice qui a la propriété de produire de nouveaux éléments libériens et ligneux (*c*, fig. 121); l'accroissement du faisceau est alors illimité, et on le désigne sous le nom de faisceau *ouvert*.

2. — Sclérenchyme.

Le sclérenchyme comprend des cellules qui ont comme caractères communs d'avoir des parois fortement épaissies, plus ou moins lignifiées, et d'être de bonne heure privées de protoplasme.

La forme des cellules sclérenchymateuses est assez variable

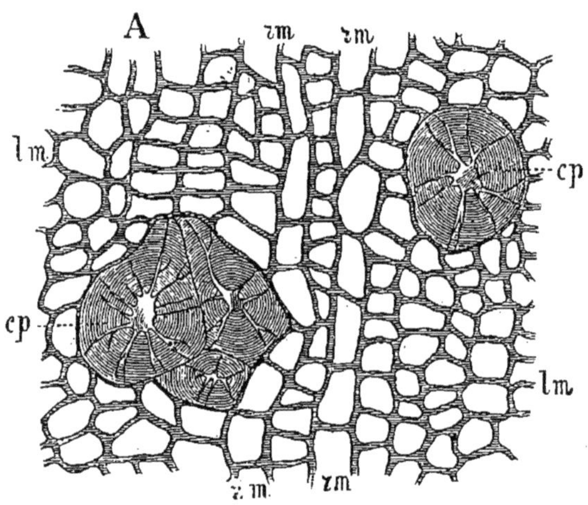

Fig. 122. — Coupe transversale de l'écorce du *Viburnum Lantana*.

et on les groupe généralement d'après leurs dimensions. On distingue en effet le sclérenchyme à éléments courts et le sclérenchyme à éléments longs.

Les cellules sclérenchymateuses courtes sont isodiamétriques et ne se terminent pas en pointe : on les a, pendant longtemps, désignées sous le nom de cellules pierreuses; aujourd'hui on leur donne surtout le nom de *sclérules* ou *scléréides*. Ces cellules sont fortement épaissies, elles présentent sur la coupe transversale des stries d'hydratation concentriques, et sont traversées par des canalicules simples ou ramifiés (*cp*, fig. 122). On rencontre des scléréides dans la chair de la Poire, dans le péricarpe de la Noix, de la Noisette, du Poivre (pl. XXXII, fig. 4, *c. sc*), de la Badiane (pl. XXXII, fig. 2, *s. c*); dans le tégument d'un certain nombre de graines : *Abrus precatorius*, Fève de Calabar (pl. XXXV, fig. 8), Pois, Haricot (*c. c*, fig. 123), etc.; dans un grand nombre d'écorces officinales : Cannelles, Quinquinas, etc.

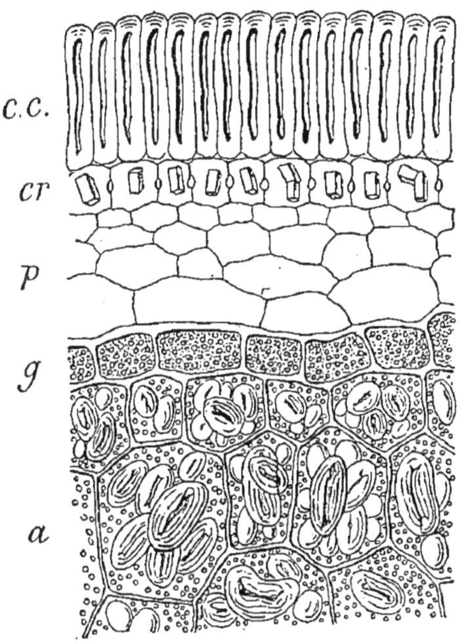

Fig. 123. — Coupe transversale du tégument de la graine du Haricot.

c. c, cellules scléreuses; *cr*, cellules à cristaux *p*, zone parenchymateuse; *g*, assise à aleurone; *a*, parenchyme amylacé.

Les cellules sclérenchymateuses longues sont effilées aux deux bouts et portent plus particulièrement le nom de *fibres*. Nous avons vu que les unes appartenaient au liber, les autres au bois; d'autres se rencontrent en dehors de ces deux tissus. Ces fibres sont parfois très longues, et lorsque, dans ce cas, la lignification n'est pas trop profonde, elles peuvent alors être employées comme textiles (Lin, Chanvre, Ramie, Jute, etc.).

Entre les deux groupes, on peut placer certains éléments du sclérenchyme qui ont une forme spéciale. Ce sont des cellules, plutôt courtes que longues, qui sont plus ou moins ramifiées et qui logent les branches de leurs ramifications dans les interstices des tissus. On les rencontre dans le parenchyme de certaines feuilles : feuilles de Camélia, de Thé (pl. XXV, fig. 1, *c. sc*), etc.

CHAPITRE IV

LES ORGANES

Les organes de la plante sont de deux sortes : les uns constituent l'axe de la plante, et sont dits *axiles;* les autres sont des appendices portés par cet axe, et sont dits *appendiculaires* (fig. 124).

Les organes axiles comprennent la racine (r), la tige (t) et leurs *subdivisions* immédiates. Les organes appendiculaires comprennent les *feuilles* (f, f', f''), et leurs modifications : fleur, fruit et graine.

Nous étudierons successivement chacun d'eux en suivant l'ordre d'après lequel nous venons de les énumérer.

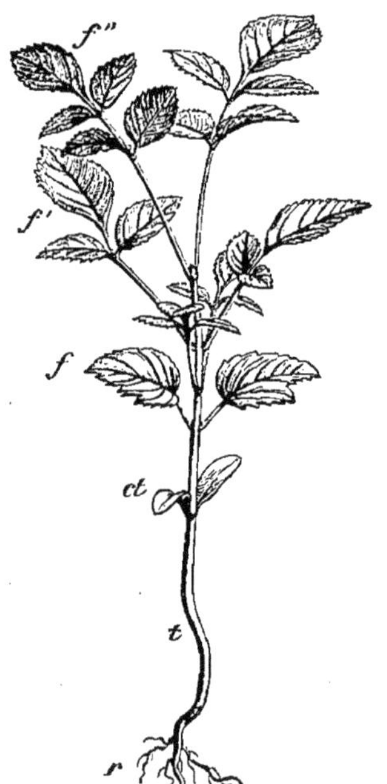

Fig. 124. — Jeune pied de Frêne.

I. — La racine.

La structure de la racine se présente sous deux états différents. Si l'on étudie tout d'abord une racine très jeune au moment où le méristème vient d'achever sa différenciation, on aura la *structure primaire* de cet organe. Plus tard, dans tains groupes, on voit apparaître des formations secondaires qui s'ajoutent aux formations primaires : la racine présente alors la *structure secondaire*. Étudions successivement chacune de ces deux structures.

A. — Structure primaire de la racine.

Sur une coupe transversale de racine, celle d'Aloès par

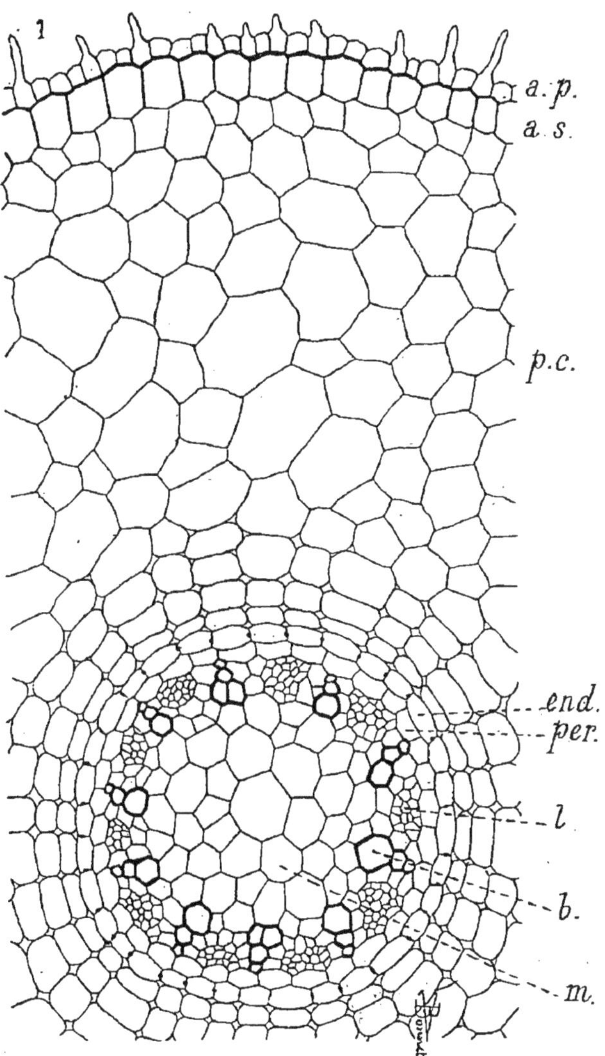

Fig. 125. — Racine d'Aloès.

ap, assise pilifère; *a.s*, assise subéreuse; *p.c*, parenchyme cortical; *end*, endoderme; *l*, liber; *b*, bois; *m*, moelle.

exemple (fig. 125), on remarque immédiatement deux régions bien distinctes : une partie centrale résistante, le *cylindre cen-*

tral, et une sorte de manchon périphérique, très épais, de consistance molle, l'*écorce*.

(1) *Écorce*. — Tout à fait à l'extérieur de l'écorce, on trouve une assise externe, dépourvue de stomates, dont plusieurs des cellules sont prolongées en poils absorbants : c'est l'*assise pilifère* (*a. p*).

Au-dessous de l'assise pilifère, il existe une seconde assise composée de cellules polyédriques, plus grandes que celles de l'assise pilifère, et dont les parois se subérifient de bonne heure : c'est l'*assise subéreuse* (*a. s*) destinée à remplacer l'assise pilifère dont la durée est éphémère.

Le parenchyme cortical (*p. c*) présente deux zones bien distinctes : une *zone externe* avec des cellules polyédriques, irrégulièrement disposées, et une *zone interne* avec des cellules régulières, disposées en files radiales et en couches concentriques, et présentant entre elles des méats quadrangulaires. L'assise la plus interne de l'écorce (*end*) est formée de cellules étroitement unies entre elles, présentant sur leurs parois radiales des plissements subérifiés, qui engrènent avec les cellules voisines et déterminent une adhérence parfaite. Sur la coupe transversale, ces plissements se présentent comme des points noirs placés au milieu des faces radiales. Cette assise spéciale est l'*endoderme*.

(2) *Cylindre central*. — Le cylindre central commence par une assise de cellules à parois minces, alternant régulièrement avec les cellules de l'endoderme : c'est le *péricycle* (*per*). En dedans du péricycle et appliqués contre lui, se trouvent les faisceaux conducteurs qui sont de deux sortes. Les uns (*b*) se présentent sous la forme de rayons de cercle plus ou moins allongés : ce sont les *faisceaux ligneux*, formés de vaisseaux de plus en plus grands en allant vers le centre. Les autres (*l*) se présentent sous forme d'îlots occupant l'espace laissé libre entre deux lames vasculaires voisines : ce sont les *faisceaux libériens*. Il résulte de cette disposition que les faisceaux ligneux et libériens sont en même nombre et en alternance régulière. Ces faisceaux sont toujours séparés les uns des autres par du tissu conjonctif. Lorsque les lames vasculaires ne se rejoignent pas au centre de la racine, cette portion est

occupée par du tissu conjonctif constituant la *moelle* (*m*);

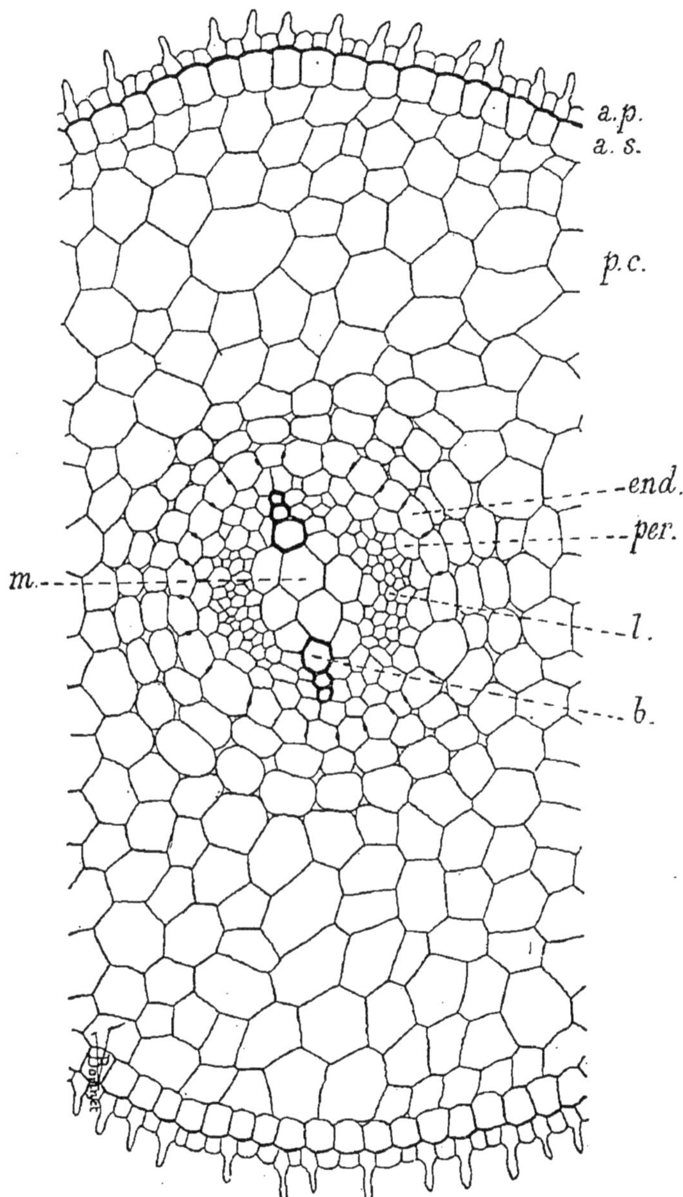

Fig. 126. — Racine jeune de Livèche.

ap, assise pilifère; *a.s*, assise subéreuse; *p.c*, parenchyme cortical; *end*, endoderme; *per*, péricycle; *l*, liber; *b*, bois; *m*, moelle.

celle-ci est plus ou moins volumineuse suivant les espèces.

La structure primaire que nous venons d'étudier dans l'Aloès, c'est-à-dire chez une Monocotylédone, est absolument identique dans tous les groupes du règne végétal et on n'y observe que des variations secondaires. Une jeune racine de Dicotylédone, Livèche par exemple (fig. 126), présentera les mêmes éléments disposés dans le même ordre. Il en sera de même

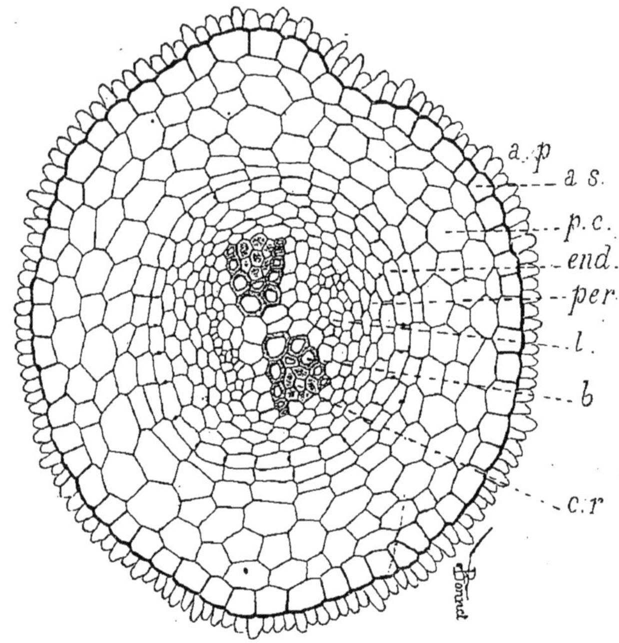

Fig. 127. — Racine jeune de Pin.

ap, assise pilifère; *as*, assise subéreuse; *p. c*, parenchyme cortical; *end*, endoderme; *per*, péricycle; *l*, liber; *b*, bois; *cr*, canal sécréteur.

pour une racine de Gymnosperme, telle que celle de Pin (fig. 127); il faut seulement noter ici le développement d'un canal sécréteur (*c. r*) dans chacune des lames vasculaires (*b*), de sorte que celles-ci forment une sorte de V entre les branches duquel est logé le canal secréteur.

Les variations d'ordre secondaire que présente la structure primaire de la racine sont assez nombreuses : signalons les plus importantes.

En ce qui concerne l'assise pilifère, les poils absorbants qu'elle porte sont le plus souvent simples, rarement ramifiés;

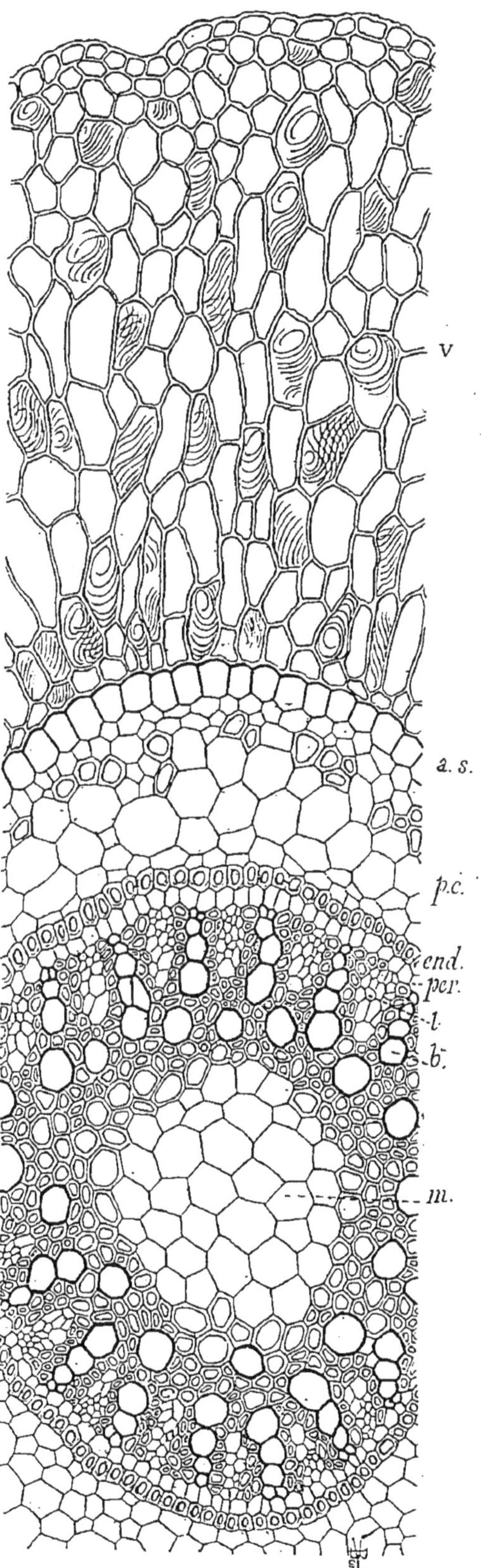

Fig. 128.
Coupe transversale d'une racine aérienne d'Orchidée (*Oncidium*).

V, voile;
as, assise subéreuse;
p. c, parenchyme cortical;
end, endoderme;
per, péricycle;
l, liber;
b, bois;
m, moelle.

parfois ils sont réduits à de simples papilles ou même peuvent manquer complètement. En second lieu, l'assise pilifère est généralement formée d'une seule assise de cellules. Dans quelcas cependant, elle se cloisonne et forme un tissu spécial composé de cellulles à ornements spiralés (V, fig. 128) qui a reçu le nom de *voile* ; on trouve cette formation dans les racines aériennes des Orchidées et des Aroïdées.

Les cellules de l'endoderme ne restent pas toujours minces,

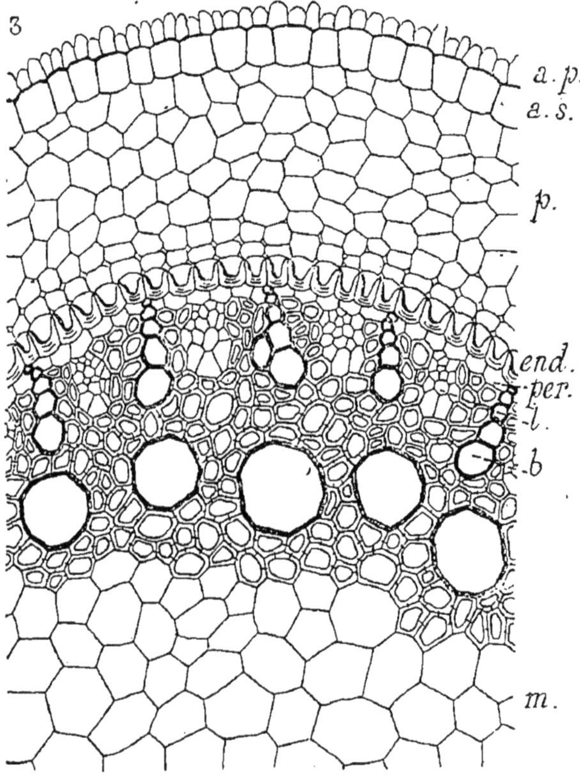

Fig. 129. — Coupe transversale d'une racine de Maïs.

a. p, assise pilifère; *as*, assise subéreuse; *p*, parenchyme cortical; *end*, endoderme; *per*, péricycle interrompu en face des lames vasculaires (*b*); *l*, liber, *b*, bois; *m*, moelle.

et elles peuvent s'épaissir de deux façons différentes. Tantôt l'épaississement se localise sur la face interne et sur les faces latérales, la face externe demeurant mince; les cellules ont alors la forme d'un fer à cheval dont les deux branches sont tournées vers l'extérieur : racine de Maïs (fig. 129), racine de la Salsepareille de Vera-Cruz (pl. I, fig. 1), etc. Tantôt, au contraire, la cellule s'épaissit sur tout son pourtour en rétrécissant peu à peu la cavité cellulaire : c'est ce qu'on observe dans les racines de Salsepareille du Honduras et du Para (pl. I, fig. 2 et 3).

Quant au péricycle, il peut, dans certaines espèces, présenter plusieurs assises de cellules ; c'est ce que l'on voit dans les racines de Salsepareille (pl. I) et dans les racines des Conifères (*per*, fig. 127). Enfin, il peut se faire qu'il soit interrompu en divers points : dans les Graminées (*per*, fig. 129), cette assise manque en face des faisceaux ligneux (*b*) qui s'appuient alors directement contre le péricycle; dans les *Potamogeton*, c'est en face des éléments du liber qu'a lieu l'interruption.

En résumé, on voit que la structure primaire de la racine demeure identique à elle-même au milieu de ces variations d'ordre tout à fait secondaire. Mais, tandis que dans les Monocotylédones et les Cryptogames vasculaires, elle est permanente pendant toute la durée de la vie de la plante, chez les Dicotylédones et les Gymnospermes au contraire, la structure primaire se modifie par l'apparition de formations secondaires; celles-ci donnent à la racine une structure nouvelle, la *structure secondaire*, que nous allons étudier.

B. — **Structure secondaire de la racine.**

Si l'on suit le développement d'une racine de Dicotylédone ou de Gymnosperme, on ne tarde pas à voir le tissu conjonctif situé en dedans de chacun des faisceaux libériens se cloisonner et produire autant d'arcs générateurs qu'il y a de ces faisceaux (*cb*, fig. 130). On aperçoit très bien ce cloisonnement dans la racine de Valériane (pl. II, fig. 1). Ces arcs générateurs sont d'abord isolés, mais ils ne tardent pas à se réunir à la suite de cloisonnements qui se produisent dans le péricycle au-devant de chacune des lames vasculaires (*c b*, fig. 131). On a ainsi une assise génératrice continue, sinueuse d'abord, mais ne tardant pas à régulariser son contour et à devenir nettement circulaire. C'est par le fonctionnement de cette assise que prennent naissance les tissus secondaires, et cela de la manière suivante.

En face des îlots libériens primaires, l'assise génératrice produit toujours du bois secondaire vers l'intérieur et du liber secondaire vers l'extérieur, c'est-à-dire, un faisceau libéro-ligneux secondaire (b^2, l^2, fig. 132). Dans l'intervalle, en face des lames vasculaires par conséquent, elle peut donner du tissu conjonctif sur ses deux faces et former ainsi, entre les faisceaux libéro-ligneux secondaires, des rayons médullaires

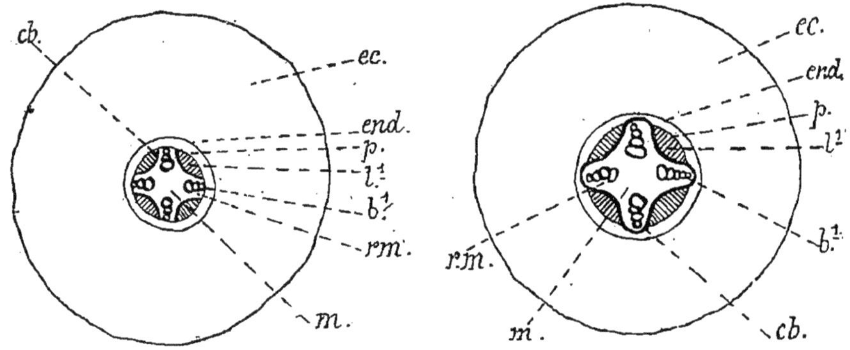

Fig. 130. — Schéma montrant la formation des arcs générateurs.

Fig. 131. — Schéma montrant la transformation de ces arcs en une assise génératrice continue.

ec, écorce; *c*, endoderme; *pr*, péricycle; l^1, liber primaire; b^1, bois primaire; *m*, moelle; *cb*, assise génératrice.

(*rm*, fig. 132) superposés aux faisceaux ligneux primaires (b^1). En même temps, il se produit aussi des rayons médullaires dans chacun des faisceaux libéro-ligneux secondaires, de sorte qu'au total, le tissu libéro-ligneux tout entier est divisé par un certain nombre de rayons médullaires, dont les plus larges sont toujours ceux qui sont superposés aux lames du bois primaire. On rencontre cette disposition dans un grand nombre de racines officinales, et notamment dans les racines de Réglisse (pl. V, fig. 1), de Bardane (pl. V, fig. 2), de Pyrèthre (pl. VII, fig. 1), etc.

Ailleurs, l'assise génératrice fonctionne en face des îlots libériens primaires, comme dans le cas précédent, mais elle donne aussi, dans l'intervalle des faisceaux libéro-ligneux secondaires, du bois vers l'intérieur et du liber vers l'extérieur. Son fonctionnement est donc homogène sur tout son pourtour et on a alors une zone libéro-ligneuse continue (fig. 133) qui n'est plus parcourue que par des rayons médullaires très étroits ou qui en est même parfois complètement dépourvue. On trouve cette disposition dans la plupart des racines des arbres de nos forêts, et dans un certain nombre de racines médicinales, telles que les racines de Saponaire (pl. II, fig. 2), d'Ipéca annelé

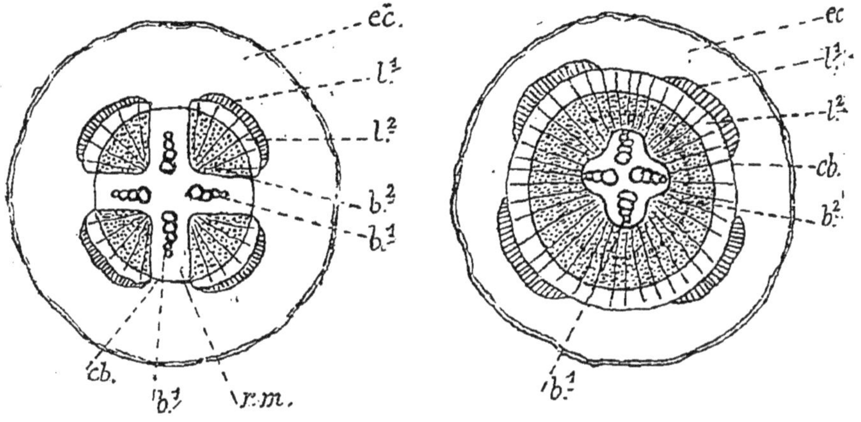

Fig. 132. — L'assise génératrice donne un faisceau libéro-ligneux en face de chaque îlot de liber primaire.

Fig. 133. — L'assise génératrice donne un anneau libéro-ligneux complet.

ec, écorce; l^1 liber primaire; l^2 liber secondaire, b^1, bois primaire, b^2, bois secondaire; *cb*, assise génératrice; *rm*, rayons médullaires.

(pl. VI, fig. 1), d'Ipéca ondulé (pl. VI, fig. 2), de Fraxinelle (pl. VII, fig. 2), etc.

En outre de l'assise génératrice libéro-ligneuse dont il vient d'être question, il se forme toujours une deuxième assise génératrice qui prend naissance soit dans l'écorce, soit dans le péricycle. Dans bien des cas, cette nouvelle assise génératrice donne du liège, surtout lorsqu'elle est d'origine corticale (Voir racine de Bardane, pl. V, fig. 2). Lorsqu'elle est d'origine péricyclique, elle peut donner simplement une *écorce secondaire*, en se cloisonnant vers l'intérieur; mais le plus souvent, elle se cloisonne sur les deux faces, et produit alors une écorce secondaire vers l'intérieur et une zone de liège vers l'extérieur, exfoliant ainsi l'écorce primaire tout entière. C'est ce que l'on voit dans les racines de Colombo (pl. III, fig. 1), d'Aunée (pl. IV, fig. 2), de Pyrèthre (pl. VII, fig. 1), etc.

C. — Origine des radicelles.

La racine se ramifie et porte des racines secondaires ou *radicelles*, disposées régulièrement en séries longitudinales sur la racine principale, et dérivant en totalité du péricycle qui a longtemps porté, pour ce motif, le nom d'*assise rhizogène*. Ces radicelles prennent naissance dans le péricycle de la manière suivante. Un certain nombre de cellules péricycliques situées en face du bois et constituant ce qu'on nomme l'*arc rhizogène*, s'accroissent dans le sens du rayon, puis se divisent par une cloison tangentielle séparant en dedans le cylindre central; puis intervient une nouvelle division tangentielle dans une partie des cellules extérieures, séparant ainsi l'épiderme de l'écorce. On a ainsi une petite protubérance constituée par trois étages de cellules qui donneront par leur différenciation ultérieure, le cylindre central, l'écorce et la coiffe de la nouvelle racine.

Très souvent, l'endoderme de la racine principale prend aussi une part indirecte dans la formation de la radicelle, en formant à l'extérieur de cette dernière une sorte de poche qui a reçu le nom de *poche digestive*; car on a supposé que cette poche digérait les tissus de la racine-mère au fur et à mesure du développement de la radicelle, sans que l'on ait d'ailleurs fait aucune expérience pour constater et prouver cette digestion.

Comme on vient de le voir, c'est en face du bois que les radicelles prennent naissance; elles sont alors disposées en autant de séries longitudinales qu'il y a de faisceaux ligneux dans la racine principale. Dans bien des cas cependant, et notamment lorsque la racine principale ne possède que deux lames vasculaires, les radicelles se forment dans chacun des intervalles situés entre les faisceaux ligneux et les faisceaux libériens, et le nombre des séries de radicelles est alors doublé.

II. — Tige.

De même que pour la racine, nous avons à considérer dans la tige la structure primaire et la structure secondaire.

A. — Structure primaire de la tige.

1. — DICOTYLÉDONES.

Étudions tout d'abord la structure d'une tige de Dicotylédone. Sur une coupe transversale d'une jeune tige de Lupin provenant de germination (fig. 134), on distingue immédiatement un *épiderme*, une *écorce* relativement mince, et un large *cylindre central.*

(1). *Épiderme.* — Cette assise (*ep*) se présente avec tous les caractères que nous avons déjà signalés ; elle porte un grand nombre de stomates.

(2). *Écorce.* — L'écorce (*p. c*) est parenchymateuse, formée de cellules arrondies, laissant entre elles de petits méats et renfermant de la chlorophylle et de l'amidon. L'assise la plus interne de l'écorce est l'*endoderme* (*end*) qui se présente avec les caractères signalés à propos de la racine. Les cellules sont munies de plissements latéraux et renferment une grande quantité d'amidon.

(3). *Cylindre central.* — La première assise du cylindre central est le péricycle (*per*) dont les cellules alternent toujours avec celles de l'endoderme. En dedans du péricycle, on trouve quatre faisceaux conducteurs de forme ovale disposés en un seul cercle contre le péricycle. Ces faisceaux sont formés de deux sortes d'éléments : à l'intérieur, sont placés les vaisseaux du bois primaire ayant un développement centrifuge (*b*), et à l'extérieur, se trouvent les éléments du liber primaire (*l*); en un mot, ce sont des *faisceaux libéro-ligneux.* Entre le bois et le liber, existe une couche de tissu générateur ou *cambium*, susceptible de produire du bois et du liber secondaires ; ce sont donc des faisceaux libéro-ligneux ouverts. Ces faisceaux sont plongés au sein d'une masse de parenchyme : la portion de ce parenchyme qui sépare les faisceaux les uns des autres porte le nom de *rayons médullaires* ; la portion centrale constitue la *moelle.*

Telle est la structure primaire de la tige des Dicotylédones; on peut y signaler quelques variations.

L'épiderme peut être pourvu de poils de forme très variable, toujours protecteurs, et jamais absorbants. Il peut, suivant les cas, être *caduc* ou *persistant*.

L'écorce présente un développement très variable; elle peut

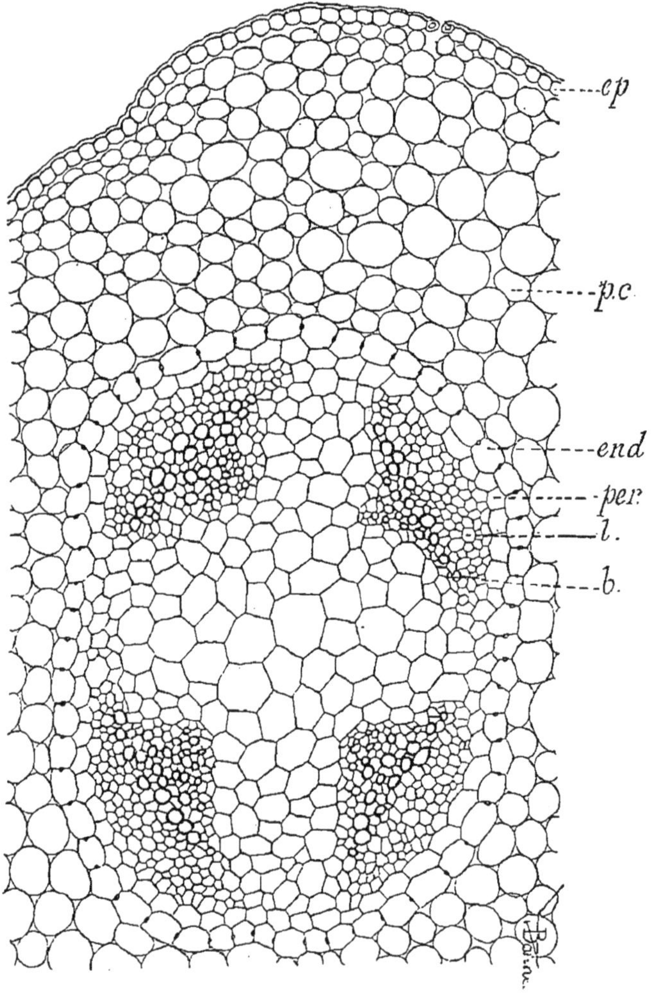

Fig. 134. — Coupe transversale d'une jeune tige de Lupin.

ep, épiderme; *pc*, parenchyme cortical; *end*, endoderme; *per*, péricycle; *l*, liber; *b*, bois.

être réduite à deux ou trois rangs de cellules, ou bien présenter une épaisseur énorme comme dans la tige des Cactées ou dans certaines tiges souterraines. Toutes les fois que l'écorce doit réaliser une protection importante, un certain nombre de cellules du parenchyme, situées sous l'épiderme, s'épaississent et forment du collenchyme. Ce collenchyme peut former une couche circulaire continue, comme dans la tige des Bégonias (*col*, fig. 137), ou bien se localiser dans les points qui ont le plus besoin d'être renforcés, dans les angles ou dans les côtes (tiges des Labiées, des Ombellifères, etc.). Dans les plantes aquatiques, l'écorce renferme toujours de grands canaux aérifères.

Le péricycle de la tige n'est pas toujours formé d'une seule assise de cellules, comme c'est le cas le plus général pour la racine. Il est, au contraire, le plus souvent formé de plusieurs assises de cellules (*per*, fig. 136) et il peut, dans certains cas (Cucurbitacées), avoir une très grande épaisseur. Le péricycle peut donc être *simple* ou *composé*.

De plus, qu'il soit simple ou composé, il peut être formé d'éléments semblables ou d'éléments différents : il sera alors *homogène* dans le premier cas, *hétérogène* dans le second. C'est ainsi qu'il peut être entièrement parenchymateux (*per*, fig. 134), entièrement fibreux (*Lysimachia vulgaris*), ou bien à la fois parenchymateux et fibreux : Bégonia (*per*, fig. 137), *Solanum Dulcamara* (pl. XII, fig. 1, *per*), etc.

Connaissant dans tous ses détails, la structure primaire de la tige des Dicotylédones, il reste à examiner les modifications que cette structure peut subir dans les autres embranchements.

2. — GYMNOSPERMES.

Chez les Conifères, il y a peu de différences à signaler : l'écorce primaire parenchymateuse renferme toujours des canaux secréteurs, l'If excepté, et parfois aussi des cellules scléreuses. Dans la moelle du Ginkgo, dans le liber primaire des *Araucaria*, et dans le bois primaire des Pins, du Mélèze, on trouve aussi des canaux sécréteurs.

3. — MONOCOTYLÉDONES.

Dans les Monocotylédones, on distingue encore un épiderme, une écorce et un cylindre central. Mais les faisceaux libéro-ligneux sont très rarement disposés en un seul cercle, comme chez les Dicotylédones; ils sont le plus souvent très nombreux et forment plusieurs cercles plus ou moins réguliers (fig. 141). Ces faisceaux sont très serrés à la périphérie, plus écartés dans la région centrale qui en est même souvent dépourvue, et qui constitue alors la moelle.

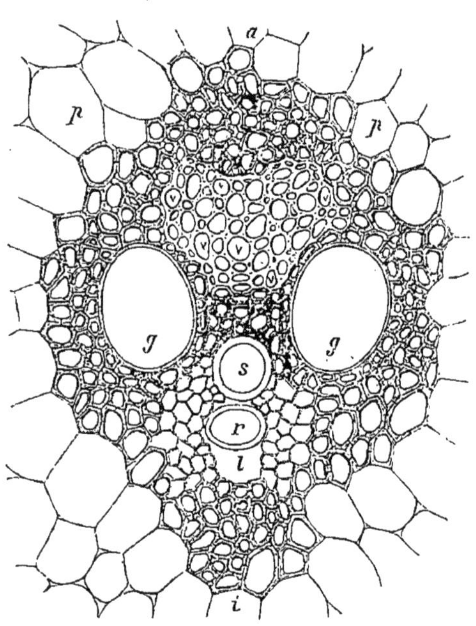

Fig. 135. — Coupe transversale d'un faisceau de la tige de Maïs, montrant la gaine qui l'entoure.

Un autre caractère spécial réside dans la structure même des faisceaux; il n'existe pas de tissu générateur entre le bois et le liber, de sorte qu'ils ne peuvent subir aucun accroissement ultérieur : ce sont des faisceaux fermés. Enfin, le plus souvent, ces faisceaux sont entourés d'une gaine fibreuse formée aux dépens du parenchyne environnant (fig. 135).

Dans les tiges souterraines, il convient de noter quelques particularités. En premier lieu, les cellules de l'endoderme sont souvent épaissies en fer à cheval (pl. VIII, fig. 1, *end*). En second lieu, le péricycle donne naissance à des cordons de cellules ligneuses s'anastomosant en une sorte de réseau : c'est le *réseau radicifère*, sur lequel s'insèrent les racines adventives que portent d'une façon constante les tiges souterraines des Monocotylédones.

4. — CRYPTOGAMES VASCULAIRES.

Chez les Cryptogames vasculaires la structure de la tige est assez variable. On pourra l'étudier sur une Fougère ou sur une Prêle.

Dans les Fougères de nos pays, dans le *Pteris Aquilina* par exemple, on trouve sous l'épiderme une masse de tissu gorgé d'amidon, dans laquelle sont disposés, sans ordre aucun, un certain nombre de massifs conducteurs de forme diverse (pl. IX, fig. 1). Chacun de ces massifs, considéré en particulier, offre à l'extérieur un endoderme (*end*) doublé en dedans par une assise péricyclique (*per*); contre le péricycle, se trouve une zone de tissu libérien (*l*) qui entoure d'une façon continue les éléments du bois qui forment au centre du massif une lame plus ou moins allongée (*b*). Chacun de ces massifs est donc un véritable cylindre central et non pas, comme on l'a cru longtemps, un faisceau concentrique. La tige des Fougères est ainsi une tige à plusieurs cylindres centraux; elle présente la structure dite *polystélique*. Il faut ajouter que parfois, dans le tissu interposé, il se forme des amas de fibres (*sc*) de couleur brunâtre qui s'entremêlent avec les massifs conducteurs.

Dans certaines Prêles, on retrouve à peu près la structure des Dicotylédones. Les faisceaux libéro-ligneux sont disposés en un seul cercle et le cylindre central est, le plus souvent, séparé de l'écorce par un endoderme très net.

La structure primaire que nous venons de décrire est permanente, à quelques exceptions près, chez les Cryptogames vasculaires et les Monocotylédones; dans les Gymnospermes et les Dicotylédones, il se produit des formations nouvelles qui donnent à la tige la structure secondaire.

B. — **Structure secondaire de la tige.**

1. — DICOTYLÉDONES.

La tige des Dicotylédones présente presque toujours une structure secondaire, qui varie suivant les espèces. Cette période secondaire n'apparaît pourtant pas d'une façon générale, car il arrive très souvent, pour beaucoup de plantes annuelles notamment, que la tige périsse avant que les formations nouvelles aient pu se développer. Il peut se faire en outre, que la structure secondaire consiste seulement dans l'augmentation, au moyen du *cambium*, des éléments constitutifs de chacun

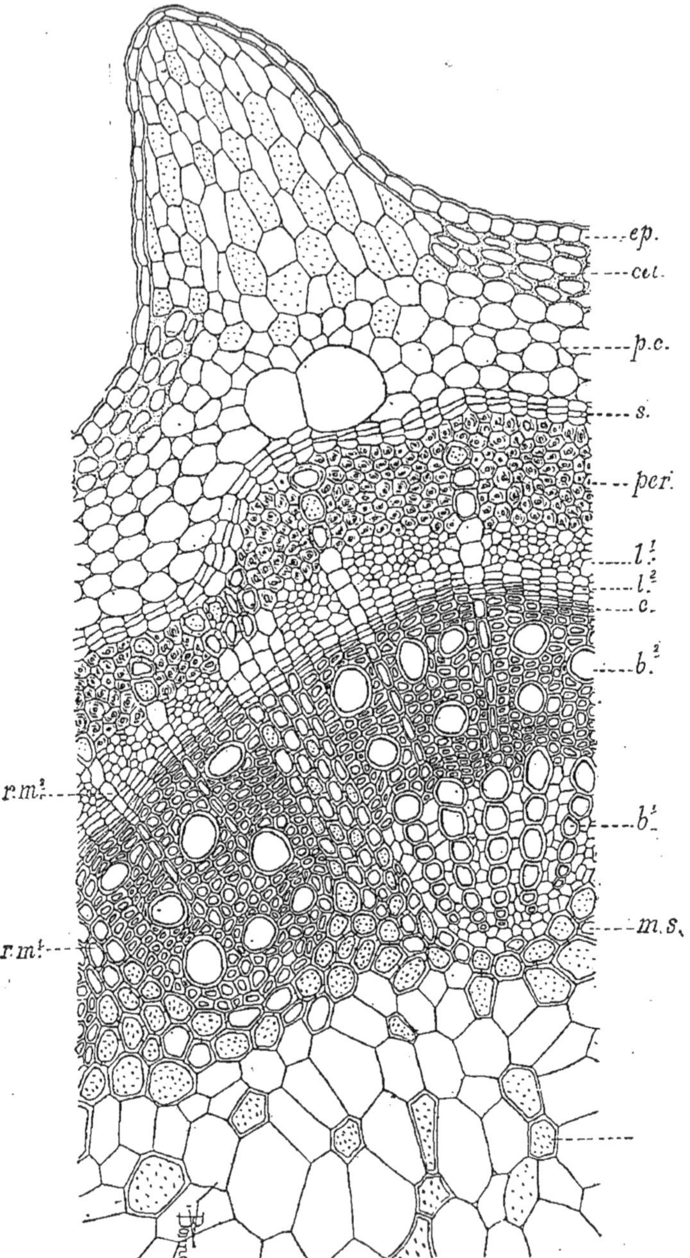

Fig. 136. — Coupe transversale d'une tige de *Rubus*.

ep, épiderme; *col*, collenchyme; *pc*, parenchyme cortical; *s*, liège d'origine endodermique; *per*, péricycle; l^1, liber primaire; l^2, liber secondaire; *c*, cambium; b^1, bois primaire; b^2, bois secondaire; *ms*, moelle sclérifiée; rm^1, rayons médullaires primitifs; rm^2, rayons médullaires secondaires.

des faisceaux libéro-ligneux : ainsi dans une tige de *Rubus* (fig. 136), les faisceaux augmentent de dimension par forma-

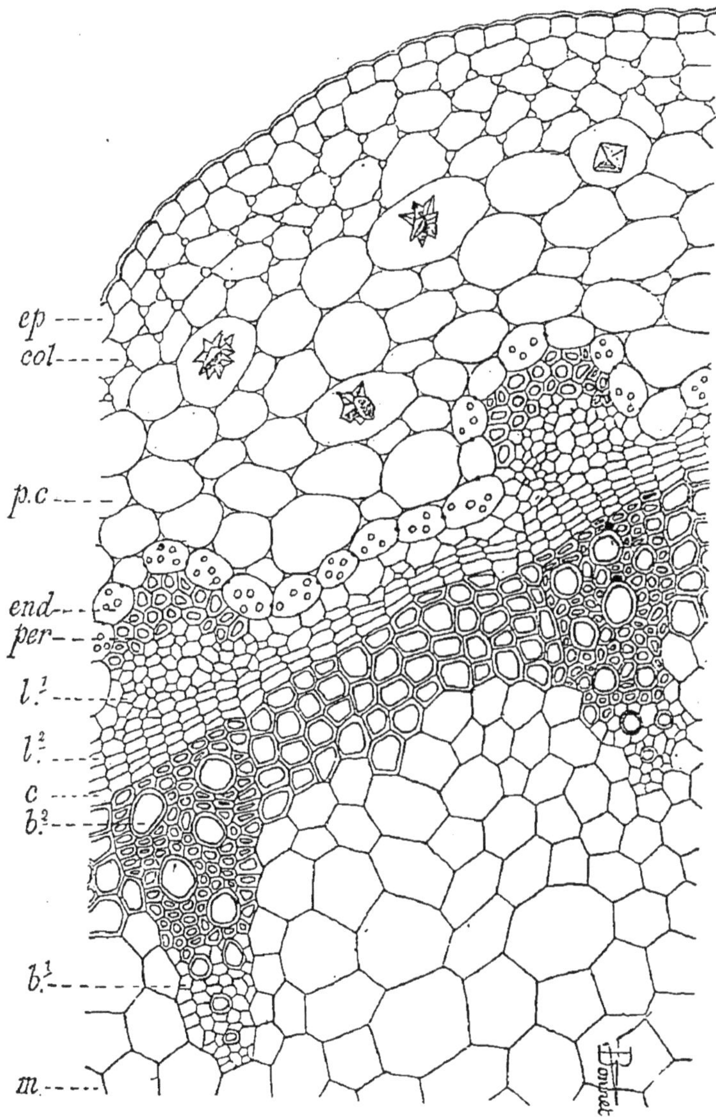

Fig. 137. — Coupe transversale d'une tige de Bégonia au début de la période secondaire.

ep, épiderme ; *col*, collenchyme ; *pc*, parenchyme cortical ; *end*, endoderme ; *per*, péricycle ; l^1, liber primaire ; l^2, liber secondaire ; *c*, cambium ; b^2, bois secondaire ; b^1, bois primaire ; *m*, moelle.

tion de liber secondaire (l^2) et de bois secondaire (b^2), mais ils restent toujours en même nombre, de sorte que la structure primaire paraît permanente. On peut encore citer à ce point de vue les Cucurbitacées, les Aristoloches, l'Épine-Vinette, etc.

Mais, le plus souvent, la structure secondaire de la tige s'établit par le fonctionnement de deux assises génératrices.

La première de ces assises prend naissance de la manière suivante. Entre chacun des faisceaux libéro-ligneux, et au niveau du cambium, les cellules parenchymateuses des rayons médullaires ou du péricycle se cloisonnent, et il se produit ainsi des arcs générateurs, qui réunissent en une assise continue les éléments cambiaux de chacun des faisceaux. C'est ce que l'on peut voir très facilement sur une jeune tige de Bégonia (*c*, fig. 137). Ainsi se trouve constituée l'assise génératrice libéro-ligneuse qui peut fonctionner de deux manières différentes.

(*a*). A l'intérieur des faisceaux primaires, l'assise génératrice donnera du bois secondaire en dedans et du liber secondaire en dehors; dans l'intervalle des faisceaux, elle produira en certains points du bois et du liber, et dans les autres points du parenchyme sur ses deux faces. Il se formera donc, dans chaque rayon médullaire primitif, un ou plusieurs faisceaux libéro-ligneux (*f'*, fig. 138), séparés des faisceaux primaires et entre eux par des rayons secondaires (Clématite, Ombellifères, Apocynées, Asclépiadées, etc.).

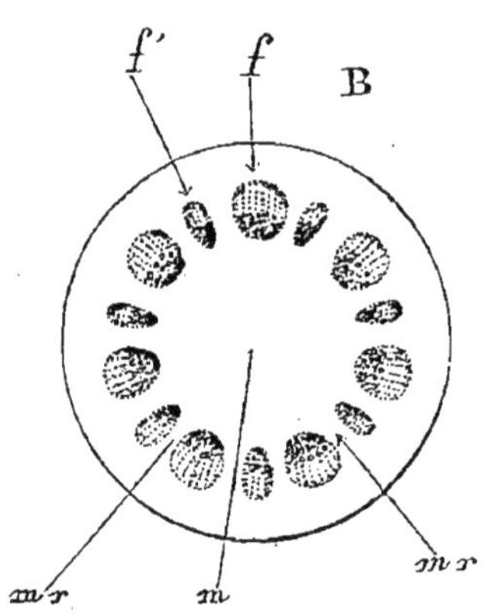

Fig. 138. — Apparition des faisceaux secondaires d'une jeune tige de Dicotylédone.

f, faisceaux primaires; *f'*, faisceaux secondaires; *m*, moelle; *mr*, rayons médullaires.

(*b*). L'assise génératrice libéro-ligneuse (*c*, fig. 137) produira, sur toute sa circonférence, aussi bien à l'intérieur des faisceaux que dans leur intervalle, du liber secondaire (l^2) en dehors, et du bois secondaire (b^2) en dedans : on aura, dans ce cas, un anneau libéro-ligneux complet.

Le fonctionnement de cette assise n'est pas continu : il s'arrête à l'automne pour reprendre au printemps suivant. Il en résulte que, finalement, la masse ligneuse est formée par une série de couches concentriques représentant chacune la production d'une année. Ce qui permet de distinguer les unes des autres ces différentes couches annuelles, c'est que le bois de printemps diffère essentiellement du bois d'automne. Au printemps le bois est poreux, parce qu'il renferme un grand nombre de larges vaisseaux destinés à permettre la circulation des liquides, très active à ce moment-là ; à l'automne, le bois est compact, parce que la circulation se ralentit considérablement.

La deuxième assise génératrice peut prendre naissance dans l'épiderme, dans le parenchyme cortical (*s*, fig. 141), dans l'endoderme (*Rubus*, *s*, fig. 136) ou dans le péricycle. Cette assise, que l'on désigne souvent sous le nom d'*assise phellogène* se cloisonne le plus fréquemment sur ses deux faces, et donne alors de l'*écorce secondaire* à sa face interne et du *liège* à sa face externe. C'est ce que l'on voit fort bien dans la tige du Groseillier (*s*, fig. 113).

A propos de la production de cette écorce secondaire, il convient de distinguer ici l'*écorce botanique* et l'*écorce médicinale*. L'écorce botanique primaire commence à l'épiderme et finit au péricycle; l'écorce botanique secondaire est le tissu qui provient du cloisonnement interne de l'assise phellogène. Quant à l'écorce médicinale, elle comprend généralement les éléments suivants : 1° le liège; 2° l'écorce secondaire ; 3° le liber : elle se termine donc à l'assise génératrice libéro-ligneuse.

Dans une tige âgée, le bois se compose de deux parties : une partie interne, brune, dure, formée par des tissus morts, c'est le *cœur*; et une partie externe peu colorée, plus tendre, formée par les plus jeunes couches du bois, c'est l'*aubier*. C'est dans cette dernière région que s'effectue à peu près exclusivement la circulation des liquides.

2. — GYMNOSPERMES.

Dans ce groupe, la période secondaire s'établit, comme pour les Dicotylédones, au moyen de deux assises génératrices: ainsi dans la figure 139, on distingue l'assise génératrice (*c*) qui

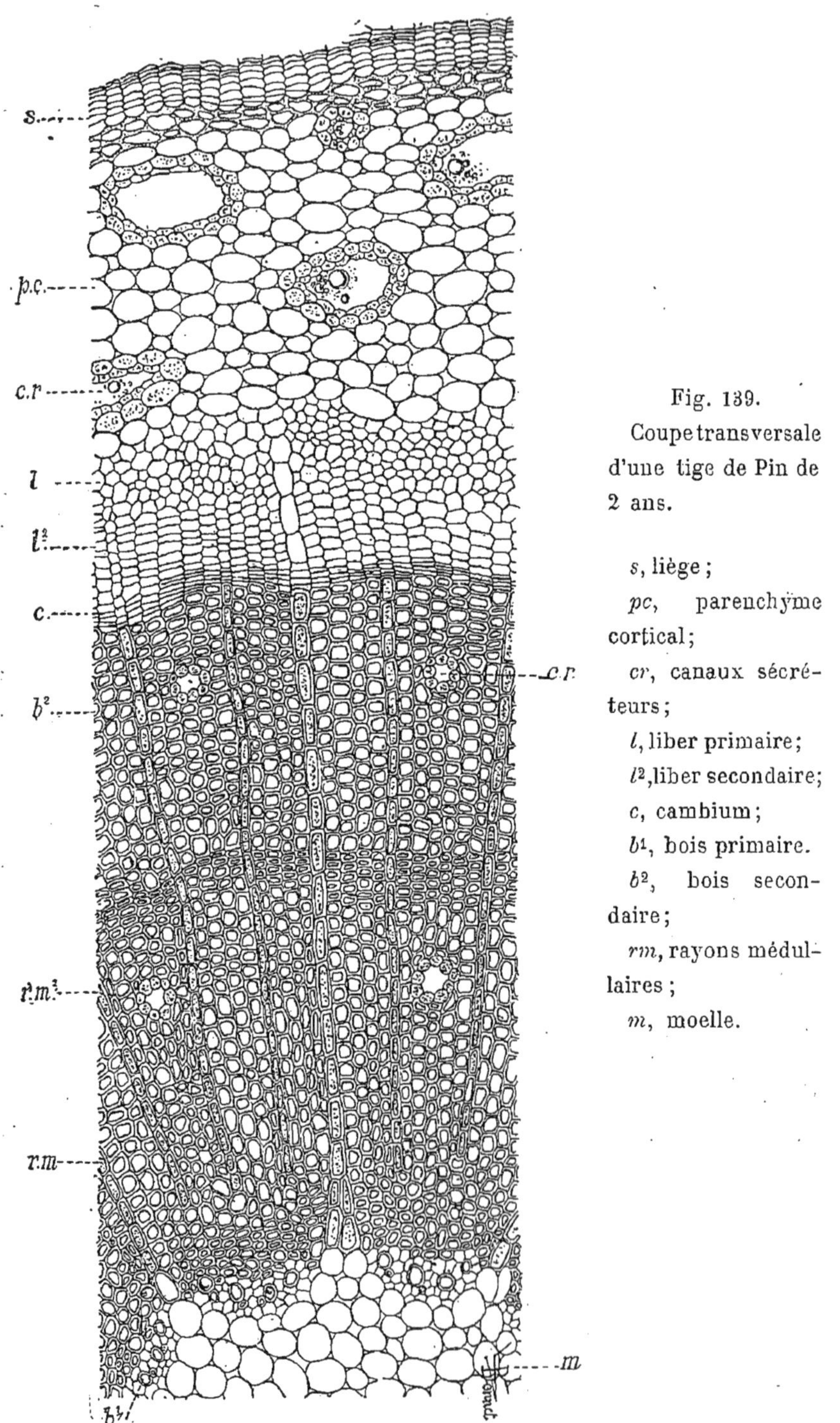

Fig. 139. Coupe transversale d'une tige de Pin de 2 ans.

s, liège ;

pc, parenchyme cortical ;

cr, canaux sécréteurs ;

l, liber primaire ;

l^2, liber secondaire ;

c, cambium ;

b^1, bois primaire.

b^2, bois secondaire ;

rm, rayons médullaires ;

m, moelle.

a donné naissance à du liber secondaire (l^2) et à du bois secondaire (b^2); à l'extérieur, on voit la couche de liège (s) produite par l'assise phellogène. Le liber et le bois secondaires présentent quelques particularités à noter.

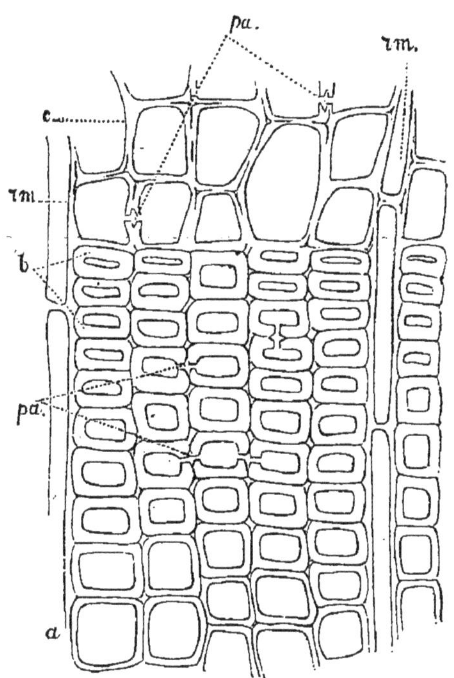

Fig. 140. — Coupe transversale du bois de l'Épicéa.

a, bois d'été; *b*, bois d'automne; *c*, bois de printemps; *rm*, rayons médullaires; *pa*, ponctuations aréolées.

Dans certaines espèces (Pin, Sapin), le liber est entièrement parenchymateux (l^2, fig. 139); il est formé de vaisseaux grillagés et de cellules parenchymateuses, disposés en files radiales. Dans d'autres espèces (Cyprès, If, Thuya), le liber est encore en files, mais il comprend des vaisseaux grillagés, des fibres libériennes et des cellules parenchymateuses alternant à peu près régulièrement dans chaque file. Enfin dans les *Thuya*, les *Araucaria*, le liber secondaire renferme des canaux sécréteurs.

Le bois secondaire des Gymnospermes offre une structure toute spéciale : il est uniquement constitué par des fibres aréolées (fig. 140) disposées en files radiales; on n'y rencontre jamais de vaisseaux qui sont exclusivement localisés dans le bois primaire. Ce bois secondaire renferme des canaux sécréteurs (*cr*, fig. 139) dans le Pin, le Mélèze, l'Épicéa.

C. — Anomalies de structure de la tige.

Les anomalies de structure de la tige résident dans l'écorce, le péricycle ou la moelle; elles proviennent aussi parfois d'un fonctionnement irrégulier de l'assise génératrice libéro-ligneuse.

1. — ANOMALIES DE L'ÉCORCE.

On trouve parfois des faisceaux libéro-ligneux isolés dans le parenchyme cortical. Ce sont des faisceaux de la tige destinés aux feuilles, qui au lieu de se rendre directement dans ces organes, courent dans l'écorce et ne pénètrent dans la feuille qu'un ou plusieurs entre-nœuds plus haut; c'est ce que l'on voit dans les Viciées, dans le rhizome du petit Chiendent (pl. VIII, fig. 1), dans certains Bégonias, etc.

Dans quelques cas, l'anomalie est plus importante. Les cellules les plus internes de l'écorce se cloisonnent, et donnent naissance à une seconde assise génératrice libéro-ligneuse qui produit un premier cercle de faisceaux. Puis cette assise cesse de fonctionner, et il s'en forme une nouvelle en dehors des faisceaux anomaux, et ainsi de suite. Les premières formations sont concentriques; plus tard, elles n'embrassent qu'une portion de la tige (Ménispermées).

2. — ANOMALIES DU PÉRICYCLE.

Il arrive assez souvent que le péricycle se cloisonne et produise un méristème secondaire, dans lequel se forment des faisceaux libéro-ligneux isolés ou disposés en cercles concentriques. La portion du méristème non différenciée en faïsceaux, reste parenchymateuse ou se sclérifie. Cette sorte d'anomalie se présente dans un certain nombre de familles de Dicotylédones où elle est à peu près générale : Chénopodiacées, Nyctagynées, Phytolaccacées. C'est aussi grâce à une pareille anomalie, que certaines Monocotylédones sont susceptibles d'avoir un accroissement ultérieur, bien que toutes les plantes de ce groupe soient, par la structure même de leurs faisceaux, privées de formations secondaires. Si l'on fait une coupe d'une jeune tige de *Dracæna* (fig. 141), on aperçoit un méristème (*c*) formé aux dépens du péricycle, dans lequel on voit se différencier des faisceaux libéro-ligneux. Le même phénomène se produit

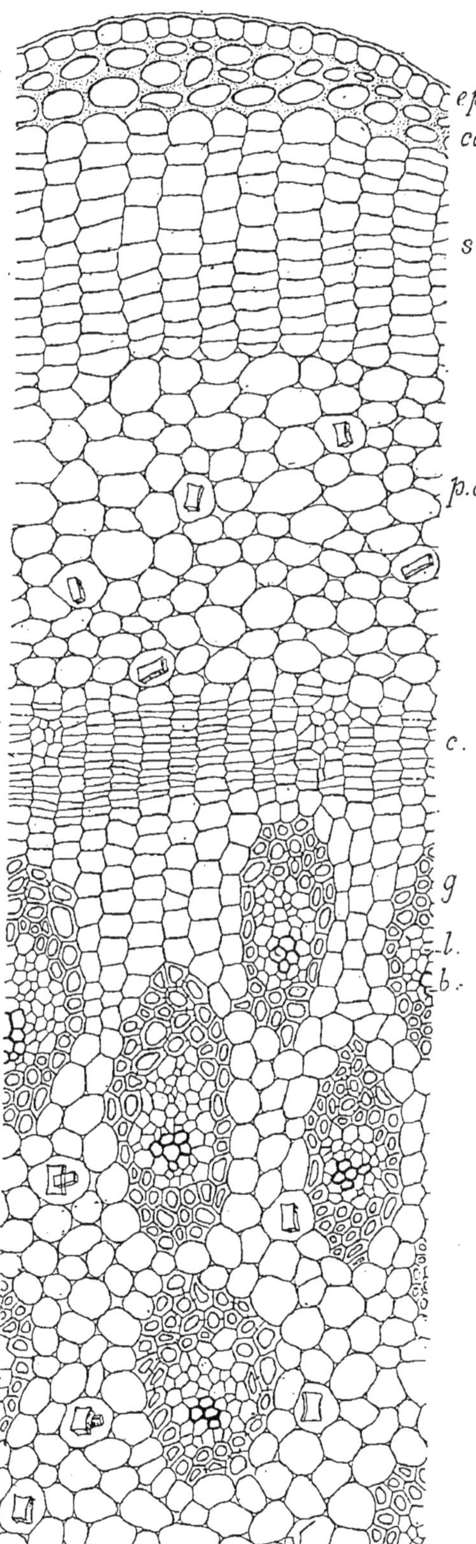

Fig. 141.
Coupe transversale d'une jeune tige de *Dracæna*.

ep, épiderme ;
col, collenchyme ;
s, liège ;
pc, parenchyme cortical ;
c, méristème dans lequel se différencient des faisceaux libéro-ligneux anomaux ;
l, liber ;
b, bois ;
g, gaine du faisceau.

dans les Yuccas et les Aloès, et les tiges de ces espèces, celles des *Dracæna* surtout, peuvent ainsi atteindre un diamètre considérable.

3. — FONCTIONNEMENT IRRÉGULIER DE L'ASSISE GÉNÉRATRICE.

Dans quelques cas, le cambium perd en certains points son activité génératrice, de sorte que le contour de la tige, au lieu d'être circulaire, devient irrégulièrement sinueux; on a alors des saillies qui s'augmentent avec l'âge de la tige (certaines Malpighiacées).

Dans d'autres cas, l'assise génératrice ne produit plus de bois dans certains points et n'engendre plus, en ces points-là, que du liber. Le bois secondaire se trouve alors profondément pénétré par des coins libériens; il en est ainsi dans la plupart des *Bignonia*.

Dans les *Strychnos*, il se forme, à la suite d'un processus un peu compliqué, des massifs libériens à l'intérieur de la masse ligneuse.

Enfin, dans les Sapindacées, l'assise génératrice libéro-ligneuse se fragmente, et chacun de ces fragments devient le point de départ d'une formation de bois et de liber. Lorsque la tige est âgée, elle paraît formée de plusieurs tiges soudées ensemble.

4. — ANOMALIES DE LA MOELLE.

Dans la moelle, on rencontre soit des formations libériennes, soit des formations libéro-ligneuses.

On trouve des faisceaux médullaires exclusivement libériens, dans les Solanées (pl. XII, fig. 1), dans les Convolvulacées (pl. XIII, fig. 2), les Gentianées, les Apocynées, les Myrtacées (pl. XI, fig. 2), etc.

Les formations libéro-ligneuses peuvent avoir leurs éléments orientés d'une façon normale, avec liber en dehors et bois en dedans (*Piper*, pl. XIII, fig. 1); mais, le plus souvent, elles ont une orientation inverse, le liber étant tourné vers l'intérieur et le bois vers l'extérieur (*Rumex crispus*, *Campanula pyramidalis*, *Tecoma radicans*, etc.).

D. — Caractères distinctifs de la racine et de la tige.

Résumons en quelques mots les caractères de structure qui permettent de distinguer la racine de la tige :

1° Le sommet de la racine est protégé par une coiffe; celui de la tige est nu.

2° La racine n'a pas d'épiderme et ne porte jamais de feuilles; la tige a un épiderme et porte toujours des feuilles et des bourgeons.

3° Le système conducteur primaire de la racine est formé de faisceaux ligneux et libériens toujours séparés; celui de la tige est constitué par des faisceaux libéro-ligneux.

4° La racine a une origine endogène; la tige a une origine exogène.

III. — Feuille.

Une feuille complète est composée de trois parties : la gaine, le pétiole et le limbe (fig. 142). Nous étudierons la structure des deux plus importantes, le pétiole et le limbe.

A. — Structure du pétiole.

La coupe transversale d'un pétiole montre, comme pour la tige, trois choses différentes à examiner : l'épiderme, le parenchyme et les faisceaux libéro-ligneux (pl. XXIII, fig. 2).

L'épiderme (*ep*) possède les caractères généraux de ce tissu; nous n'avons rien à ajouter à ce qui a été déjà dit à ce sujet.

Le parenchyme (*p*) est formé de cellules arrondies ou polyédriques, renfermant le plus souvent de la chlorophylle et présentant entre elles des méats assez larges. Dans les plantes aquatiques (Ményanthe, Nénuphar, Sagittaire, etc.), ce parenchyme est parcouru par des canaux aérifères volumineux. Le parenchyme est fréquemment transformé, dans la zone sous-épidermique, en collenchyme ou en tissu scléreux; ces tissus de soutien peuvent former un anneau continu (*col*) ou bien être disposés en amas isolés plus ou moins volumineux; en face de ces amas, l'épiderme ne porte pas de stomates.

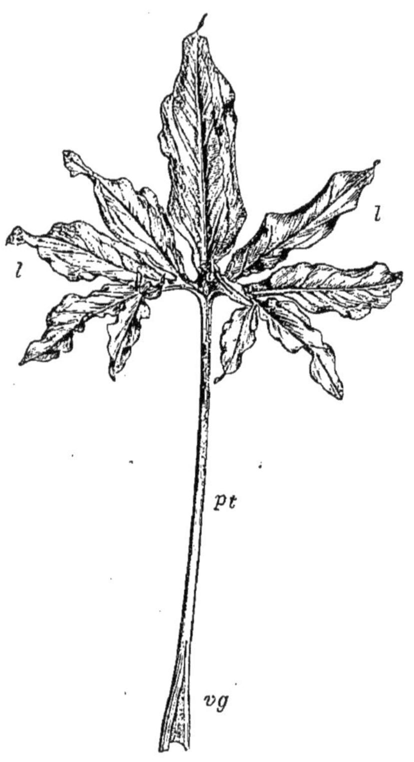

Fig. 142. — Feuille de l'*Arum Dracunculus*.

vg, gaine; *pt*, pétiole; *l*, limbe.

Les faisceaux qui sont disséminés dans le parenchyme sont généralement en nombre impair, et disposés de manière à former un arc plus ou moins ouvert à la face supérieure. Ces faisceaux sont d'inégale dimension; le médian est le plus développé (pl. XXIII, fig. 2) et les autres sont de plus en plus petits. Il en résulte que le pétiole n'est plus, comme la tige ou la racine, symétrique par rapport à l'axe; il est seulement symétrique par rapport à un plan.

Le faisceau médian a toujours son liber tourné vers le bas, et son bois dirigé vers le haut; les autres tournent toujours leur liber en dehors et leur bois en dedans.

Parfois, les deux extrémités de l'arc peuvent se rejoindre et alors les faisceaux sont disposés en un cercle continu; on a ainsi, comme dans la tige, une moelle et des rayons médullaires. Les faisceaux de la région supérieure sont moins volumineux que ceux de la région inférieure, de sorte que l'organe n'est toujours symétrique que par rapport à un plan.

On trouve encore dans le pétiole, un endoderme et un péricycle qui affectent deux manières d'être dépendant elles-mêmes de la structure du pétiole. Dans le cas où les faisceaux sont disposés en arc, chacun d'eux est entouré par un endoderme et un péricycle spéciaux (*end* et *per*, pl. XXIII, fig. 2);

lorsque, au contraire, les faisceaux forment un cercle continu, on a un seul endoderme et un seul péricycle entourant l'ensemble des faisceaux conducteurs.

B. Structure du limbe.

Comme pour le pétiole, on trouve encore ici, un épiderme, un parenchyme vert et des faisceaux libéro-ligneux constituant les nervures de la feuille.

L'épiderme se présente avec les caractères généraux déjà étudiés. Les stomates sont plus nombreux que sur la tige; ils sont à peu près uniformément répandus, ou bien réunis en groupes, formant au milieu de l'épiderme des plages stomatifères. Les feuilles molles portent des stomates sur les deux faces; les feuilles coriaces en manquent à la face supérieure; les feuilles submergées en sont dépourvues, tandis que les feuilles nageantes en ont seulement à la face supérieure.

En outre, les feuilles portent des stomates spéciaux, qui servent à l'écoulement de l'eau en nature, et que l'on appelle des *stomates aquifères*. Ces stomates particuliers sont toujours situés à l'extrémité des nervures.

Le parenchyme de la feuille, qui est le plus généralement chlorophyllien, affecte deux dispositions tout à fait typiques.

Dans le type *centrique*, le parenchyme est conformé de la même manière sur les deux faces; les cellules peuvent être arrondies dans toute l'épaisseur du limbe (Plantain, pl. XXVI, fig. 3), ou bien disposées en palissade sur les deux faces, le centre étant occupé par des cellules arrondies (feuille de Séné, pl. XXIX, fig. 2) ou plus ou moins polyédriques (feuille d'Aloès, pl. XXVI, fig. 4). Enfin, tantôt le parenchyme est complètement vert; tantôt la zone périphérique est seule verte, tandis que la région centrale est occupée par un tissu incolore (feuilles d'Aloès, d'Agave, etc.).

Dans le type *hétérogène*, le parenchyme est vert dans toute l'épaisseur de la feuille, mais il se partage en deux couches de structure différente. La couche supérieure comprend un ou plusieurs rangs de cellules plus longues que larges, étroitement serrées les unes contre les autres et presque sans méats :

c'est le *tissu en palissade* (*pa.p*, fig. 143). La couche inférieure est constituée par des cellules irrégulièrement rameuses, s'ajustant par leurs bras et circonscrivant ainsi des lacunes souvent très grandes : c'est le *tissu lacuneux* (*pa.l*).

Il peut arriver que les cellules des deux couches aient une

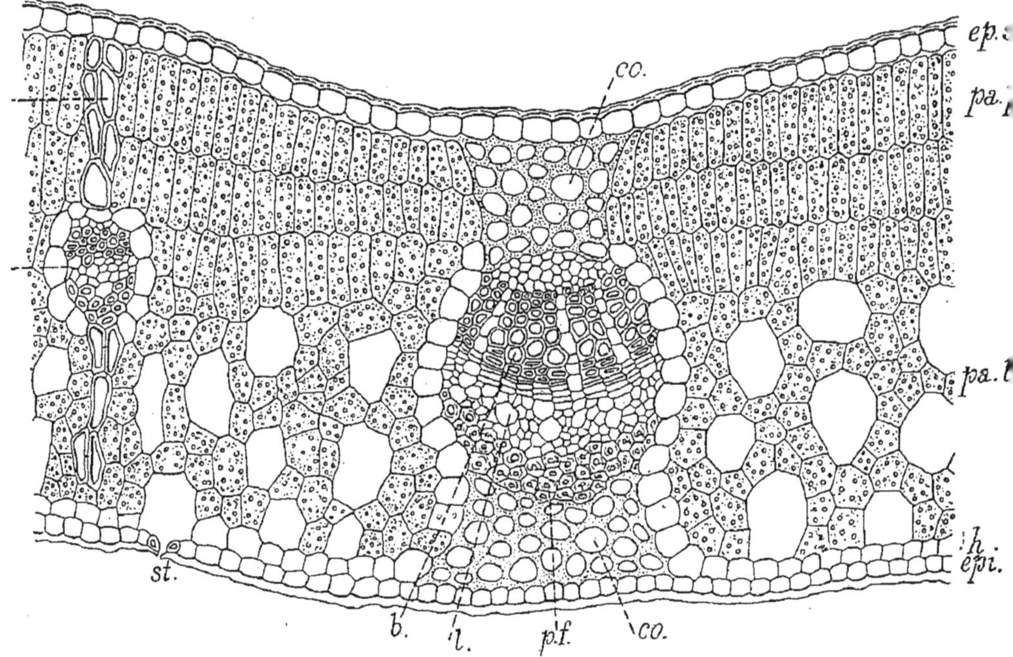

Fig. 143. — Coupe de la feuille de Busserole (*Arctostaphylos Uva-Ursi*).

ep.s, épiderme supérieur; *ep.i*, épiderme inférieur; *pa.p*, parenchyme en palissade; *pa.l*, parenchyme lacuneux; *h*, hypoderme; *st*, stomate; *t.s*, tissu scléreux; *flb*, faisceau libéro-ligneux; *b*, bois; *l*, liber; *pf*, péricycle fibreux; *co*, collenchyme.

forme irrégulière et ne diffèrent que par les saillies des bras et la dimension des lacunes; c'est le cas de la feuille de Scolopendre (*p*, fig. 144).

On trouve fréquemment sous l'épiderme une ou plusieurs assises de cellules absolument incolores, paraissant ne renfermer que de l'eau : l'ensemble de ces cellules constitue l'*hypoderme* (*h*, fig. 143).

Les nervures sont formées par l'épanouissement des faisceaux du pétiole à l'intérieur du limbe. Chacune d'elles n'est donc autre chose qu'un faisceau libéro-ligneux avec liber tourné vers le bas et bois vers le haut (*l*, *b*, fig. 143). Très fréquemment, au-dessus et au-dessous de la nervure, se trouve un amas de collenchyme sous-épidermique (*co*), qui peut arriver jusqu'au faisceau lui-même. Chacun des faisceaux des nervures est entouré par un endoderme et un péricycle spéciaux. Au fur et à mesure que les nervures s'amincissent, le liber diminue

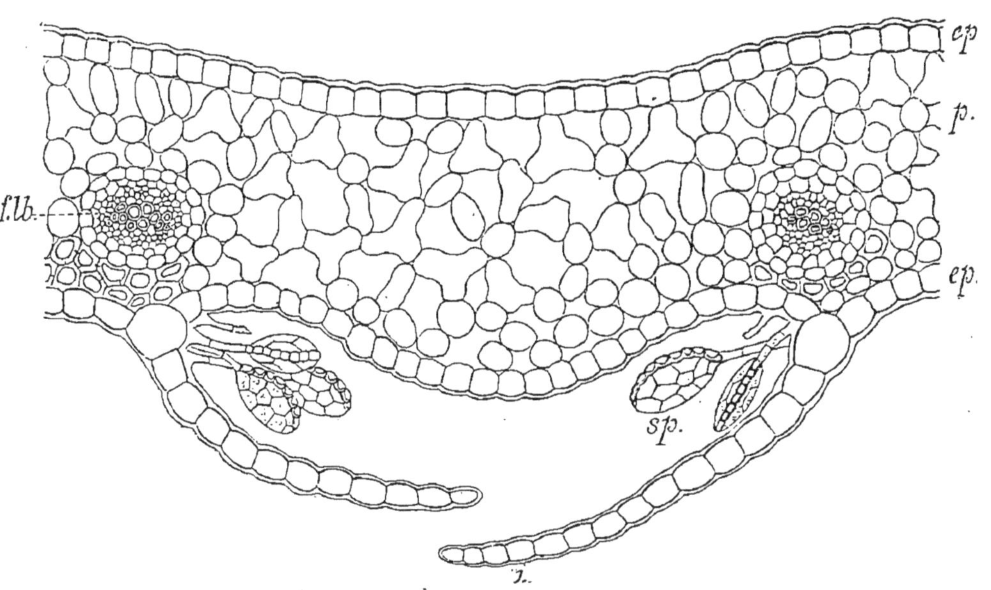

Fig. 144. — Coupe de la feuille de Scolopendre (*Scolopendrium officinale*).

ep.s, épiderme supérieur ; *ep.i*, épiderme inférieur ; *p*, parenchyme ; *flb*, faisceaux libéro-ligneux ; *sp*, sporanges ; *i*, indusie.

et finit par disparaître, de sorte que les faisceaux des plus fines nervures sont uniquement constitués par du bois.

Les feuilles des Fougères présentent une particularité à signaler : elles portent généralement à leur face inférieure les organes reproducteurs. Ceux-ci sont constitués par des sporanges renfermant les spores ; ces sporanges (*sp*, fig. 144) sont rarement isolés, le plus souvent groupés en amas qui ont reçu le nom de *sores*. Les sores, à leur tour, peuvent être nus ou recouverts par une sorte de membrane de nature épidermique qui a reçu le nom d'*indusie* (*i*). On pourra prendre, comme sujet d'étude, la feuille de Scolopendre, dont les sores, disposés à la face inférieure, sont facilement visibles : ils forment un double rang de boutonnières, dirigées presque perpendiculairement à la nervure médiane, et parallèles les unes aux autres dans chaque rangée (fig. 145). La coupe de la feuille devra être faite suivant une direction perpendiculaire à l'axe même du sore; on pourra alors observer les détails reproduits dans la figure 144.

IV. — Fleur.

La structure de la fleur a pour nous bien moins d'importance que celle des organes que nous venons d'étudier. Il convient cependant d'en dire quelques mots.

On sait que la fleur n'est autre chose qu'un rameau dont les diverses parties sont plus ou moins transformées. Nous retrouverons donc dans certaines parties la structure de la tige et dans d'autres celles de la feuille. Cependant, certaines de ces parties sont profondément modifiées, de sorte qu'elles présentent une structure un peu particulière : ces dernières nous retiendront plus longtemps.

A. — Structure du pédicelle, des bractées et du périanthe.

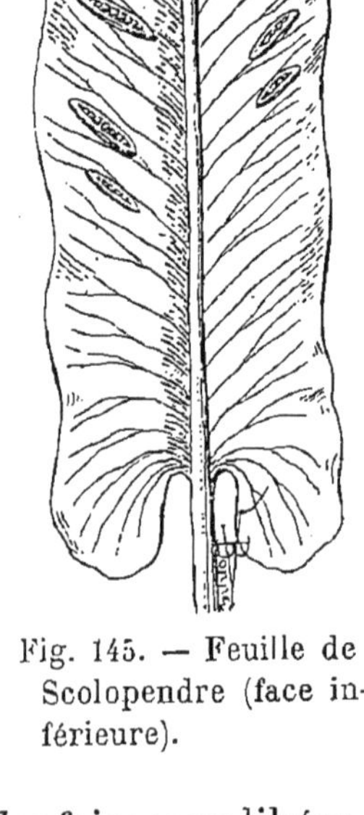

Fig. 145. — Feuille de Scolopendre (face inférieure).

Le pédicelle ou pédoncule de la fleur présente la structure de la tige. On y trouve en effet un épiderme, une écorce limitée en dedans par l'endoderme, un péricycle, et des faisceaux libéroligneux disposés en un seul cercle ou en plusieurs cercles.

Les bractées, les sépales et les pétales offrent une structure en tout semblable à celle des feuilles ; la modification a été si peu profonde qu'elle n'a pu altérer la structure. Le parenchyme se rattache au type centrique, avec stomates sur les deux faces ; les nervures ont une structure très simple. Il faut noter que souvent, les cellules épidermiques des pétales, et parfois celles des sépales, forment des papilles, qui produisent ce que l'on appelle le *velouté* des fleurs (fig. 146). C'est encore dans des cellules épidermiques que se trouvent généralement localisées les matières colorantes liquides (Violette) ou à l'état de chromoleucites (Chrysanthème).

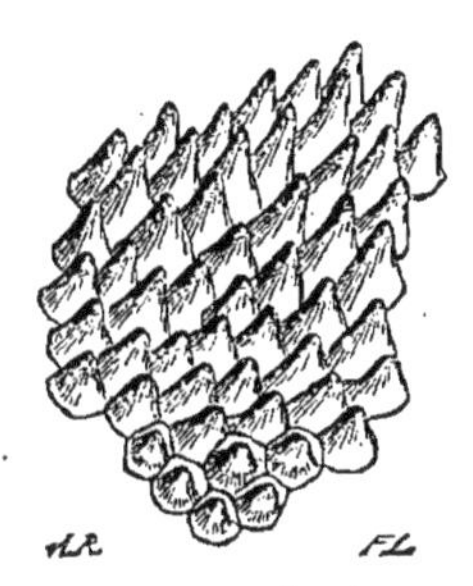

Fig. 146. — Épiderme d'un pétale de Pensée.

B. — Structure de l'androcée.

L'androcée est constitué par des pièces florales qui portent le nom d'*étamines*. Chaque étamine étant composée d'un filet et d'une anthère (2, fig. 148), il importe d'étudier séparément chacune de ces deux parties.

La structure du filet est des plus simples. Il est constitué par un faisceau libéro-ligneux collatéral, autour duquel se trouve une zone plus ou moins volumineuse de parenchyme, revêtue elle-même à l'extérieur d'un épiderme pourvu de stomates.

Quant à l'anthère, sa structure est un peu plus compliquée, et de plus elle varie aux divers moments de son développement. Laissant de côté tout ce qui a trait à la structure de l'anthère depuis son apparition jusqu'au moment où elle arrive à l'état adulte, nous nous occuperons seulement de la structure qu'elle présente à ce moment-là.

L'anthère est traversée, dans le sens de sa longueur, par un faisceau libéro-ligneux (*flb*, fig. 149) qui n'est autre chose que la continuation directe de celui du filet. Ce faisceau est situé suivant la ligne du connectif. Extérieurement, elle est revêtue d'un épiderme muni de stomates (*ep*). Entre l'épiderme et le faisceau libéro-ligneux, se trouve un parenchyme présentant des caractères particuliers. La couche de cellules située sous

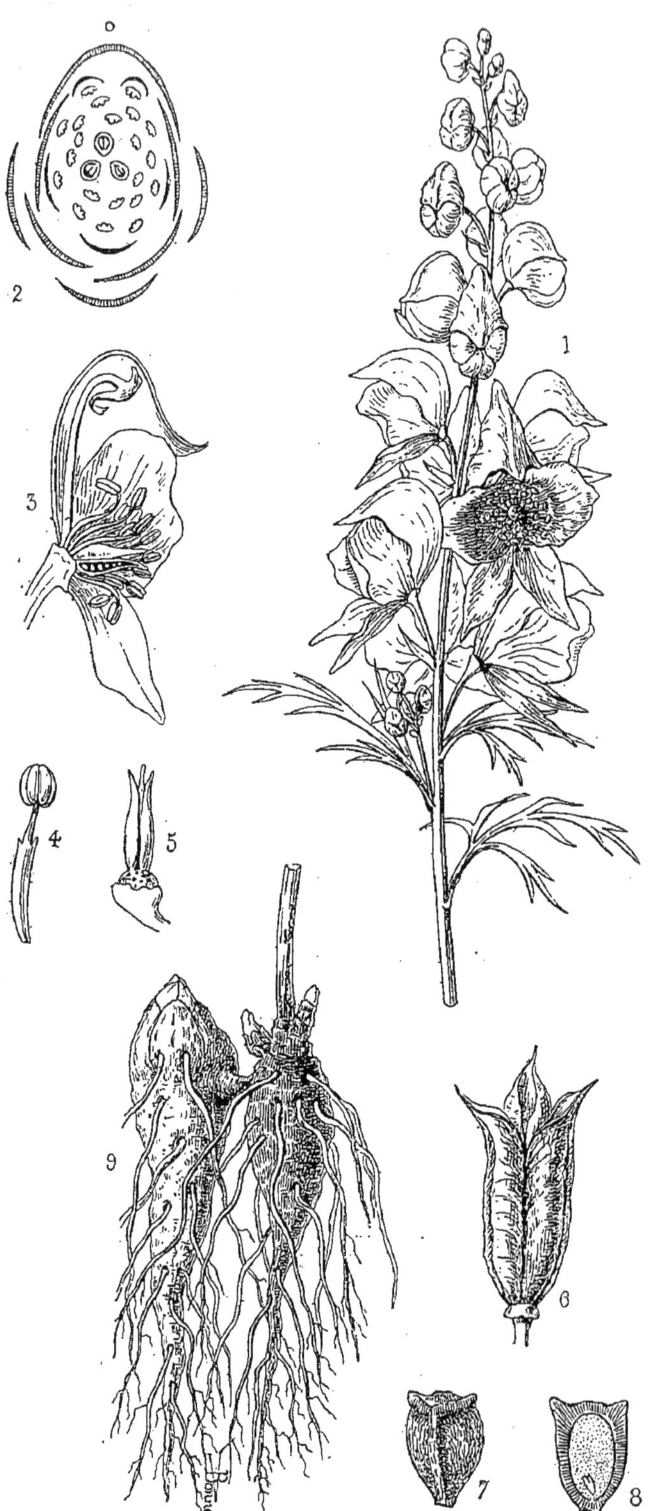

Fig. 147.

Aconit (*Aconitum Napellus*).

1, inflorescence;
2, diagramme de la fleur;
3, fleur coupée en long;
4, étamine;
5, pistil;
6, fruit;
7, graine;
8, graine coupée en long;
9, tubercules souterrains.

l'épiderme et limitant intérieurement la cavité des loges de l'anthère, présente des épaississements, fortement lignifiés, et affectant des formes très variées (*cf*); tantôt ce sont de simples

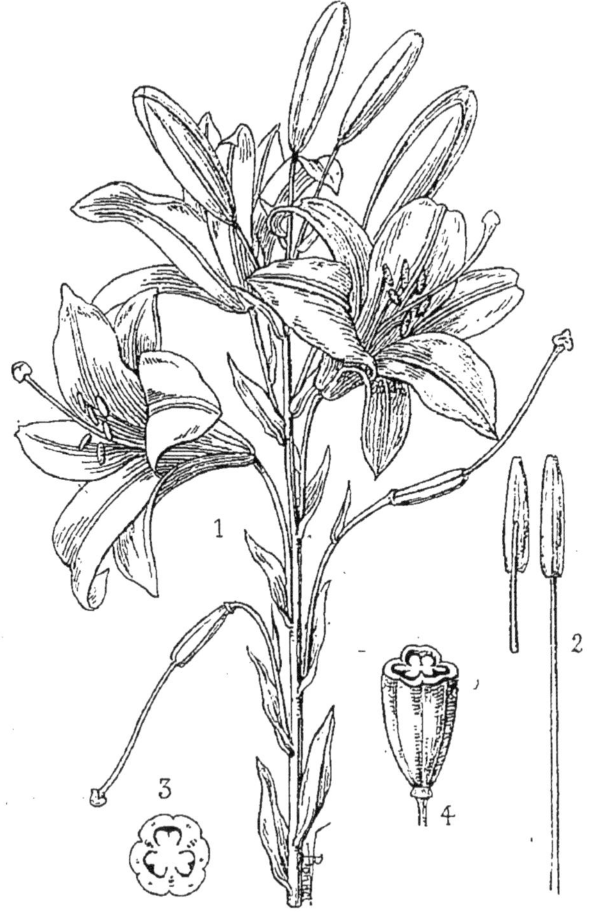

Fig. 148. — Lis blanc (*Lilium candidum*).

1, inflorescence ; 2, étamines ; 3, coupe transversale de l'ovaire ; 4, fruit coupé transversalement.

bandes localisées sur les faces radiales ; tantôt ces épaississements sont en forme d'U ou de griffes ; ailleurs, ce sont des anneaux complets ou des spires continues. C'est cette assise à ornements qui forme, avec l'épiderme, la paroi de la loge pollinique mûre : on l'appelle souvent l'*assise fibreuse*. Entre l'assise fibreuse et le faisceau, le parenchyme ne présente rien de particulier. Parfois cependant, l'assise fibreuse est loin d'être unique, et l'on trouve de deux à dix assises pourvues d'ornements spiralés. Il peut alors se faire que tout le parenchyme se présente avec des cellules munies d'ornements lignifiés.

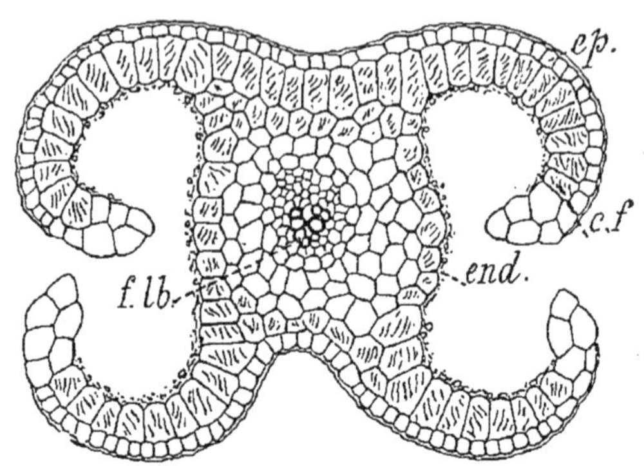

Fig. 149. — Coupe transversale d'une anthère de Lis.

ep, épiderme ; *cf*, assise fibreuse ; *f.lb*, faisceau libéro-ligneux.

A l'intérieur de l'anthère, se trouvent les grains de pollen. Ceux-ci présentent une membrane, souvent cutinisée à l'extérieur, avec des épaississements très variés, et un contenu.

Le contenu du grain de pollen est formé d'une masse de protoplasme très dense, renfermant un noyau et des matières de réserve : amidon, huile, etc. A la maturité, le noyau se divise, et il se fait, entre les deux nouveaux noyaux, une cloison en forme de verre de montre découpant dans le grain deux cellules inégales (A, fig. 150).

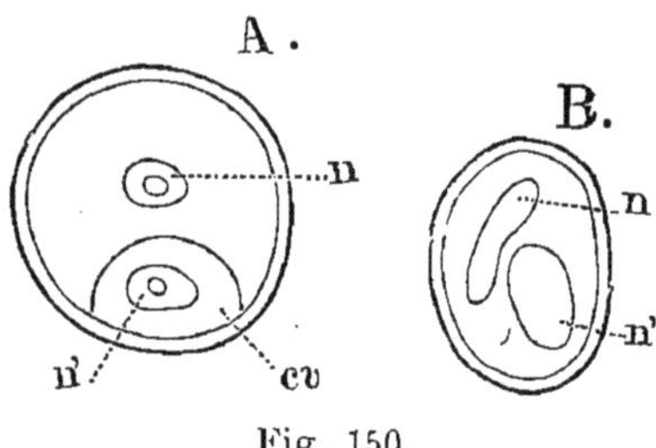

Fig. 150.

A, grain de pollen du *Tulipa Gesneriana*; B, grain de pollen du *Lathyrus sylvestris*.

Dans les Gymnospermes, cette cloison passe à l'état de cellulose, et en outre la grande cellule peut se diviser encore, et cela jusqu'à trois fois de suite, de sorte que le grain de pollen pourra avoir une grande cellule et quatre petites (Mélèze). Dans bien des cas cependant, le grain de pollen demeure bicellulaire (Pin, Sapin, If).

Chez les Angiospermes, la cloison séparatrice des deux cellules, ne devient pas cellulosique et se résorbe plus tard; les deux noyaux (n, n') sont donc les seuls témoins de la division de la cellule primitive (B, fig. 150).

C. — Structure du pistil.

Le pistil est formé de pièces qui portent le nom de *carpelles*, et qui comprennent d'une façon générale trois parties : l'ovaire, le style, le stigmate. Nous avons donc à étudier la structure de chacune de ces parties.

L'ovaire n'étant autre chose que le limbe d'une feuille modifiée, présentera tout d'abord un épiderme sur chacune de ses faces, pouvant porter des stomates et des poils. Compris entre les deux épidermes, se trouve un parenchyme, souvent chlorophyllien et ordinairement centrique, quelquefois cependant hétérogène ; dans ce cas, le parenchyme en palissade se trouve à la face externe de l'ovaire, et par conséquent à la face inférieure de la feuille. Dans ce parenchyme, sont placés les faisceaux libéro-ligneux diversement ramifiés et anastomosés. Il y a toujours un faisceau médian, qui correspond à la nervure de la feuille, et deux faisceaux marginaux, volumineux, occupant chaque bord de la feuille et envoyant des branches aux ovules. Le long de chaque bord, la face interne de l'ovaire est tapissée par une bande d'un tissu particulier, le *tissu conducteur*, dont il sera question plus loin.

Le style présente la structure de l'ovaire qu'il surmonte et dont il n'est que le prolongement. Quand le pistil est monocarpellé, les deux bords du style se rapprochent, en produisant un canal central, le *canal stylaire*. On y observe alors un épiderme, un parenchyme homogène, et le plus souvent un faisceau qui est le prolongement du faisceau médian du carpelle.

Quand l'ovaire est gamocarpellé et que les styles sont soudés à leur tour, ceux-ci s'unissent presque toujours bord à bord, et il se forme ainsi un canal stylaire unique. Dans le parenchyme, on trouve autant de gros faisceaux qu'il y a de carpelles entrant dans la formation de l'ovaire (*flb*, fig. 151).

Le tissu conducteur tapisse l'intérieur du canal stylaire qu'il peut même remplir complètement. Les cellules de ce tissu renferment un protoplasme granuleux, abondant, avec de l'huile, de l'amidon, ou de la chlorophylle ; les parois des celules, épaissies, molles et brillantes, sont toujours en voie de gélification.

En s'épanouissant sur la face interne de l'extrémité du style, le tissu conducteur forme le stigmate.

L'épiderme du stigmate peut être lisse, mais le plus souvent ses cellules se développent en papilles de forme très diverse

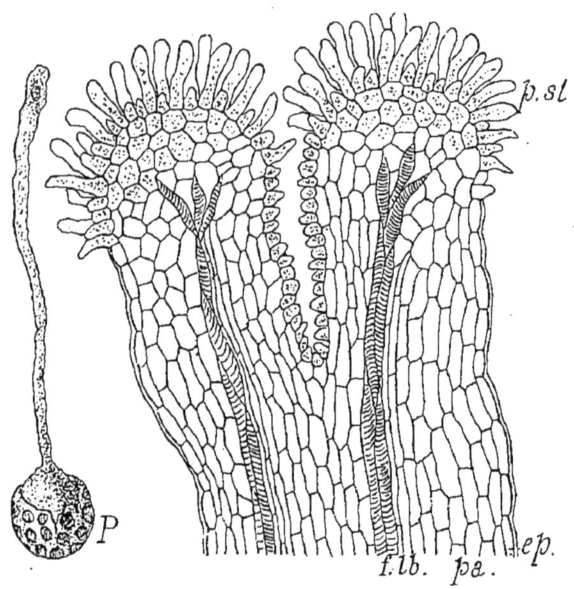

Fig. 151. — Coupe longitudinale du stigmate de la Belladone (*Atropa Belladona*).

ep, épiderme ; *pa*, parenchyme ; *flb*, faisceaux libéro-ligneux ; *p.st*, papilles stigmates ; *P*, grain de pollen isolé avec son tube pollinique.

(*p.st.*, fig. 151), parfois même en poils très longs, comme dans le Blé. Ces cellules sécrètent un liquide visqueux, acide et sucré qui retient les grains de pollen, et constitue un milieu très favorable à la formation et au développement des tubes polliniques.

A l'intérieur de l'ovaire se rencontrent les ovules, dont nous allons succinctement indiquer la structure chez les Angiospermes. Un ovule est formé par une masse centrale ou *nucelle* (*nc*, fig. 152), entourée par une enveloppe ou *tégument* (*tu*) percé à son sommet d'une ouverture ou *micropyle* (*mc*). A la maturité, c'est-à-dire au moment où l'ovule est apte à être fécondé, le nucelle présente une cavité plus ou moins grande qui porte le nom de *sac embryonnaire*. Ce sac embryonnaire (*se*, fig. 153) renferme les éléments suivants : au sommet, se trouvent trois cellules, dont une est destinée à devenir l'embryon à la suite

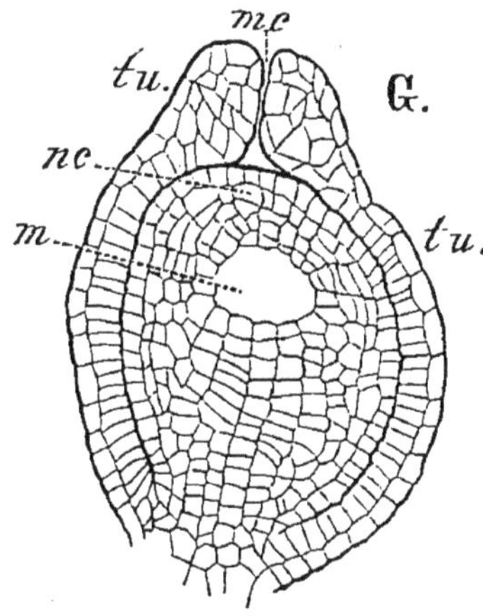

Fig. 152. — Ovule de *Peperomia*.

tu, tégument ; *mc*, micropyle ; *nc*, nucelle ; *m*, cellule du sac.

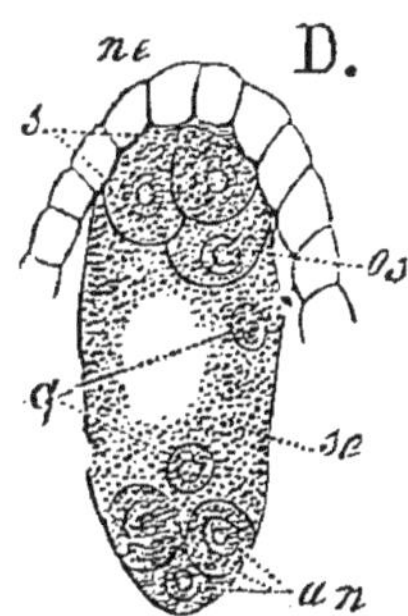

Fig. 153. — Sac embryonnaire du *Cornucopiæ nocturnum*.

nc, nucelle; *s*, synergides; *os*, oosphère ; *se*, sac embryonnaire ; *an*, antipodes.

de la fécondation, c'est *l'oosphère* (*os*); les deux autres portent le nom de *synergides* (*s*). Dans la partie inférieure du sac, on trouve encore trois cellules, qui paraissent ne jouer aucun rôle dans la fécondation : ce sont les *antipodes* (*an*). Enfin, vers le milieu, se trouvent deux noyaux (*q*) qui par leur fusion forment le *noyau secondaire* du sac embryonnaire ; celui-ci se divisera après la fécondation et donnera naissance à l'albumen.

Chez les Gymnospermes, les phénomènes sont plus compliqués ; nous ne nous y arrêterons pas.

V. — Fruit et graine.

A. — **Fruit.**

Le fruit n'étant autre chose que l'ovaire accru et mûri, le péricarpe sera tout simplement la paroi de l'ovaire transformé en fruit. On y trouvera donc, comme dans l'ovaire, deux épidermes, et un tissu intermédiaire renfermant les faisceaux libéro-ligneux.

L'épiderme extérieur est lisse ou cireux, et il forme dans ce cas ce qu'on appelle la *fleur* du fruit (Prune, Raisin, etc.); il porte souvent des poils, des épines (Marronnier), ou des lames plus ou moins saillantes formant des sortes d'ailes (Orme, Érable).

L'épiderme interne porte aussi des poils, parfois très longs et enveloppant les graines. Ces poils deviennent succulents dans l'Orange, où ils constituent la portion comestible du fruit. Dans le fruit de la Vanille (pl. XXXI, fig. 7), ces poils sont remplis d'une matière brunâtre et renferment une grande quantité de vanilline.

Le parenchyme intermédiaire peut être *homogène* ou *hétérogène*. Dans le premier cas, il est *sec* ou *charnu*. Lorsqu'il est sec, les cellules perdent leur protoplasme et se dessèchent. Tantôt les parois des cellules s'épaississent fort peu ou même pas du tout (fruits d'Ombellifères, pl. XXXIV), tantôt au contraire elles s'épaississent fortement et le péricarpe est en totalité sclérifié (fruits du Fraisier, du Figuier, etc.). Quand le parenchyme est charnu, la membrane des cellules reste mince et celles-ci renferment un protoplasme riche en eau, en même temps qu'elles accumulent en elles de l'amidon, des matières grasses, des acides, du sucre, etc.

Dans le cas du parenchyme hétérogène, une portion reste mince tandis que l'autre se sclérifie. Tantôt la portion sclérifiée se trouve à l'extérieur du péricarpe, comme dans le Poivre (pl. XXXII, fig. 4 et 5); tantôt elle est située à l'intérieur : fruits de la Badiane (pl. XXXII, fig. 2), de l'Olivier, des Amygdalées, etc. Parfois les cellules sclérifiées sont groupées en îlots épars au milieu du péricarpe (Poire). C'est toujours dans la région parenchymateuse que sont placés les faisceaux libéro-ligneux.

B. — **Graine**.

Toute graine comprend deux parties : l'enveloppe ou *spermoderme* provenant des téguments de l'ovule, et l'*amande* provenant du nucelle. La structure du spermoderme seule présente quelque intérêt.

Le spermoderme peut être simple, double, ou triple, c'est-à-dire, qu'il peut constituer une, deux ou trois enveloppes distinctes. Chacune de ces enveloppes peut en outre être formée d'une ou de plusieurs assises de cellules. Il peut être papyracé (Pois, Haricot, etc.), crustacé (Ricin, Épurge, *Croton Tiglium*, etc.), ligneux (Pin) ou charnu (Grenade). Dans bien des cas aussi, les assises externes du spermoderme ont la propriété de se gélifier : graines de Lin, de Moutarde noire, de Coing (pl. XXXV, fig. 4, 5 et 7).

On voit donc par là que la structure du tégument de la graine est très variable et qu'il est impossible de la généraliser : chaque graine a pour ainsi dire une structure qui lui est propre. Nous avons dû nous contenter par conséquent de donner quelques exemples qui seront étudiés en détail dans la deuxième partie (voir pl. XXXV).

DEUXIÈME PARTIE

HISTOLOGIE SPÉCIALE

DES PLANTES MÉDICINALES

RACINES DE SALSEPAREILLE.

On nomme *Salsepareille*, dans le commerce, les racines d'un certain nombre d'espèces américaines du genre *Smilax*. Ces plantes se trouvent dans les régions chaudes des deux Amériques, depuis le Mexique inclus jusqu'à la partie du Brésil arrosée par le fleuve des Amazones et ses affluents : Vera-Cruz, Tampico, l'Amérique centrale, la Nouvelle-Grenade, le Para, sont les principaux centres d'exploitation. Les sortes commerciales sont assez nombreuses ; nous étudierons les plus répandues dans le commerce.

1. — Salsepareille de la Vera-Cruz.

Origine botanique. — Cette sorte est produite par le *Smilax medica*, plante des pentes orientales des Andes du Mexique.

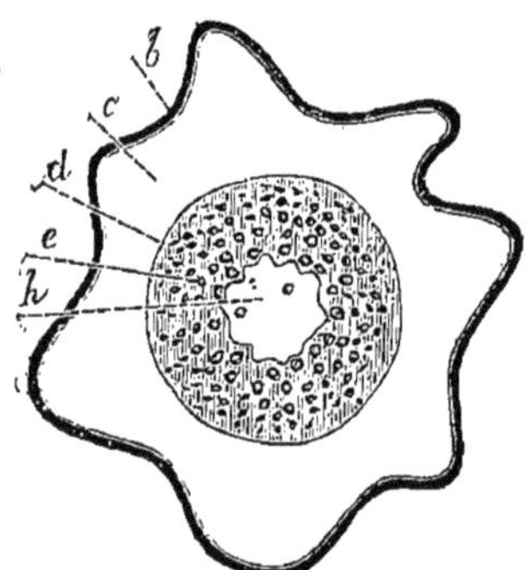

Fig. 154. — Section transversale de la Salsepareille de la Vera-Cruz.

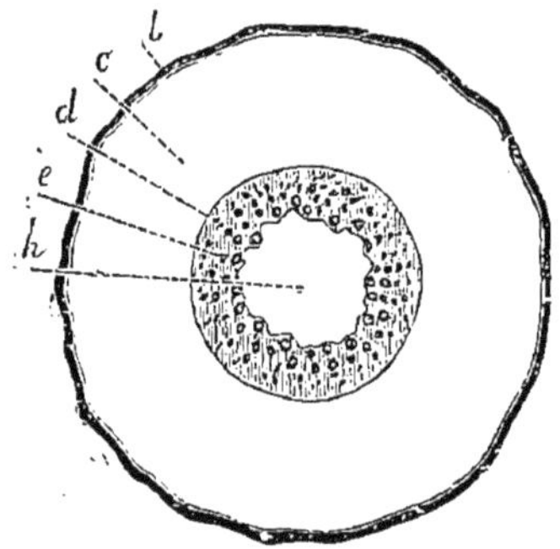

Fig. 155. — Section transversale d'une Salsepareille de Honduras.

Elle porte improprement en France le nom de Salsepareille de Honduras.

Description. — Elle se présente en paquets dans lesquels les racines sont retournées sur une souche épaisse généralement pourvue de tronçons de tiges. Les racines sont grosses, de couleur noire ou gris jaunâtre, très profondément sillonnées, salies de terre dans le fond des sillons ; elles sont dures, rarement pleines, plus souvent sèches et chargées de radicelles. A la coupe, elles présentent une zone ligneuse blanche, beaucoup plus épaisse que la moelle (fig. 154).

Histologie (Voir pl. I, fig. 1). — Cellules de *l'épibléma* (*ep*) sur trois à cinq rangées, très épaissies surtout du côté externe. Cellules de l'endoderme (*end*) *allongées radialement*, épaissies en fer à cheval et à *cavité triangulaire*. Amidon abondant dans la moelle (*m*), beaucoup moins dans l'écorce (*p.c*).

2. — Salsepareille de Honduras.

Origine botanique. — Elle a été attribuée par Guibourt au *Smilax Sarsaparilla*, L.; mais la racine de cette espèce ne serait pas exportée. On ne sait donc pas au juste quel est le *Smilax* qui produit la sorte en question. La Salsepareille de Honduras vient de Bélize et autres ports de la baie de Honduras, par la Havane ou par New-York.

Description. — Les racines sont d'un gris foncé ou d'un brun rougeâtre, tantôt *grosses*, farineuses ou cornées, tantôt *maigres* et pourvues de quelques radicelles. La zone corticale est d'une teinte rosée, plus épaisse que le bois, qui est de son côté un peu moins épais que la moelle (fig. 155). Ces racines sont généralement disposées en bottes de grosseur variable, et liées par quelques tours circulaires de l'une des racines.

Histologie (Voir pl. I, fig. 2). — Cellules de l'épibléma (*ep*) disposées sur deux ou trois rangs, faiblement épaissies du côté extérieur, et laissant une ouverture grande. Cellules de l'endoderme (*end*) *à peu près carrées*, également épaissies sur tout le pourtour, à lumen carré. Amidon dans le parenchyme cortical et la moelle.

3. — Salsepar ille du Para.

Origine botanique. — On l'a attribuée aux *Smilax officinalis*, H. Bn.; *Sm. cordato-ovata*, Rich.; *Sm. syphilitica*, H. Bn.; *Sm. papyracea*, Poiret. Elle vient des régions voisines du fleuve des Amazones, du Para, du Maranhan, et arrive par Bahia.

Description. — Cette sorte se présente en bottes cylindriques, formées de racines coupées de la même longueur, placées parallèlement côte à côte et entourées d'une liane. On y trouve deux sortes de racines : les unes minces, ligneuses, profondément sillonnées, barbues; les autres pleines, farineuses, cylindriques, faiblement sillonnées et peu barbues. L'écorce de ces dernières est féculente, un peu plus épaisse que la zone ligneuse; la moelle est blanchâtre et beaucoup plus épaisse que la zone ligneuse (fig. 156).

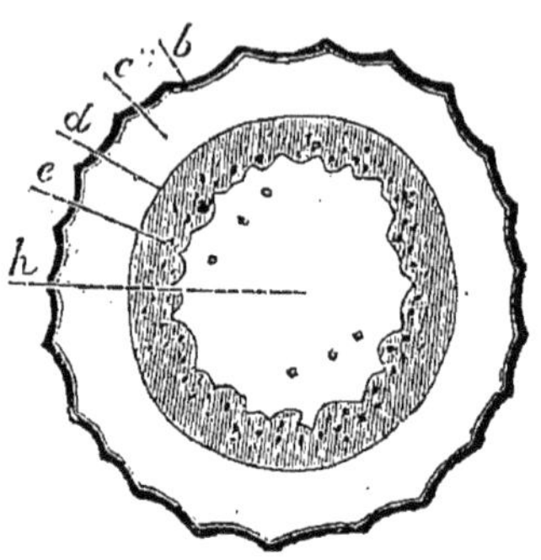

Fig. 156. — Section transversale d'une Salsepareille du Para.

Histologie (Voir pl. I, fig. 3). — Cellules de l'épibléma (*ep*) sur deux ou trois rangs, assez épaissies, et à cavité irrégulièrement arrondie. Cellules de l'endoderme (*end*) quadrilatères, allongées dans le sens du rayon, à parois à peu près également épaissies, limitant une ouverture grande, quadrangulaire ou ovale.

4. — Salsepareille Caraque.

Origine botanique. — Elle est probablement produite par le *Smilax officinalis*, H. Bn., ou le *Sm. syphilitica*, H. Bn. Elle vient de la Nouvelle-Grenade et du Venezuela.

Description. — Elle arrive en bottes, renfermant une ou plusieurs souches avec les racines réunies par quelques tours des plus grosses fibres. Les racines sont épaisses de 3 à 7 millimètres, en général très propres, cylindriques, peu sillonnées, brun pâle ou brun rougeâtre. Sur la coupe transversale, chaque racine montre une écorce blanche ou rosée, gorgée de fécule, et trois ou quatre fois plus large que la couche ligneuse. Celle-ci est très mince et entoure une moelle très large, blanche, farineuse.

Histologie (Voir pl. I, fig. 4). — Cellules de l'épibléma (*ep*) disposées sur trois rangs, faiblement épaissies, parfois recouvertes par les débris de l'assise pilifère. Cellules de l'endoderme (*end*) presque quadrangulaires, étendues tangentiellement, et à peu près uniformément épaissies sur toutes les parois. Grande quantité d'amidon dans le parenchyme cortical et dans la moelle.

Usages. — La Salsepareille est employée depuis longtemps comme dépuratif, sudorifique et diurétique.

PLANCHE I

Fig. 1. — **Salsepareille de la Vera-Cruz** (*Smilax medica*).

ep, épibléma;
p.c, écorce avec cellules remplies d'amidon;
end, endoderme à cellules allongées radialement et épaissie en fer à cheval; la cavité de ces cellules est par suite triangulaire;
per, péricycle formé de trois assises de cellules;
l, liber;
b, bois;
m, moelle.

Fig. 2. — **Salsepareille de Honduras** (*Smilax sp.*).

ep, épibléma;
end, endoderme à cellules carrées et à cavité à peu près carrée.

Fig. 3. — **Salsepareille du Para** (*Smilax syphilitica*).

ep, épibléma;
end, endoderme à cellules allongées dans le sens du rayon, à parois également épaissies, limitant une ouverture assez grande, presque quadrangulaire.

Fig. 4. — **Salsepareille Caraque** (*Smilax officinalis*).

ep, épibléma;
end, endoderme à cellules tangentielles et à cavité irrégulièrement arrondie.

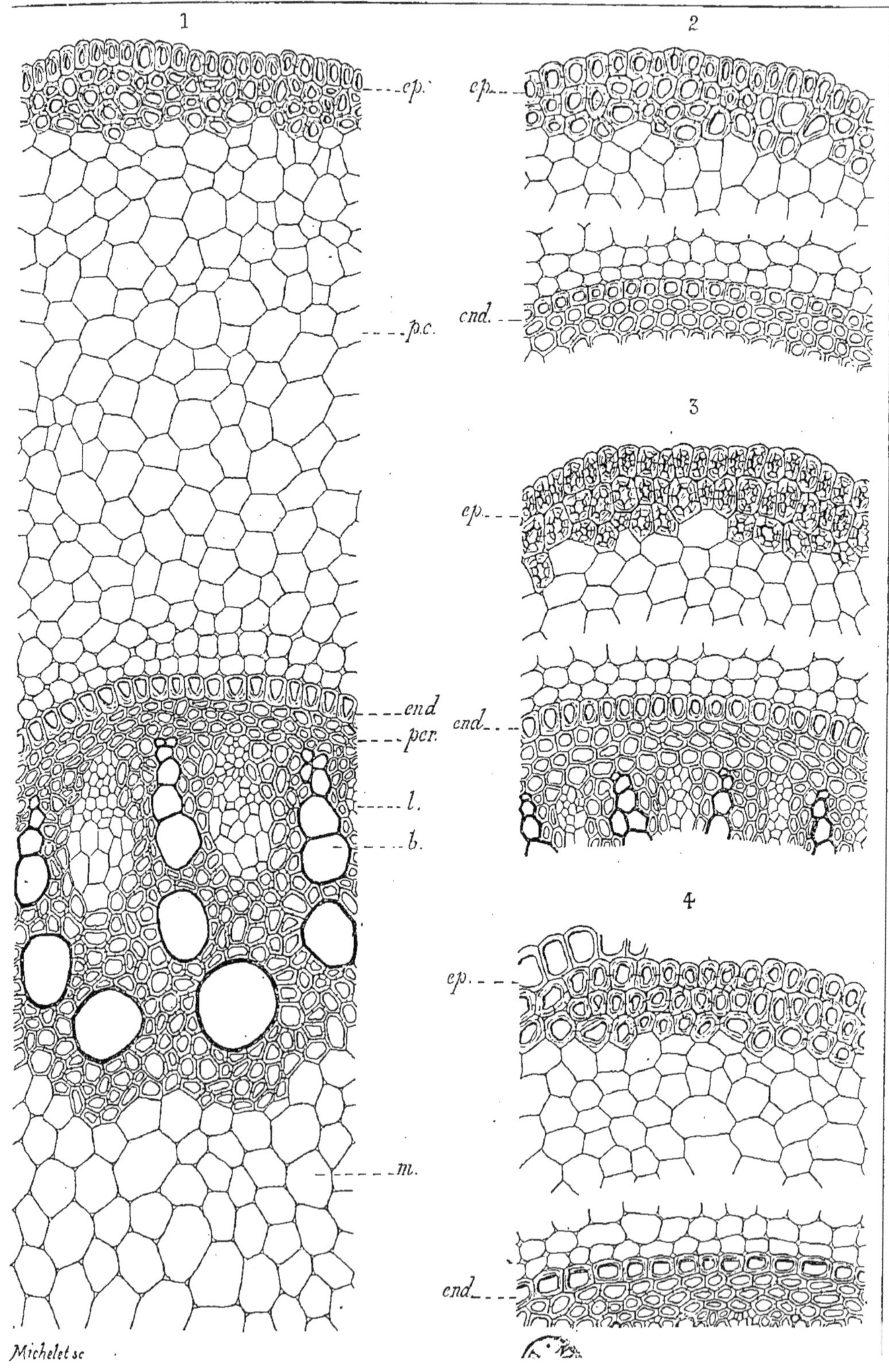
1
2
ep.
ep.
p.c.
end.
3
ep.
end
per.
end.
l.
b.
4
ep.
m.
end.
Michelet sc

RACINE DE VALÉRIANE

Origine botanique. — Valériane officinale (*Valeriana officinalis*, L.). C'est une plante herbacée vivace, commune dans les lieux humides de presque toute l'Europe, et qui s'étend dans le nord de l'Asie jusqu'au Japon. Cultivée pour l'usage médical en

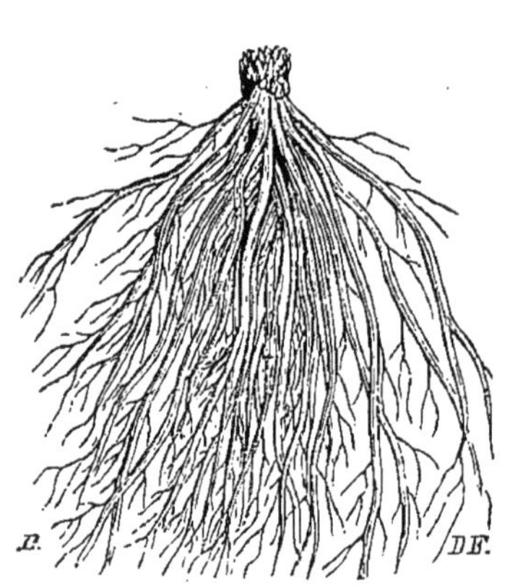

Fig. 157. — Racine de Valériane officinale.

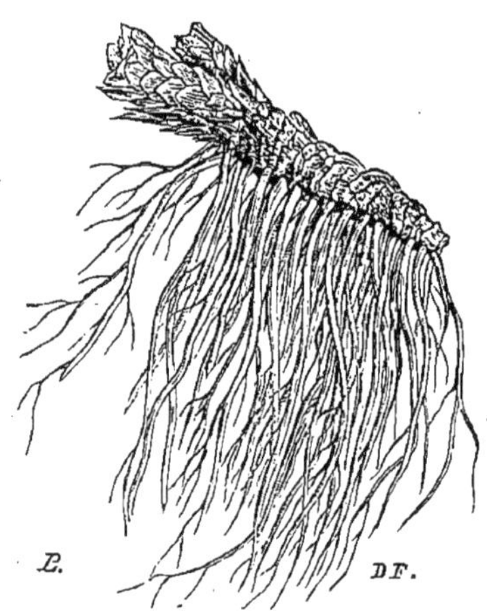

Fig. 158. — Racine de Valériane Phu.

Angleterre, en Hollande, en Allemagne et dans l'Amérique du Nord.

Description. — La *racine de Valériane* des pharmacies est constituée par le rhizome entouré d'un grand nombre de racines adventives, formant autour de lui une touffe épaisse emmêlée de gros stolons de 10 à 12 centimètres de longueur. Le rhizome est court, ramassé, irrégulièrement ovoïde; à la partie supérieure, il porte le plus souvent la base desséchée des feuilles radicales et de la tige aérienne. A la partie inférieure, il porte les radicelles (fig. 157), qui, après dessiccation, sont brunâtres et striées dans le sens de leur longueur; elles exhalent alors une odeur forte, désagréable, *sui generis*.

Histologie. — Si l'on étudie la structure du rhizome, on trouvera : 1° un *épiderme ;* 2° une *écorce*, avec cellules contenant de l'amidon et de l'huile essentielle ; 3° un *endoderme*, dont les cellules contiennent aussi de l'huile essentielle ; 4° des *faisceaux libéro-ligneux* séparés de l'endoderme par le péricycle ; 5° une *moelle*, à cellules contenant de l'amidon et de l'huile essentielle : elle est résorbée dans les vieux rhizomes.

La structure de la racine (voir pl. II, fig. 1) ne présente rien de bien spécial. Les formations primaires sont au nombre de cinq ; elles sont isolées dans les jeunes racines, où l'on voit déjà la formation du cambium (*c*) qui produira les tissus secondaires. Les parties parenchymateuses renferment encore de l'amidon et de l'huile essentielle.

Substitution. — On pourrait substituer la racine de la grande Valériane (*Valeriana Phu*), qui est bien moins odorante que la précédente. Elle s'en distingue facilement par les caractères suivants : le rhizome est un corps allongé, de 10 à 15 centimètres de long, sillonné longitudinalement, marqué à la face supérieure de dépressions demi-circulaires, et garni à la face inférieure d'un grand nombre de radicelles, disposées sur trois rang (fig. 158).

Usages. — La Valériane est employée comme stimulant, antispasmodique et diurétique.

RACINE DE SAPONAIRE

Origine botanique. — Saponaire officinale (*Saponaria officinalis*). C'est une plante commune en France et dans toute l'Europe tempérée.

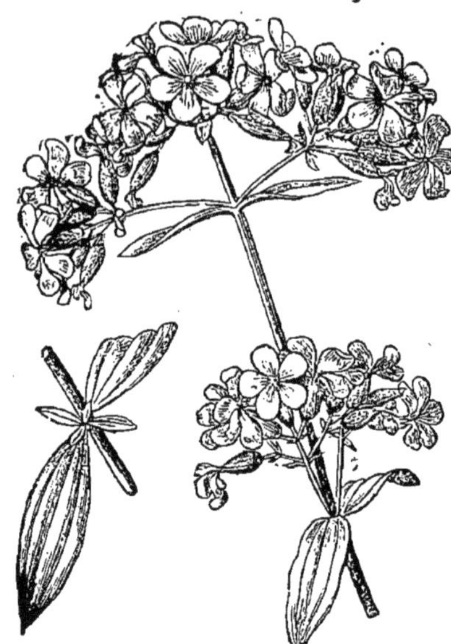

Fig. 159. — Saponaire officinale.

Description. — La racine de Saponaire du commerce est constituée par un mélange de racines vraies et de rameaux souterrains, qui ne s'en distinguent extérieurement que par la présence de bourgeons à l'aisselle de feuilles écailleuses. Elle est le plus souvent en fragments mesurant 10 à 12 centimètres au plus, et de la grosseur d'une plume d'oie. Ces fragments sont noueux, ridés longitudinalement, et d'un gris rougeâtre à l'extérieur. Saveur d'abord douceâtre, devenant bientôt âcre à la gorge ; odeur nulle.

Histologie (Voir pl. II, fig. 2). — Sous le rapport de la structure, les rameaux souterrains se distinguent des racines par la présence d'une moelle assez abondante.

Usages. — La racine de Saponaire est employée comme stimulante, sudorifique et dépurative ; son principe actif paraît être la *saponine*. Dans l'industrie, on l'emploie au dégraissage des étoffes.

PLANCHE II

Fig. 1. — **Racine de Valériane** (*Valeriana officinalis*).

a.p, assise pilifère;
a.s, assise subéreuse;
p.c.e, parenchyme cortical externe;
p.c.i, parenchyme cortical interne;
end, endoderme;
per, péricycle;
l, liber;
c, cambium;
b^1, bois primaire;
b^2, bois secondaire;
m, moelle.

Fig. 2. — **Racine de Saponaire** (*Saponaria officinalis*).

s, liège;
p.c, écorce secondaire;
l, liber;
c, cambium;
$v.b^2$, vaisseaux du bois secondaire;
p.l, parenchyme ligneux;
b^1, bois primaire.

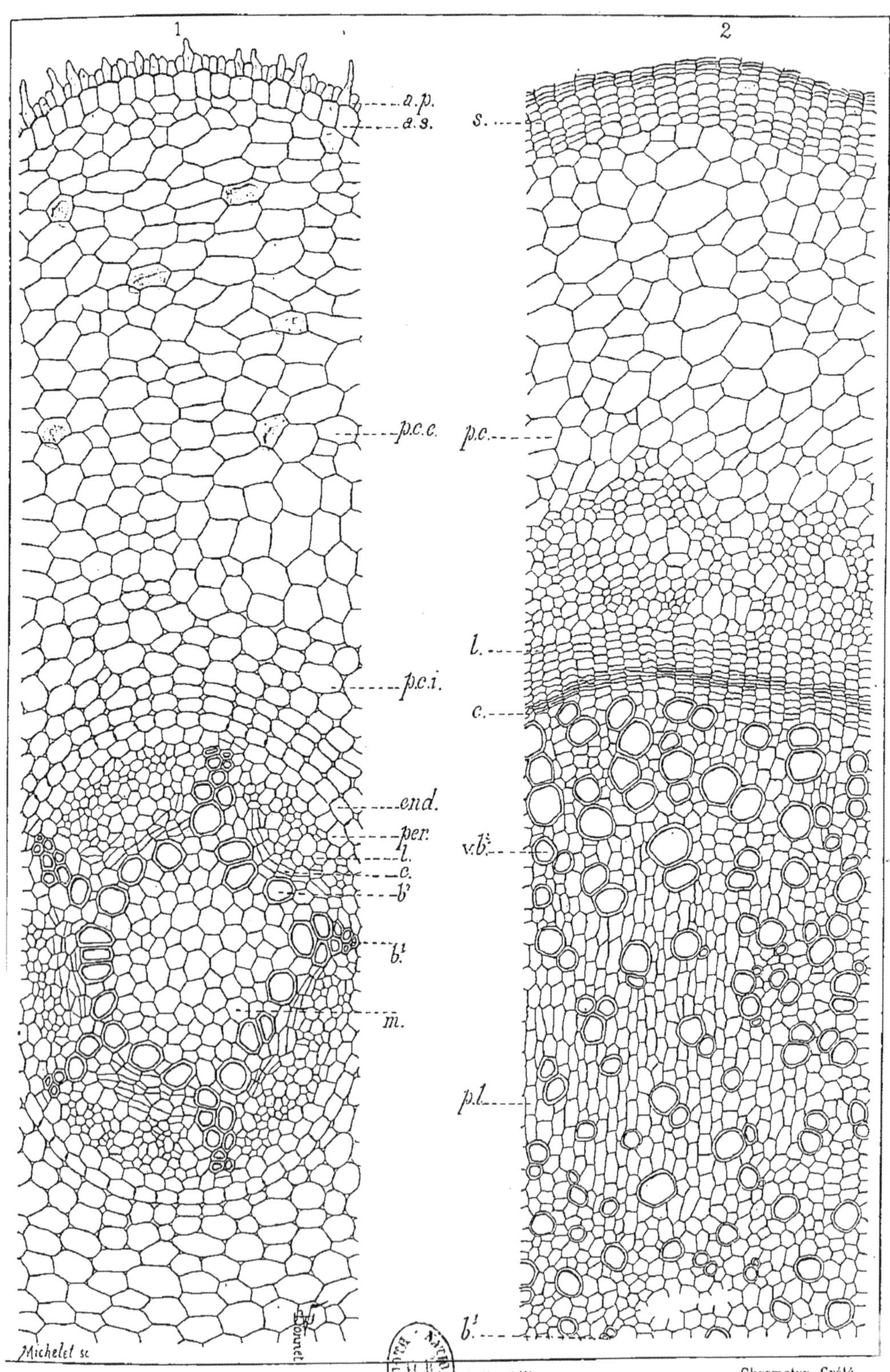

Valère Bonnet, del. J.-B. Baillière et fils, édit. Chromotyp. Crété.

RACINE DE COLOMBO

Origine botanique. — *Chasmanthera palmata*, H. Bn. C'est une plante grimpante qui vient de la côte occidentale d'Afrique, dans le Mozambique ; on la cultive dans diverses îles de l'océan Pacifique. Elle vient en Europe de Zanzibar et surtout de Bombay.

Description. — Dans le commerce, la racine de Colombo arrive en rouelles, irrégulières, circulaires ou ovales, ayant de 2 à 5 centimètres de diamètre et de 2 à 4 millimètres d'épais-

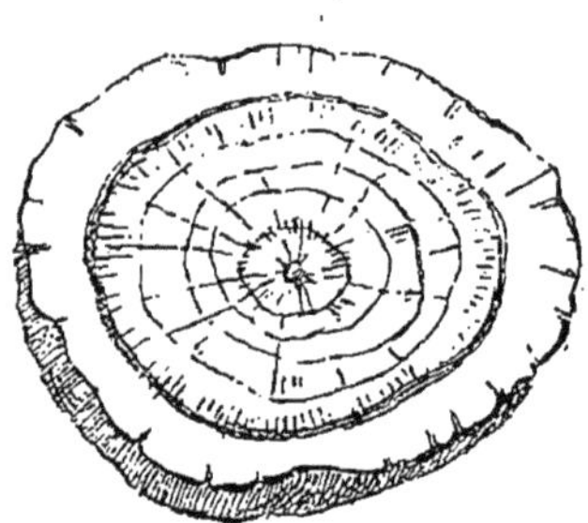

Fig. 160. — Rouelle de racine de Colombo.

seur ; elles sont déprimées au centre et offrent plusieurs dépressions circulaires (fig. 160). Leur coloration est d'un *jaune verdâtre* plus foncé sur les bords. L'écorce est rugueuse, brune, et séparée du bois par un cercle plus foncé ; la cassure est *jaune clair*. Saveur très amère et nauséeuse ; odeur désagréable de moisi.

Histologie (Voir pl. III, fig. 1). — Les faisceaux libéro-ligneux sont très étroits et très longs ; ils sont séparés par de très larges rayons médullaires.

Substitutions. — Dans le commerce, on lui substitue parfois la racine de Bryone et celle du *Frasera Walteri*, qui, toutes deux, sont à l'état de rouelles. La racine de Bryone se distingue par sa coloration blanche et par des lignes saillantes radiales.

Les rouelles du *Frasera Walteri* sont *jaune fauve*, de *saveur peu amère* et sucrée. Elles ont une cassure *jaune orangé*, et la teinture d'iode ne les bleuit pas, tandis qu'elle bleuit la racine de Colombo.

Usages. — Le Colombo est employé comme tonique amer, dans les diarrhées, l'atonie du tube digestif, l'anémie, etc.

RACINE DE JALAP

Origine botanique. — Jalap officinal (*Exogonium Purga*, Benth.). Cette plante herbacée, à racines tubéreuses et à tige volubile, croît spontanément dans les bois à sol humide des Andes mexicaines, aux environs de Jalapa et de San-Salvador. Elle est importée de la Vera-Cruz.

Description. — Le Jalap du commerce se présente en tuber-

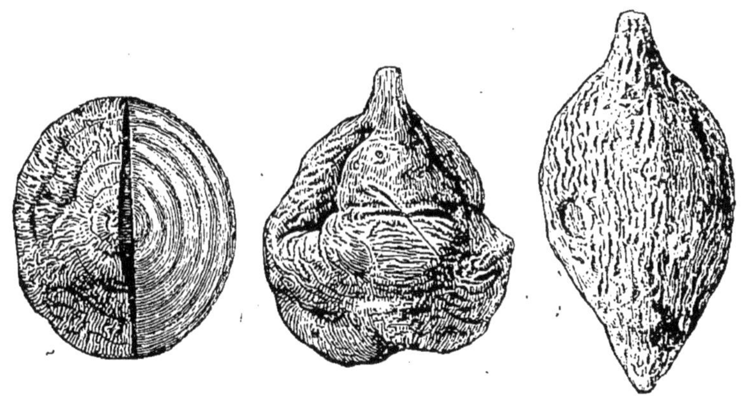

Fig. 161. — Jalap du commerce.

cules irréguliers, ovoïdes, dont la taille varie depuis celle d'une grosse noix jusqu'à celle du poing de l'homme (fig. 161). Ils sont pointus à l'extrémité inférieure, profondément ridés et contournés, colorés en brun foncé, et marqués de petites cicatrices très nombreuses, disposées en cercles transversaux. Les petits tubercules sont entiers ; les gros sont incisés selon la longueur, ou même coupés en quartiers. Coupée transversalement, cette racine présente d'ordinaire de nombreux cercles concentriques, de couleur noirâtre, formés par le contenu des vaisseaux sécréteurs. La racine de Jalap est dure, très pesante et comme cornée; sa cassure est amylacée et nullement fibreuse, colorée en jaune grisâtre. Odeur faible de fumée ; saveur fade, accompagnée d'âcreté.

Histologie (Voir pl. III, fig. 2). — A noter une grande quantité d'amidon dans toutes les cellules du parenchyme, de nombreux

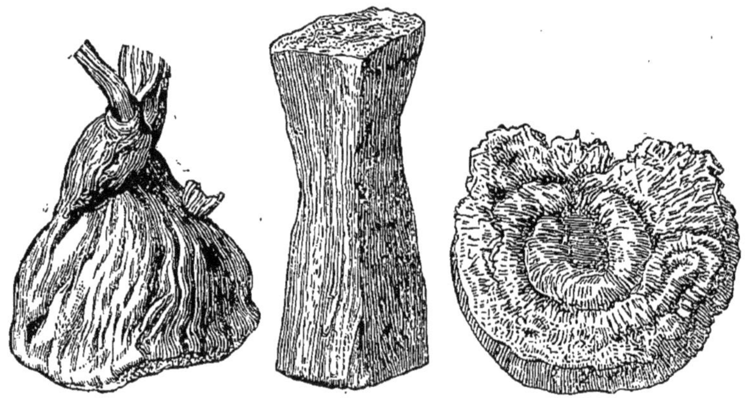

Fig. 162. — Jalap fusiforme.

cercles de vaisseaux sécréteurs à latex (*la*), et des faisceaux anomaux tertiaires (*l*, *c*, *b*) dans le bois secondaire (b^2).

Substitutions. — On pourrait substituer au Jalap vrai le Jalap fusiforme ou Jalap mâle (*Ipomœa orizabensis*) et le *Jalap de Tampico* (*Ipomœa simulans*). Le premier est reconnaissable à sa forme plus allongée (fig. 162), à sa légèreté, à sa cassure fibreuse, et à la disposition des cercles concentriques de cellules résineuses. Le second se distingue pas son aspect digitiforme, par ses dimensions plus petites, et par la présence fréquente de lacunes dans sa masse.

Usages. — La racine de Jalap est employée comme purgatif énergique.

PLANCHE III

Fig. 1. — **Racine de Colombo** (*Chasmanthera palmata*).

s, liège;
c.sc, cellules scléreuses;
p, parenchyme;
l, liber secondaire;
c, cambium;
b^2, bois secondaire;
rm, rayons médullaires;
b^1, bois primaire.

Fig. 2. — **Racine de Jalap** (*Exogonium Purga*).

s, liège;
p.c, parenchyme cortical;
la, laticifères;
l, liber;
c, cambium;
b^2, bois secondaire;
b^1, bois tertiaire;
c, cambium du faisceau anomal;
l, liber tertiaire.

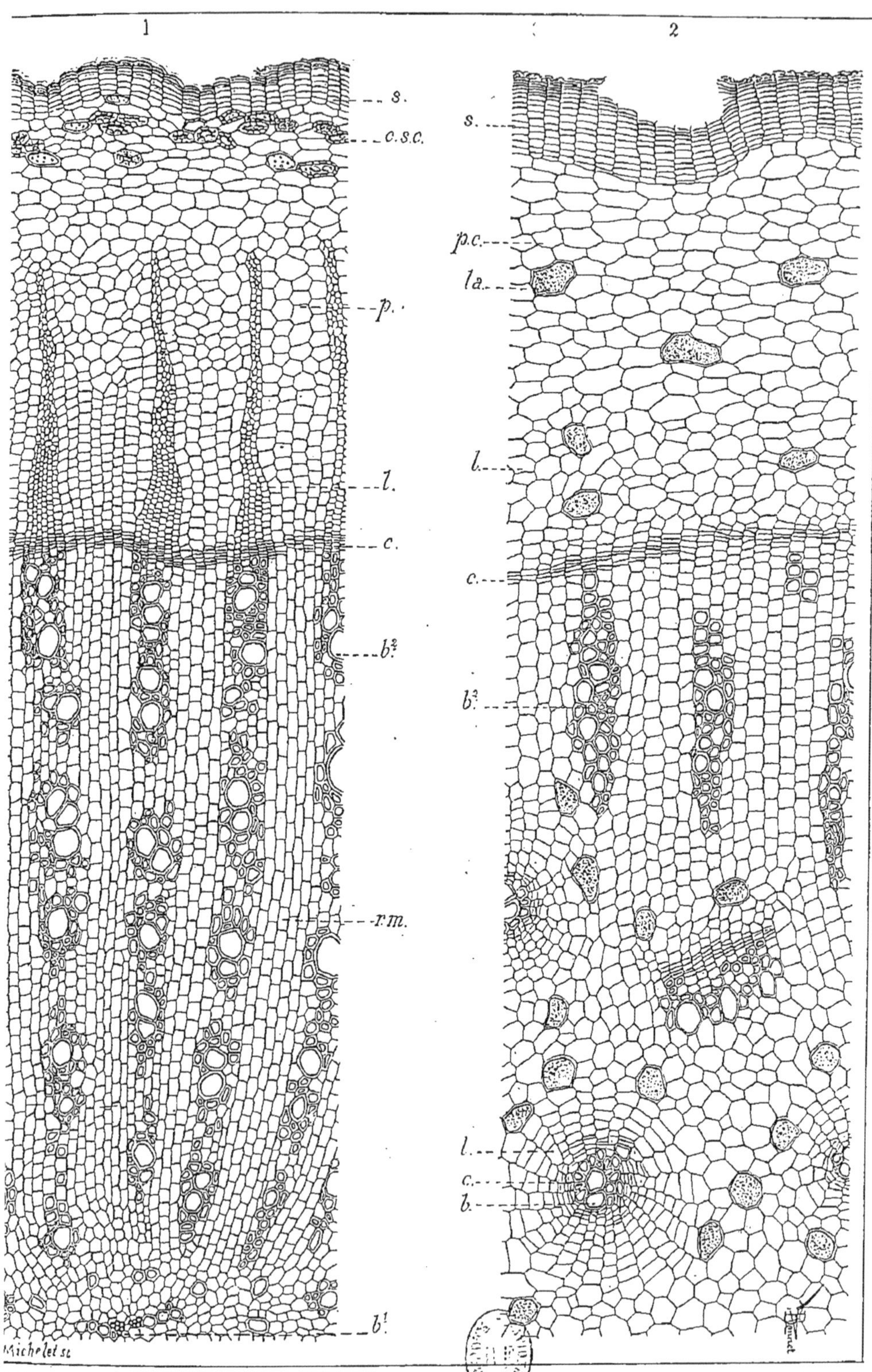

Valère Bonnet, del. J.-B. Baillière et fils, édit. Chromotyp. Crété.

RACINE D'ANGÉLIQUE

Origine botanique. — Angélique des jardins, Angélique de Bohême (*Angelica Archangelica*, L.). C'est une plante bi, trisannuelle, originaire du nord de l'Europe, de la Bohême, de la Suisse et des Pyrénées; elle nous arrive principalement de la Bohême.

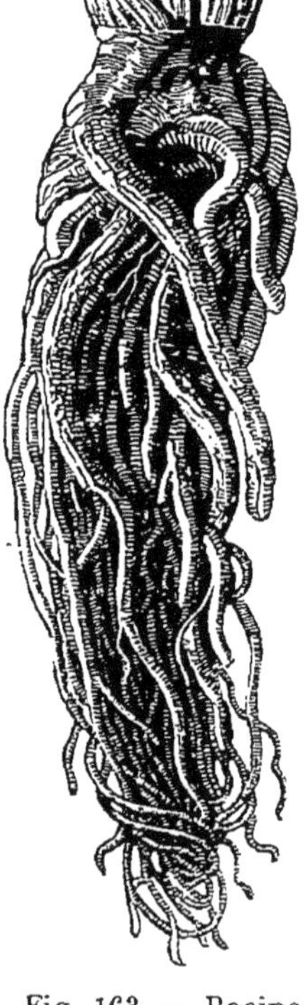
Fig. 163. — Racine d'Angélique.

Description. — La racine d'Angélique se compose d'une souche centrale de 2 à 3 centimètres de longueur, couronnée par la base des feuilles radicales, et portant un grand nombre de racines adventives, fortement sillonnées longitudinalement, plus ou moins longues et souvent tressées ensemble (fig. 163); le tout a une couleur brunâtre. Odeur forte et agréable; saveur d'abord chaude et aromatique, puis amère et âcre.

Histologie (Voir pl. IV, fig. 1). — Cette racine renferme un grand nombre de canaux sécréteurs (*c. r*); certains sont très petits et sont disposés en un seul cercle au-dessous du liège (*s*); les autres, beaucoup plus gros, sont disséminés dans le parenchyme cortical (*p. c*) et dans le liber secondaire (l^2). La souche centrale présente une moelle assez développée, qui manque dans les racines adventives.

Substitution. — On substituerait, paraît-il, à la racine d'Angélique, celle de l'Angélique sauvage (*Angelica sylvestris*, L.). Cette dernière s'en distingue parles caractères suivants : écorce très mince, spongieuse, avec canaux sécréteurs en nombre restreint; bois résistant, très épais et de couleur jaune pâle; odeur faible et peu agréable.

Usages. — La racine d'Angélique est employée comme tonique et stimulante.

RACINE D'AUNÉE

Origine botanique. — Aunée officinale, grande Aunée (*Inula Helenium*, L.). C'est une plante de l'Europe centrale et méridionale et de l'Asie moyenne. Elle est cultivée en grand en Hol-

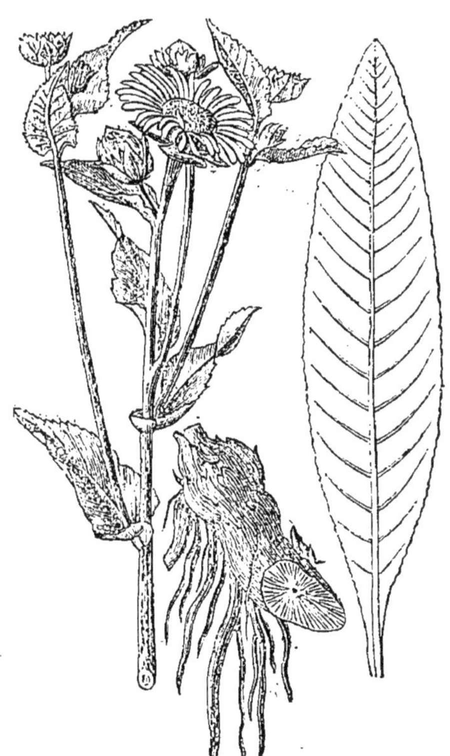

Fig. 164. — Aunée officinale.

lande et dans quelques parties de l'Angleterre et de la Suisse.

Description. — La souche de l'Aunée se compose d'un rhizome très court et très épais, d'où se détachent un grand nombre de racines de la grosseur du doigt environ. Dans le commerce, la racine d'Aunée se présente en rouelles diversement contournées fournies par le rhizome, ou en tronçons de 2 à 4 centimètres de long, provenant de la division longitudinale de la racine. Ces fragments sont de couleur gris brun et cassants ; leur cassure est lisse et cornée. La section transversale y montre un tissu dans lequel un examen attentif fait reconnaître une portion corticale assez mince, et une zone centrale, striée radialement, représentant le bois. Odeur aromatique, rappelant celle de la Violette et du camphre ; saveur aromatique, âcre, un peu amère.

Histologie (Voir pl. IV, fig. 2). — A signaler la présence de larges canaux sécréteurs (*c. r*) dans l'écorce secondaire (*p. c*), le liber (l^2) et le bois secondaires (b^2). La coupe du rhizome offrira une moelle assez large, dont la racine est dépourvue.

Usages. — L'Aunée est stimulante, tonique et diaphorétique.

PLANCHE IV

Fig. 1. — **Racine d'Angélique** (*Angelica Archangelica*).

s, liège sous lequel se trouve un cercle de petits canaux sécréteurs d'origine péricyclique ;
p.c, écorce secondaire avec canaux sécréteurs;
l^1, liber primaire;
l^2, liber secondaire ;
c.r, canaux sécréteurs du liber secondaire;
c, cambium;
b^2, bois secondaire;
r.m, rayons médullaires.

Fig. 2. — **Racine d'Aunée** (*Inula Helenium*).

s, liège;
c.r, canaux sécréteurs de l'écorce secondaire;
p.c, écorce secondaire;
l^1, liber primaire ;
l^2, liber secondaire avec canaux sécréteurs;
c, cambium;
b^2, bois secondaire avec canaux sécréteurs;
r.m, rayons médullaires.
Le centre de la racine est occupé par le bois primaire. Le rhizome possède une structure analogue à celle de la racine, avec cette différence que le centre est occupé par une moelle volumineuse.

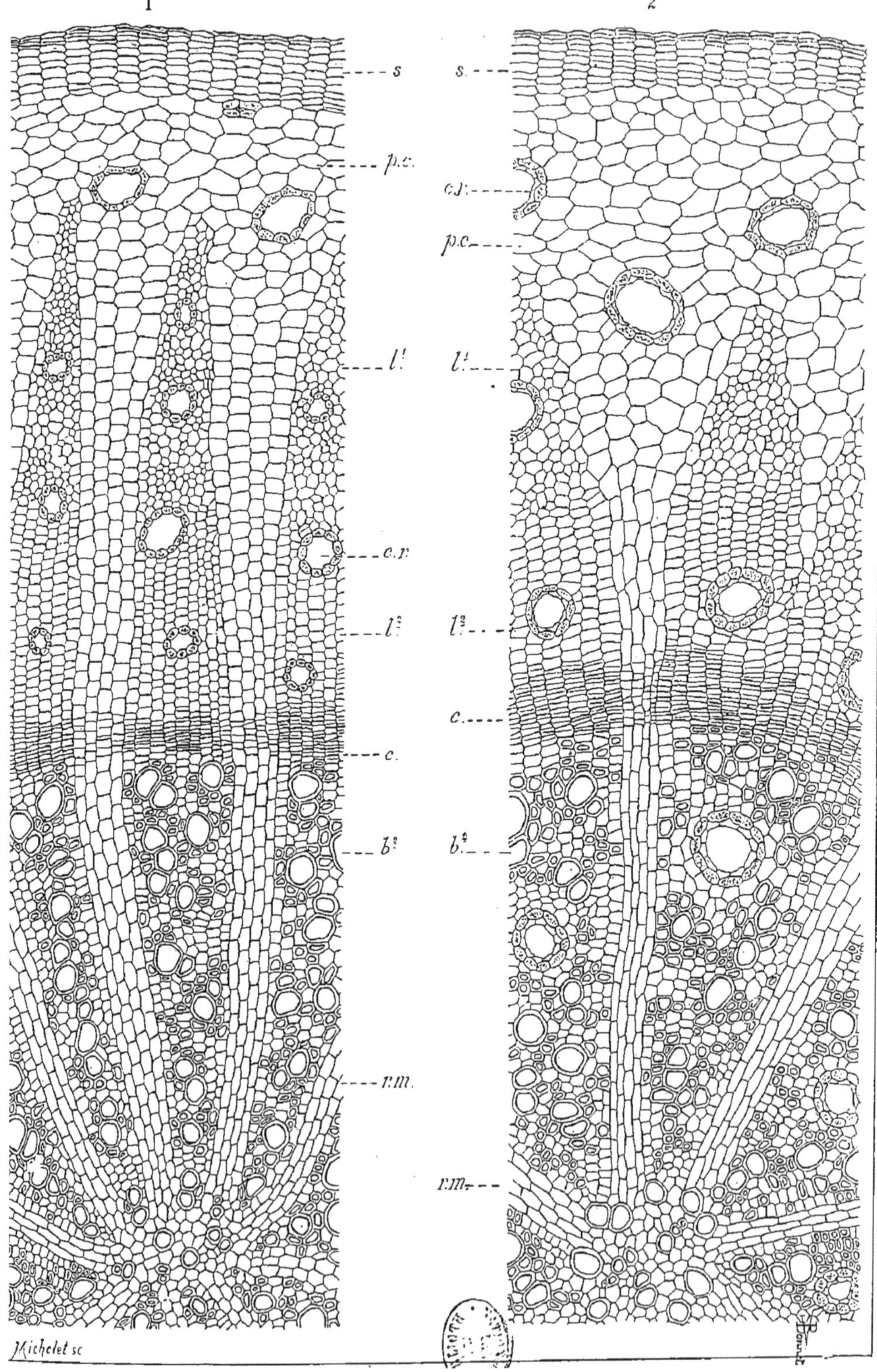
1
2
s
s.
p.c.
c.r.
p.c.
l¹
l¹
c.r.
l²
l²
c.
c.
b²
b²
r.m.
r.m.
Michelet sc

RACINE DE RÉGLISSE

Origine botanique. — Réglisse officinale (*Glycyrrhiza glabra*, L.). Cette plante se trouve, avec de nombreuses variétés, dans toutes les régions chaudes de l'Europe et jusque dans

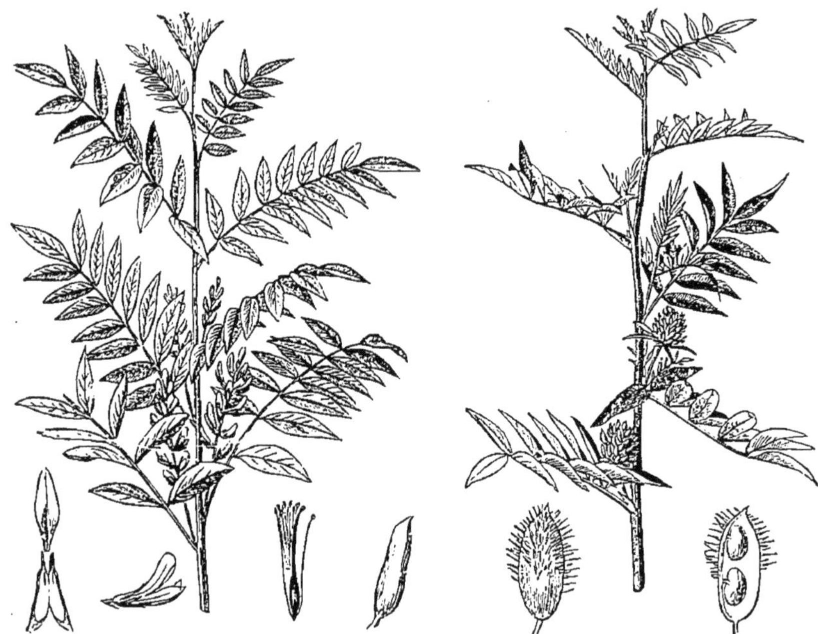

Fig. 165. — Réglisse officinale. Fig. 166. — Réglisse de Russie.

l'Asie centrale. Elle nous arrive surtout de l'Italie et de l'Espagne.

Description. — La racine de Réglisse ordinaire se trouve dans le commerce sous forme de cordons grossièrement cylindriques, flexibles, longs de 50 à 60 centimètres, liés en bottes et réunis en ballots. Elle est ridée longitudinalement, de couleur marron ou gris pâle à l'extérieur, jaune en dedans ; elle est pourvue d'une cassure fibreuse très caractéristique. Odeur faible, assez agréable ; saveur sucrée et finalement un peu âcre.

Un grand nombre de fragments sont fournis, non par la racine, mais par les stolons que la plante envoie en grand nombre sous le sol ; ils portent à leur surface de petites cicatrices, accompagnées d'un bourgeon brunâtre couvert de petites écailles ; en outre, à la section, on constatera l'existence d'une moelle.

Histologie (Voir pl. V, fig. 1). — Le liber (*l*) est formé de strates de liber parenchymateux et de liber fibreux alternant régulièrement. La coupe faite dans le stolon offrira une moelle peu volumineuse.

Usages. — La racine de Réglisse est légèrement béchique et diurétique ; elle possède en outre la propriété de masquer l'odeur des médicaments nauséeux. Sa poudre sert à durcir les pilules et à empêcher leur adhérence entre elles. Elle est employée en Italie et en Espagne à la préparation de l'*extrait* ou *suc de Réglisse*.

RACINE DE BARDANE

Origine botanique. — Grande Bardane (*Lappa major*, Gærtn.). Cette plante croît dans toute l'Europe, dans le nord de l'Asie et de l'Amérique ; elle vient surtout sur les bords des chemins, dans les ruines, les décombres, etc.

Description. — Dans le commerce, la racine de Bardane est en tronçons de 1 à 4 centimètres de haut, plus larges aux extrémités qu'au milieu, pourvus d'une écorce grisâtre, rugueuse et ordinairement sillonnée. Le bois qu'une ligne brune, très nette, délimite par rapport à la région corticale, est traversé par des lignes radiées étroites et brunes, qui partent du centre de la racine et atteignent la zone cambiale (fig. 167) ; ces rayons se continuent en s'amincissant jusque dans la couche corticale externe. Odeur désagréable en masse ; saveur fade, mucilagineuse, puis amère.

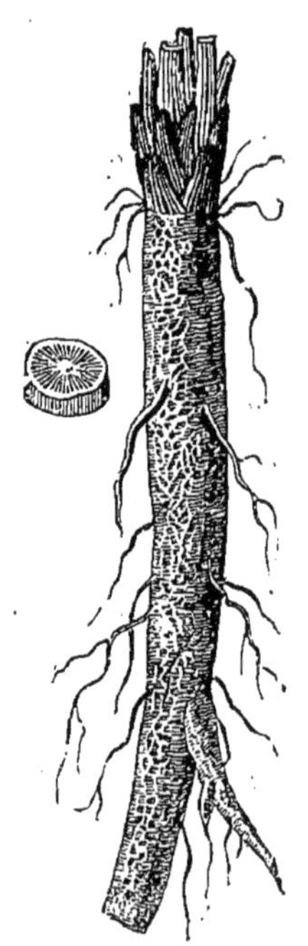

Fig. 167. — Racine de Bardane.

Histologie (Voir pl. V, fig. 2). — Il suffit de noter ici la présence de petits canaux sécréteurs, quadrangulaires, situés dans l'endoderme (*end*). Si l'on fait des coupes dans des fragments de racine, ayant macéré pendant quelques jours dans l'alcool, on trouvera des sphéro-cristaux d'inuline dans toutes les parties parenchymateuses.

Usages. — La racine de Bardane possède des propriétés sudorifiques, diurétiques et dépuratives. On l'emploie contre les maladies de la peau, le rhumatisme, et surtout les manifestations syphilitiques secondaires et tertiaires.

PLANCHE V

Fig. 1. — **Racine de Réglisse** (*Glycyrrhiza glabra*).

s, liège;
p.c, écorce secondaire;
l, liber formé de couches de liber parenchymateux alternant avec des couches de fibres libériennes;
c, cambium;
r.m, rayons médullaires;
b^2, bois secondaire.

Fig. 2. — **Racine de Bardane** (*Lappa major*).

s, liège;
p.c, écorce primaire;
end, endoderme dans lequel sont entaillés de petits canaux sécréteurs;
p.c, péricycle en voie de cloisonnement pour donner de l'écorce secondaire;
l, liber secondaire;
c, cambium;
b^2, bois secondaire.

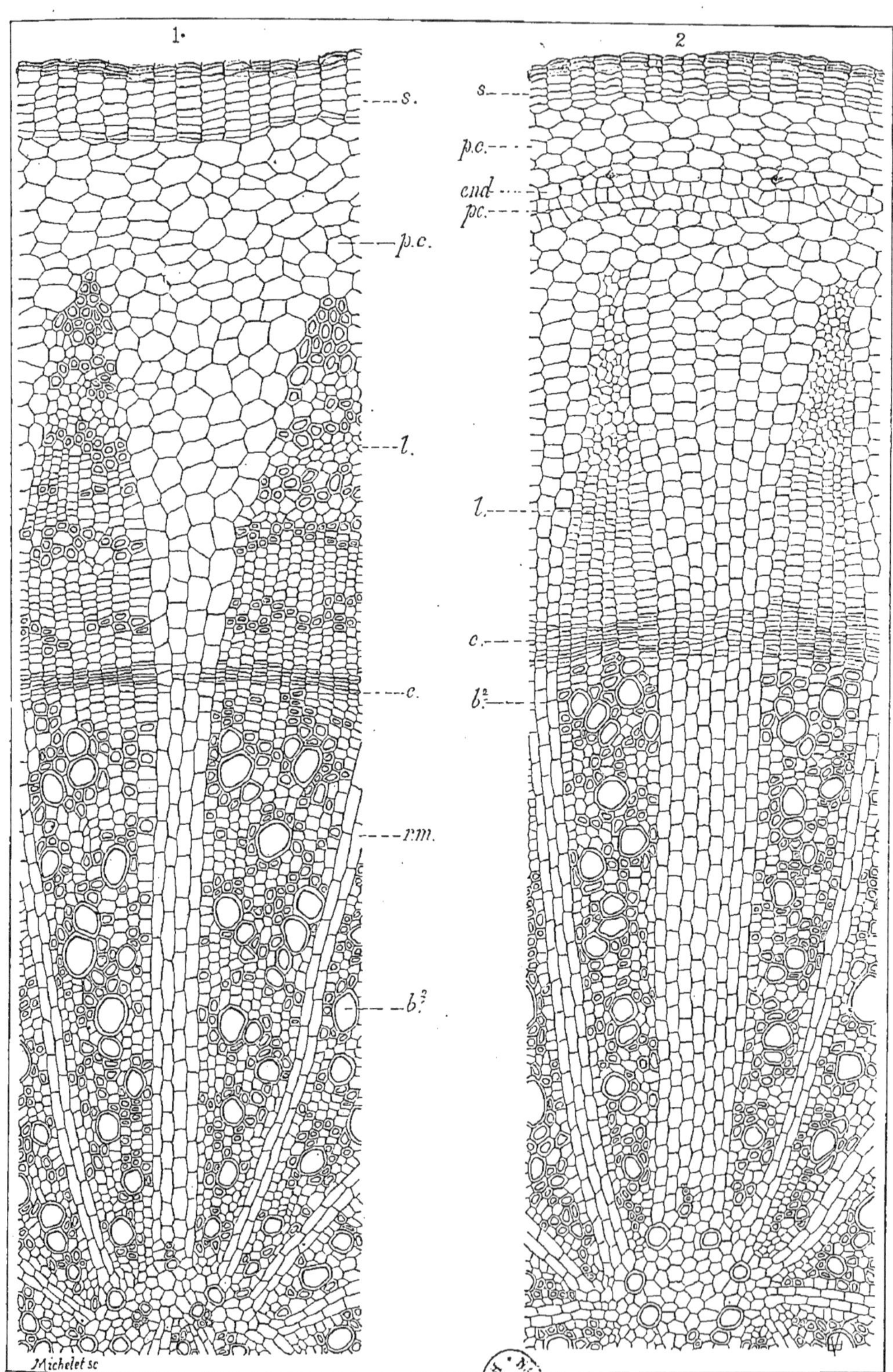

Valère Bonnet, del. J.-B. Baillière et fils, éd. Chromotyp. Crété.

RACINE D'IPÉCACUANHA ANNELÉ

Origine botanique. — *Cephœlis Ipecacuanha*, Rich. C'est une plante ligneuse, qui habite les pentes boisées et les forêts humides de l'Amérique du Sud, et particulièrement diverses

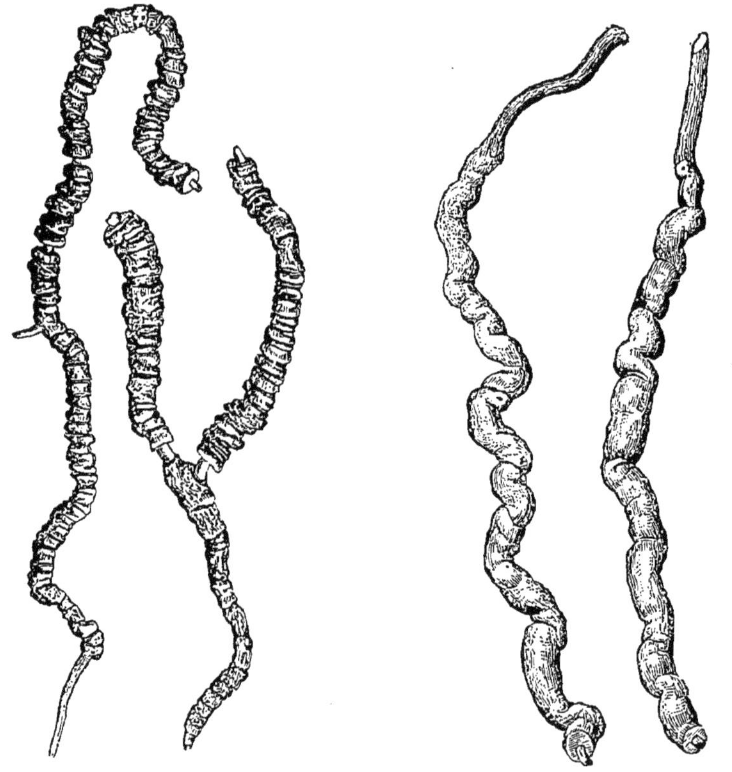

Fig. 168. — Ipécacuanha annelé mineur. Fig. 169. — Ipécacuanha ondulé.

provinces brésiliennes : Para, Fernambouc, Bahia, Rio-Janeiro, Saint-Paul, Matto-Grosse, etc.

Description. — Les racines d'Ipécacuanha se présentent sous forme de racines allongées, grosses comme une plume d'oie, de couleur gris noirâtre ou gris rougeâtre, irrégulièrement contournées, et marquées d'un nombre considérable d'épaississements transversaux formant des anneaux complets, séparés par des sillons larges et profonds (fig. 168). La partie corticale a une consistance amylacée; elle entoure un cylindre ligneux, jaunâtre, finement radié, et complètement dépourvu de moelle. Odeur forte, nauséeuse; saveur amère.

Histologie (Voir pl. VI, fig. 1). — Les cellules du parenchyme cortical (*p. c*) sont gorgées d'amidon; quelques-unes contiennent des raphides. Le bois (*b*) est presque formé exclusivement d'éléments fibreux disposés en files radiales; les vaisseaux y sont très rares; on n'y voit pas de rayons médullaires.

La racine d'Ipécacuanha strié majeur (*Psychotria emetica*) présente à peu près la même constitution histologique; cependant, les cellules du parenchyme cortical ne renferment pas d'amidon, et beaucoup d'entre elles renferment des raphides.

Usages. — L'Ipécacuanha est administré comme émétique; on le donne à faible dose, comme expectorant et diaphorétique. On l'emploie aussi contre la dysenterie.

RACINE D'IPÉCACUANHA ONDULÉ

Origine botanique. — (*Richardsonia scabra*, Kunth.). La Richardsonie est une plante des lieux sablonneux, très commune au Brésil, croissant surtout aux environs de Rio-Janeiro.

Description. — Cette racine est de la grosseur de l'Ipécacuanha annelé, d'un gris blanchâtre, irrégulièrement ondulée ; les anses qu'elle décrit sont tantôt très larges et très espacées, tantôt rapprochées de façon à simuler des anneaux incomplets (fig. 169). La cassure montre un cylindre ligneux, très dur, entouré par une écorce épaisse, farineuse, d'un blanc mat. Odeur terreuse; saveur fade.

Histologie (Voir pl. VI, fig. 2). — Les cellules du parenchyme cortical (*p. c*) sont gorgées d'amidon et renferment çà et là des raphides. Le bois (*b*) renferme un grand nombre de vaisseaux, à large ouverture, irrégulièrement répartis au milieu des fibres ligneuses. On y aperçoit des rayons médullaires (*r.m*), formés de deux ou trois rangs de cellules.

La racine d'Ipécacuanha strié mineur, dont l'origine botanique est mal connue, offre à peu près la structure de la racine d'Ipécacuanha ondulé. Le seul caractère distinctif, c'est que les rayons médullaires sont formés d'un seul rang de cellules étroites, mal délimitées et remplies d'amidon.

Usages. — Il n'est guère employé que dans les pays d'origine. La petite quantité de principe actif qu'il renferme ne permet pas de le substituer à l'Ipéca officinal. On obtiendrait cependant des effets analogues en l'administrant à doses cinq ou six fois plus fortes

PLANCHE VI

Fig. 1. — **Racine d'Ipéca annelé** (*Cephœlis Ipecacuanha*).

s, liège;
p.c, parenchyme cortical avec cellules remplies d'amidon; quelques-unes renferment des raphides;
l, liber;
c, cambium;
b, bois formé presque exclusivement de fibres.

Fig. 2. — **Racine d'Ipéca ondulé** (*Richardsonia scabra*).

s, liège;
p.c, parenchyme cortical à cellules gorgées d'amidon;
l, liber;
c, cambium;
r.m, rayons médullaires;
b, bois avec fibres et vaisseaux à large ouverture (caractère distinctif des deux sortes de racines).

PLANCHE VI.

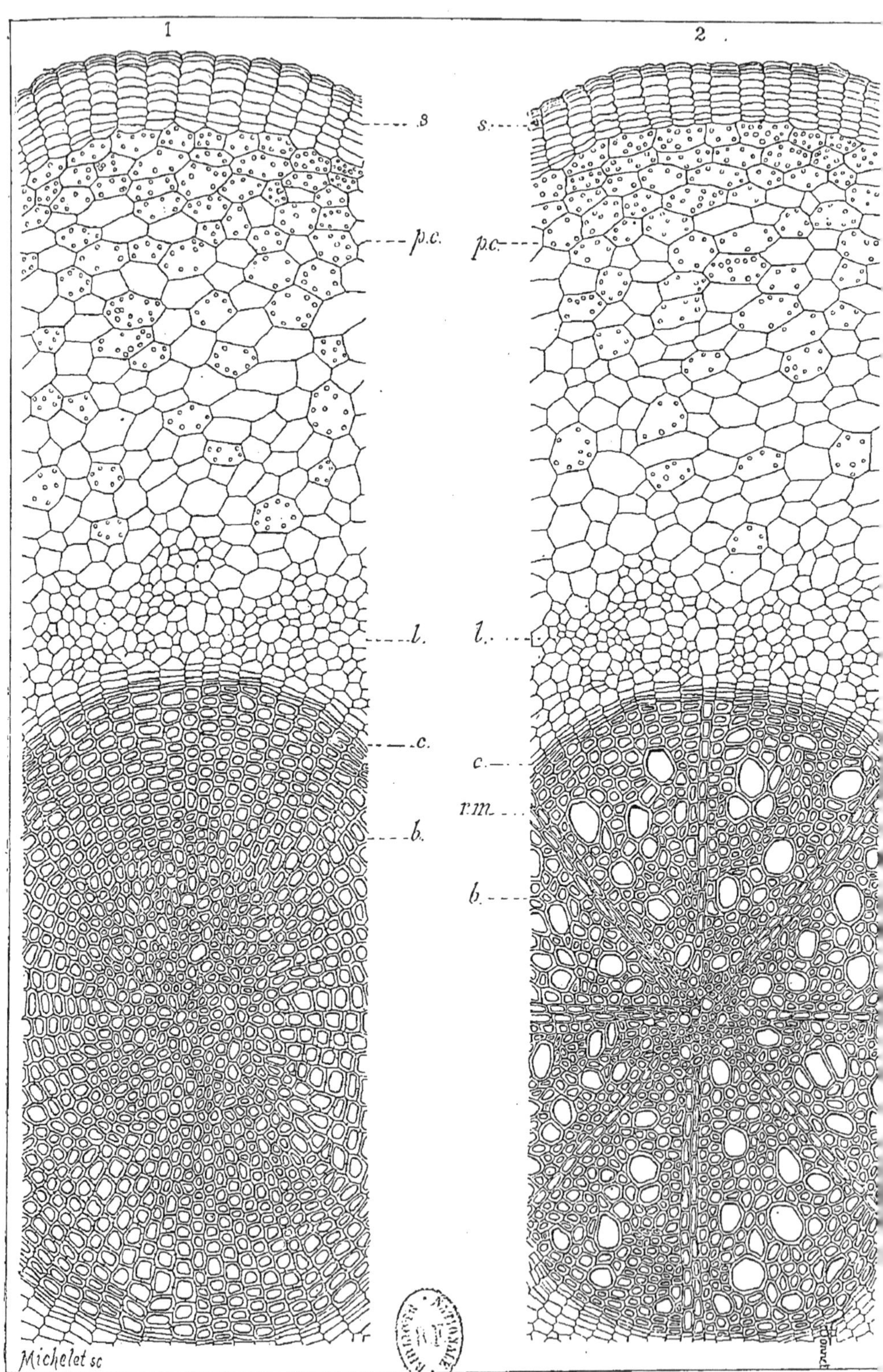

Valère Bonnet, del. J.-B. Baillière et fils, édit. Chromotyp. Crété.

RACINE DE PYRÈTHRE

Origine botanique. — *Anacyclus Pyrethrum*, D. C. Cette plante est originaire d'Algérie, où elle croît sur les hauts plateaux; elle s'est répandue de là dans beaucoup de régions chaudes ou tempérées de l'hémisphère boréal : Inde, Égypte,

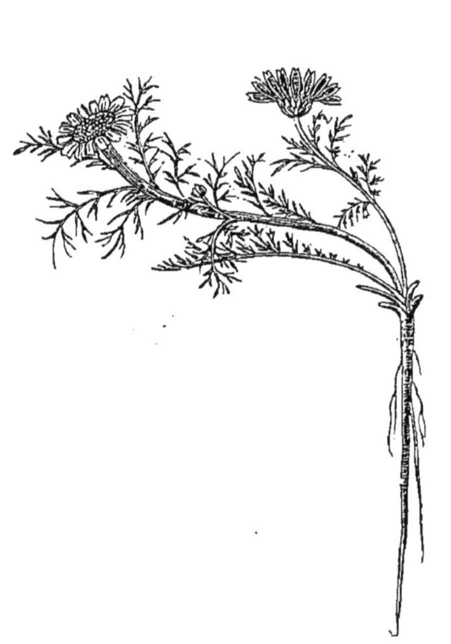

Fig. 170. — Pyrèthre d'Afrique; port de la plante.

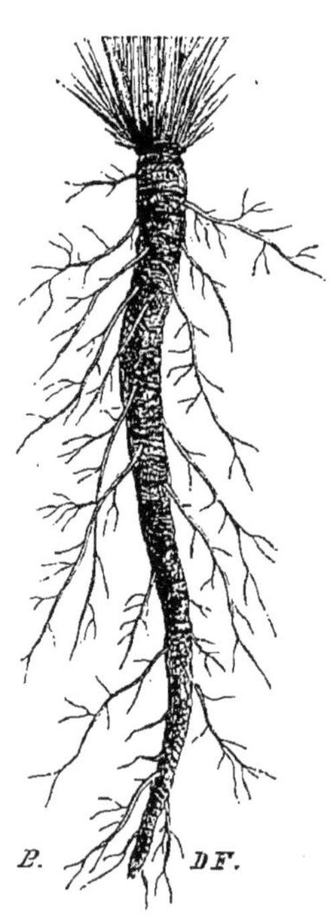

Fig. 171. — Racine de Pyrèthre.

Turquie et Bohême. Elle est surtout exportée d'Oran, et en plus petite quantité d'Alger.

Description. — La racine de Pyrèthre se présente en morceaux cylindro-coniques, longs de 8 à 15 centimètres, parfois surmontés par les restes des feuilles radicales, et garnis de quelques radicelles (fig. 171). Le tiers supérieur de ces fragments est à vrai dire un rhizome, les deux tiers inférieurs constituant seuls la vraie racine. La surface extérieure est brune et ridée, fortement sillonnée dans le sens de la longueur. La cassure est ligneuse et montre une écorce mince, foncée, très adhérente au bois, qui présente de larges rayons médullaires. La moelle manque dans ce qui est la racine; elle existe au contraire dans ce qui est rhizome. Çà et là on aperçoit à la loupe des canaux disposés sans ordre. Odeur peu marquée; saveur brûlante, excitant la salivation.

Histologie (Voir pl. VII, fig. 1). — Des canaux sécréteurs (*c. r*) dans le parenchyme cortical (*ec*) dans le liber (*l*) et dans le bois (b^2); des rayons médullaires très larges. Pas de moelle dans la racine; une moelle assez développée dans le rhizome, qui par contre présente une écorce très réduite.

Substitution. — Dans certains pays, on substitue à la racine de Pyrèthre vrai, celle de l'*Anacyclus officinarum*, connu sous le nom de Pyrèthre d'Allemagne. Elle se distingue de la précédente par une touffe d'aiguilles jaunes et flexibles qui entoure l'extrémité supérieure de la souche. En outre, il n'y aurait qu'un seul rang de canaux sécréteurs dans le parenchyme cortical; le liber en manquerait.

Usages. — La racine de Pyrèthre est surtout employée comme sialagogue, contre les maux de dents, et parfois comme stimulant et rubéfiant.

RACINE DE FRAXINELLE

Origine botanique. — Dictamne blanc (*Dictamnus albus*, L.). C'est une plante commune sur les collines calcaires de l'Europe centrale et méridionale.

Description. — Cette racine se présente ordinairement sous forme de tronçons de 4 à 8 centimètres de long, dépourvus souvent de la portion ligneuse centrale et réduits alors à la portion corticale. A cet état, elle est roulée en tubes blanchâtres et spongieux au dehors, épais de 4 à 5 millimètres. La face externe porte des bourrelets transversaux de 4 à 10 millimètres de long, disposés en séries longitudinales. Le bois, quand il existe, est jaunâtre, compact, mais se laissant pourtant couper

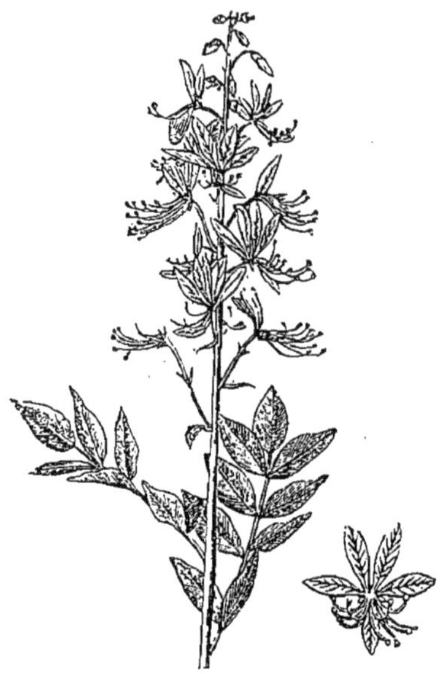

Fig. 172. — Fraxinelle.

facilement au couteau. Odeur aromatique assez faible; saveur amère, persistante.

Histologie (Voir pl. VII, fig. 2). — Le liber est traversé par des rayons médullaires à un seul rang de cellules le plus souvent, et contient un grand nombre de fibres, très épaissies, à parois jaunâtres (*s.c*); on trouve encore dans ce tissu, de l'amidon et de nombreux cristaux en mâcles.

Usages. — C'est un dépuratif amer et un fébrifuge; on l'employait aussi autrefois comme anthelminthique et emménagogue.

PLANCHE VII

Fig. 1. — **Racine de Pyrèthre** *(Anacyclus Pyrethrum)*.

s. liège;
ec, écorce secondaire;
cr, canaux sécréteurs de l'écorce secondaire;
l, liber secondaire avec canaux sécréteurs, surtout placés dans les rayons médullaires;
c, cambium;
b^2, bois secondaire avec quelques canaux sécréteurs;
r.m, rayons médullaires;
b^1, bois primaire.
Dans le rhizome, le centre de la racine est occupé par une large moelle.

Fig. 2. — **Racine de Fraxinelle** (*Dictamnus albus*).

s, liège;
s.c, cellules scléreuses fortement épaissies et très abondantes dans l'écorce et le liber;
l, liber secondaire;
c, cambium;
b^2, bois secondaire; au centre, le bois primaire.

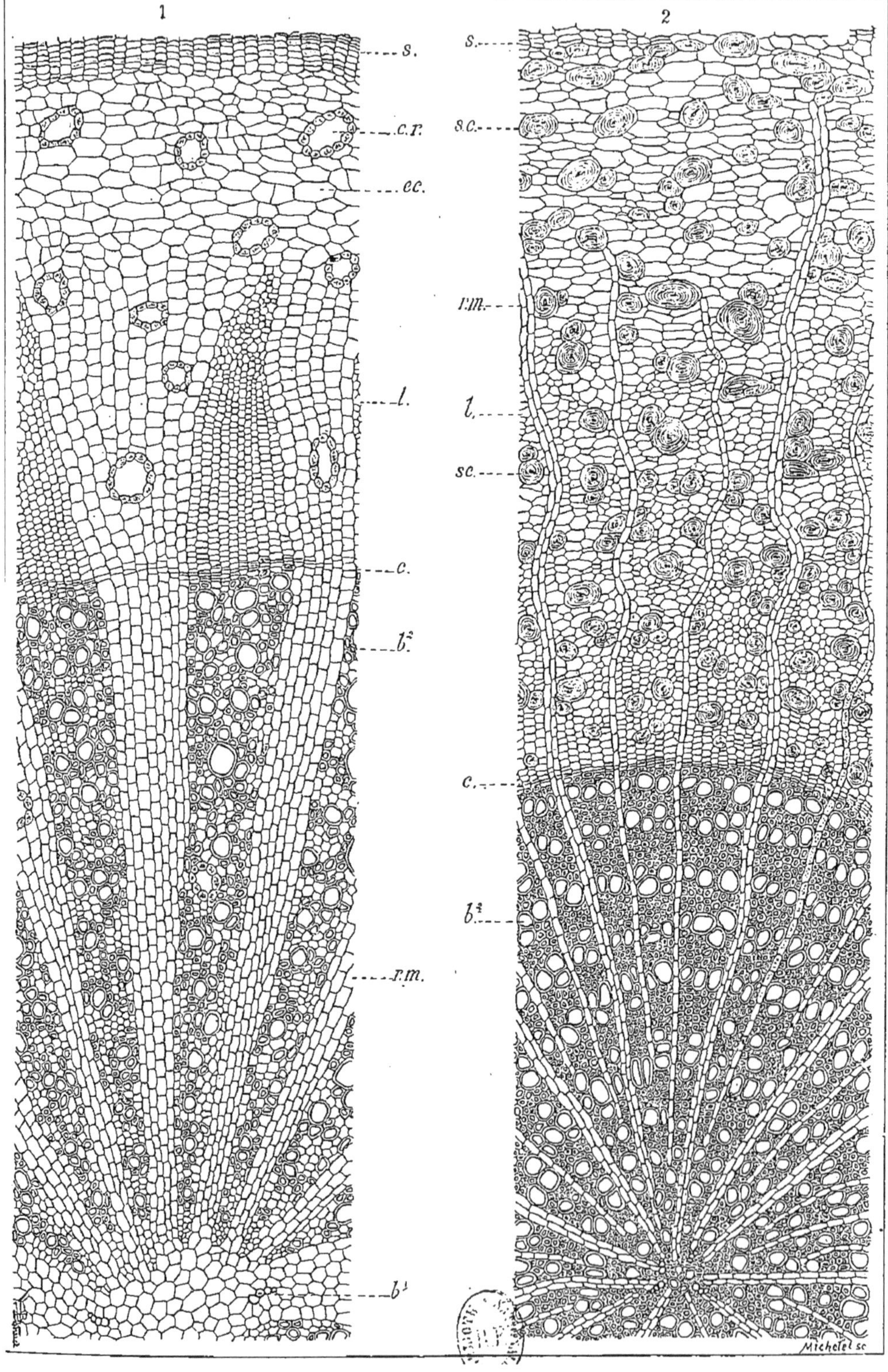
1
2
s.
c.r.
ec.
l.
c.
b²
r.m.
b¹
s.
s.c.
r.m.
l.
sc.
c.
b²
Michelet sc

RHIZOME DE CHIENDENT

Origine botanique. — Le Chiendent est produit par deux plantes de la famille des Graminées : le *Triticum repens* ou *petit Chiendent* et le *Cynodon Dactylon* ou *Chiendent Pied-de-Poule*; il sera seulement ici question de la première espèce. Le *Triticum repens* est une herbe vivace très commune dans les champs et les endroits abandonnés, dans toute l'Europe, le Nord de l'Asie et de l'Amérique, la Patagonie et la Terre de Feu.

Description. — Il se présente sous forme de paquets composés de fragments de longueur variable, repliés plusieurs fois sur eux-mêmes. Ces fragments sont prismatiques, sillonnés dans le sens de la longueur, de couleur jaune paille, luisants; ils portent des nœuds circulaires, espacés de 2 à 4 centimètres, portant des débris d'écailles membraneuses, ainsi que les traces de très petites racines. Le centre est lacuneux, sauf à la hauteur des nœuds. Odeur nulle; saveur un peu sucrée.

Histologie (Voir pl. VIII, fig. 1). — Dans le parenchyme cortical (*p. c*), on trouve un cercle de faisceaux libéro-ligneux, très petits et très espacés. L'endoderme (*end*) est en fer à cheval. Les faisceaux libéro-ligneux (*l*, *b*) sont disposés sur deux cercles, ceux du cercle extérieur étant beaucoup plus petits que ceux du cercle intérieur. Quelques cellules du parenchyme cortical renferment des raphides, toutes contiennent du mucilage.

Substitution. — On peut lui substituer le rhizome du *Cynodon Dactylon* qui se distingue par la présence de l'amidon dans tout son parenchyme et par ses nœuds beaucoup plus rapprochés. Les caractères anatomiques sont aussi différents ; mais comme cette substitution n'a aucun inconvénient, nous n'insisterons pas davantage.

Usages. — Le rhizome de Chiendent passe pour diurétique et dépuratif; on le prescrit souvent contre les catarrhes vésicaux.

RHIZOME DE BISTORTE

Origine botanique. — Ce rhizome, improprement appelé *racine de Bistorte*, est fourni par le *Polygonum Bistorta*, L., plante commune dans les pâturages humides des régions tempérées de l'hémisphère boréal.

Description. — Le rhizome sec se présente en fragments aplatis de 3 à 8 centimètres de long, repliés sur eux-mêmes en forme d'S, ce qui a valu à la plante le nom qu'elle porte ; ils sont fortement ridés en travers, et présentent de fines stries longitudinales. La surface est d'un brun rougeâtre ; la section est rouge, et offre, parallèlement à la face externe, une zone pointillée, formée de très petits faisceaux libéro-ligneux, ovoïdes ; cette zone est à un millimètre environ de la circonférence extérieure. Odeur à peu près nulle ; saveur astringente.

Histologie (Voir pl. VIII, fig. 2). — A noter, la présence dans les cellules du parenchyme, d'une grande quantité d'amidon et de mâcles d'oxalate de chaux.

Usages. — La Bistorte est un tonique et un astringent énergique ; on l'utilise dans l'industrie au tannage des peaux à cause du tannin qu'elle renferme.

PLANCHE VIII

Fig. 1. — **Rhizome de Chiendent** (*Triticum repens*).

ep, épiderme, suivi d'une zone hypodermique, formée de deux à trois assises de cellules épaissies ;
p.c, écorce renfermant de loin en loin un petit faisceau foliaire ;
end, endoderme ;
per, péricycle sclérifié ;
l, *b*, liber et bois des faisceaux libéro-ligneux disposés sur deux rangs ;
m, moelle dont la portion centrale est résorbée.

Fig. 2. — **Rhizome de Bistorte** (*Polygonum Bistorta*).

s, liège ;
p.c, écorce ;
end, endoderme ;
per, péricycle ;
l, *b*, liber et bois des faisceaux libéro-ligneux ; dans les cellules du parenchyme cortical, des rayons médullaires et de la moelle, nombreuses mâcles d'oxalate de chaux.

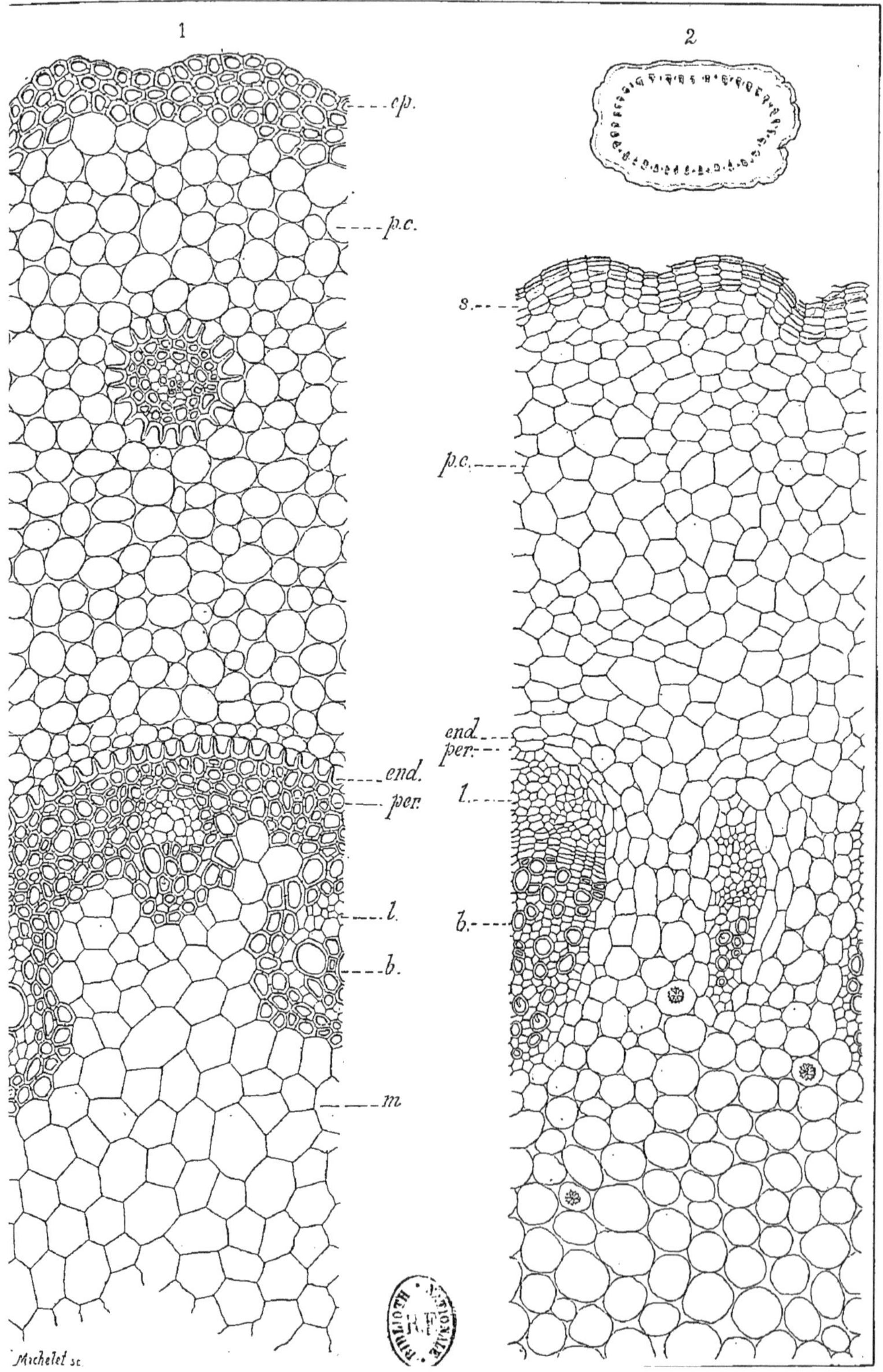
1
2
ep.
p.c.
end.
per.
l.
b.
m
s.
p.c.
end
per.
l.
b.
Michelet sc

RHIZOME DU PTERIS AQUILINA

Origine botanique. — *Pteris Aquilina.* Cette Fougère est très abondante dans toute l'Europe tempérée, dans les bois, les champs sablonneux, surtout dans les terrains siliceux des landes, dunes, etc.

Description. — Ce rhizome ne figure pas dans les droguiers ; nous n'avons donc pas à en faire la description.

Histologie (Voir pl. IX, fig. 1). — Les massifs conducteurs sont disposés en deux cercles : un premier cercle extérieur formé de massifs au nombre de dix à douze, peu volumineux, et un cercle interne, formé seulement de deux massifs très développés. Ces deux cercles sont séparés par deux amas de sclérenchyme, brunâtres, et plus ou moins bizarrement contournés (Voir en haut, la vue d'ensemble). Tout le parenchyme est gorgé d'amidon.

Usages. — A été vanté, mais à tort, comme succédané de la Fougère mâle contre le tænia. Il est astringent et sert dans l'industrie au tannage des cuirs. La poudre de ce rhizome a servi à faire un mauvais pain dans les temps de disette.

RHIZOME DE POLYPODE

Origine botanique. — Polypode de Chêne (*Polypodium vulgare,* L.). Cette plante est très répandue dans toutes les parties de l'hémisphère Nord.

Description. — Le rhizome que l'on trouve dans les droguiers est toujours dépouillé des écailles brunes qui le recouvre. Il est cylindrique, gros comme un tuyau de plume, aplati, portant sur les parties latérales de la face supérieure de petits tubercules, qui ne sont autre chose que la base des anciennes feuilles ; la face inférieure présente de petites épines qui proviennent de la base des radicelles coupées. La couleur est d'un brun rougeâtre. La cassure est compacte, colorée en jaune brun. On y distingue un cercle de massifs libéro-ligneux au nombre de dix à douze. Odeur désagréable; saveur douce et sucrée, puis âcre et nauséeuse.

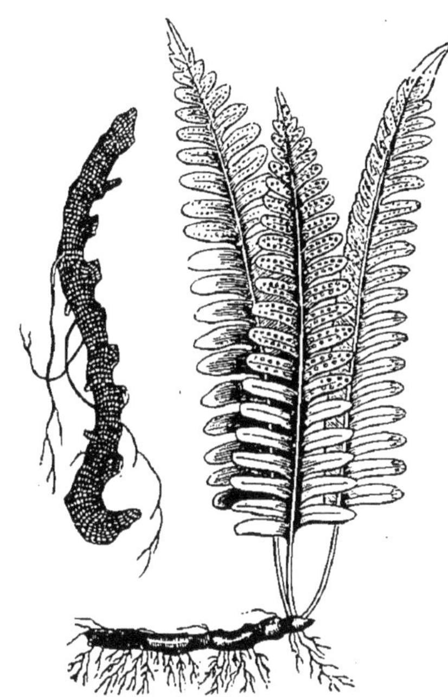

Fig. 173. — Polypode de Chêne.

Histologie (Voir pl. IX, fig. 2). — Toutes les cellules du parenchyme renferment de l'amidon. Les massifs libéro-ligneux sont entourés d'un endoderme à parois épaissies (*end*).

Usages. — Le Polypode est légèrement laxatif et apéritif. On l'employait autrefois comme expectorant ; on l'emploie encore quelquefois comme édulcorant au lieu de Réglisse.

PLANCHE IX

Fig. 1. — **Rhizome de** *Pteris Aquilina*.

ep, épiderme ;
s.c, hypoderme scléreux;
p.c, parenchyme à cellules gorgées d'amidon ;
end, endoderme ;
per, péricycle ;
l, liber ;
b, bois central ;
s.c, amas de sclérenchyme formant les deux bandes sinueuses représentées dans la vue d'ensemble.

Fig. 2. — **Rhizome de Polypode de Chêne** (*Polypodium vulgare*).

ep, épiderme ;
p.c, parenchyme ;
end, endoderme ;
per, péricycle ;
l, liber ;
b, bois.

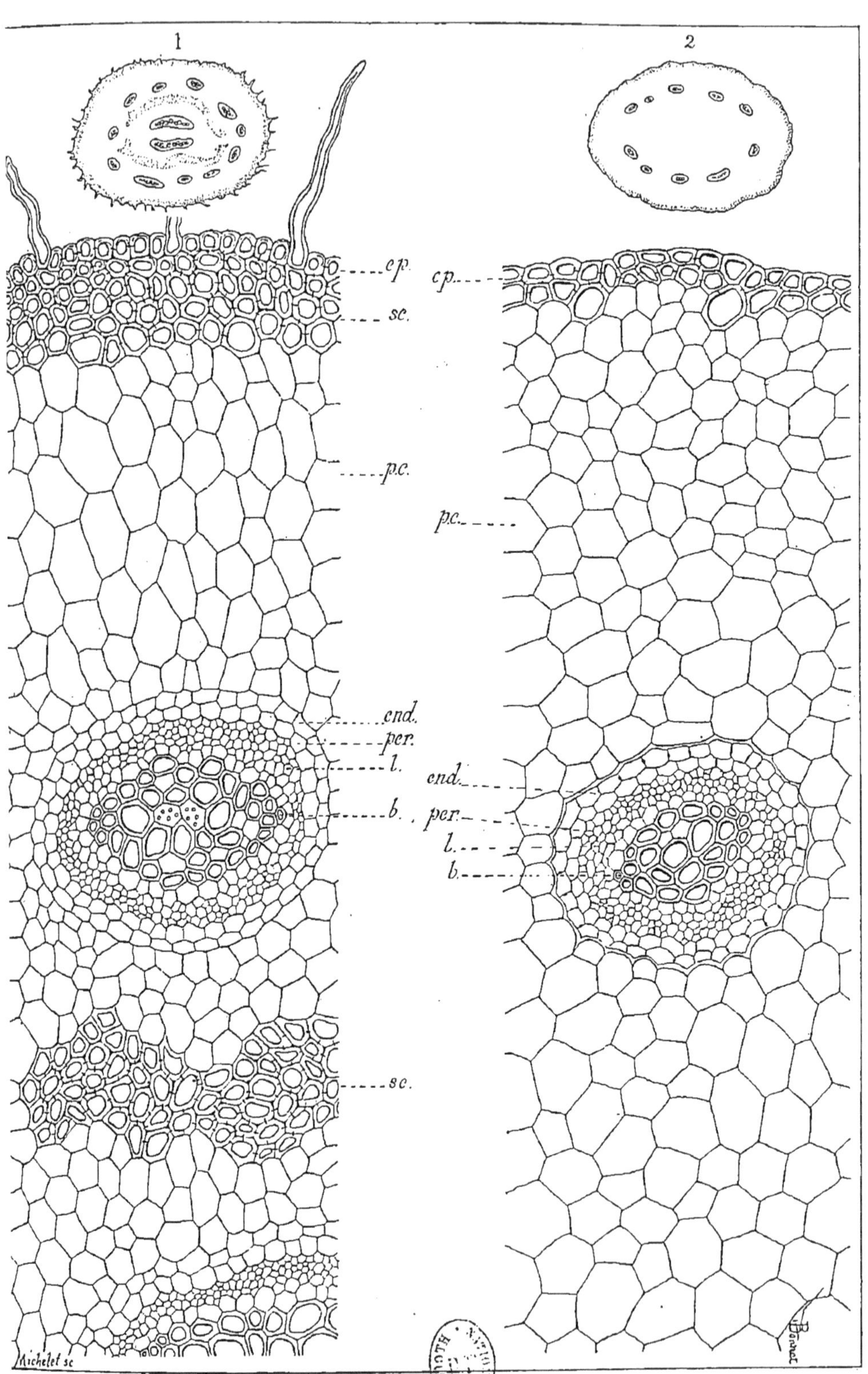

Valère Bonnet, del. J.-B. Baillière et fils, édit. Chromotyp. Crété.

TIGE DE SMILAX ASPERA

Histologie (Voir pl. X, fig. 1). — C'est le type de structure des tiges de Monocotylédones. Le cylindre central est séparé de l'écorce par un péricycle très épais (*per*), fibreux, dans

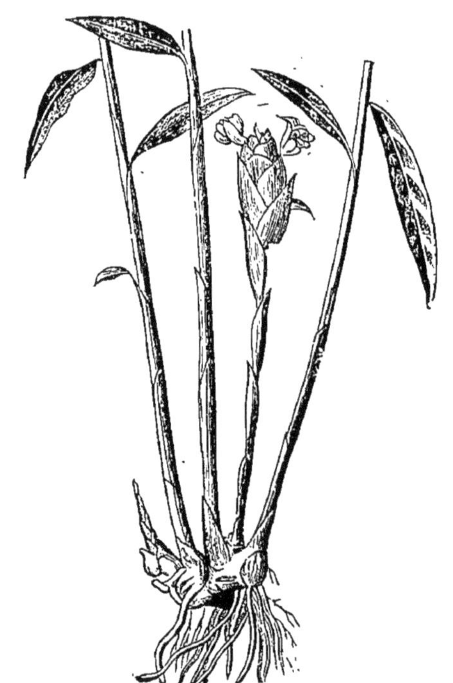

Fig. 174. — Gingembre : port de la plante.

lequel se trouvent de tout petits faisceaux libéro-ligneux (*f. lb*). En dedans du péricycle, se trouvent un grand nombre de faisceaux formés de bois (*b*) et de liber (*l*), et entourés par une gaine fibreuse (*g*).

RHIZOME DE GINGEMBRE

Origine botanique. — *Zingiber officinale*, Roscoe. C'est une plante des contrées chaudes de l'Asie, actuellement cultivée dans toutes les régions tropicales du globe.

Description. — Ce rhizome arrive dans le commerce, tantôt revêtu de son écorce extérieure, tantôt mondé de cette partie. On en distingue dès lors deux sortes : le *Gingembre gris* et le *Gingembre blanc*.

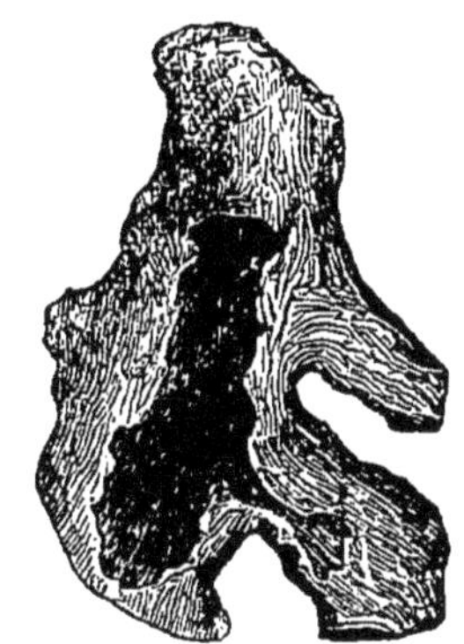

Fig. 175. — Gingembre gris.

Le Gingembre gris (fig. 175) est formé de morceaux longs de 3 à 5 centimètres, fortement aplatis, articulés, et portant sur les côtés des expansions digitiformes, qui donnent à la drogue un aspect palmé. Le rhizome est recouvert d'une enveloppe subéreuse, gris jaunâtre, qui manque presque toujours sur les parties proéminentes, qui sont noirâtres. Odeur aromatique, camphrée, bien spéciale; saveur piquante et poivrée.

Le Gingembre blanc (fig. 176) présente la disposition générale du précédent, mais il est plus long, plus grêle, et plus ramifié. Sa surface est d'un blanc mat et de nature farineuse; il est plus large, plus tendre et plus fibreux que le précédent. Sa saveur est moins brûlante et son odeur moins aromatique.

Histologie (Voir pl. X, fig. 2). — Le parenchyme cortical (*p. c*) est formé de cellules remplies de fécule au milieu desquelles sont disséminées des glandes à oléo-résine. Le cylindre central

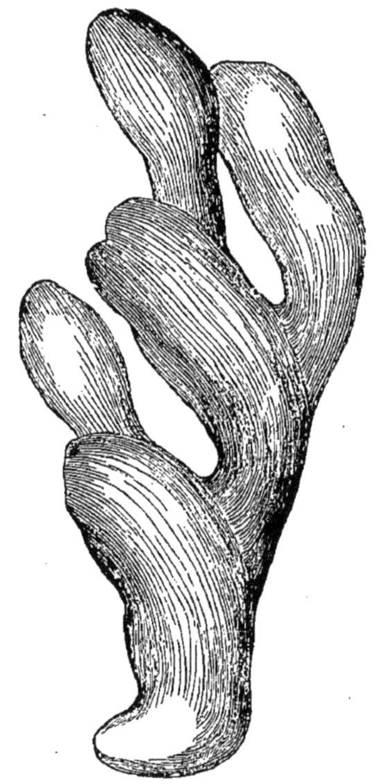

Fig. 176. — Gingembre blanc.

est séparé de l'écorce par un endoderme peu net et un péricycle dans lequel on voit les vaisseaux du réseau radicifère; il renferme un grand nombre de faisceaux libéro-ligneux et de glandes.

Usages. — Le Gingembre est un aromate agréable et stomachique ; il est fréquemment employé comme condiment. C'est un stimulant aromatique des plus puissants ; il est carminatif et aphrodisiaque.

PLANCHE X

Fig. 1. — **Tige de Smilax** (*Smilax aspera*).

ep, épiderme;
p.c, écorce;
end, endoderme;
per, péricycle fibreux très épais, renfermant de petits faisceaux foliaires (*f.lb*);
g, gaine des faisceaux;
l, *b*, liber et bois des faisceaux.

Fig. 2. — **Rhizome de Gingembre** (*Zingiber officinale*).

s, liège;
p.c, parenchyme cortical;
f.lb, faisceaux libéro-ligneux disposés sans ordre dans le cylindre central.
Le parenchyme de l'écorce et du cylindre central renferme un grand nombre de cellules à oléo-résine.

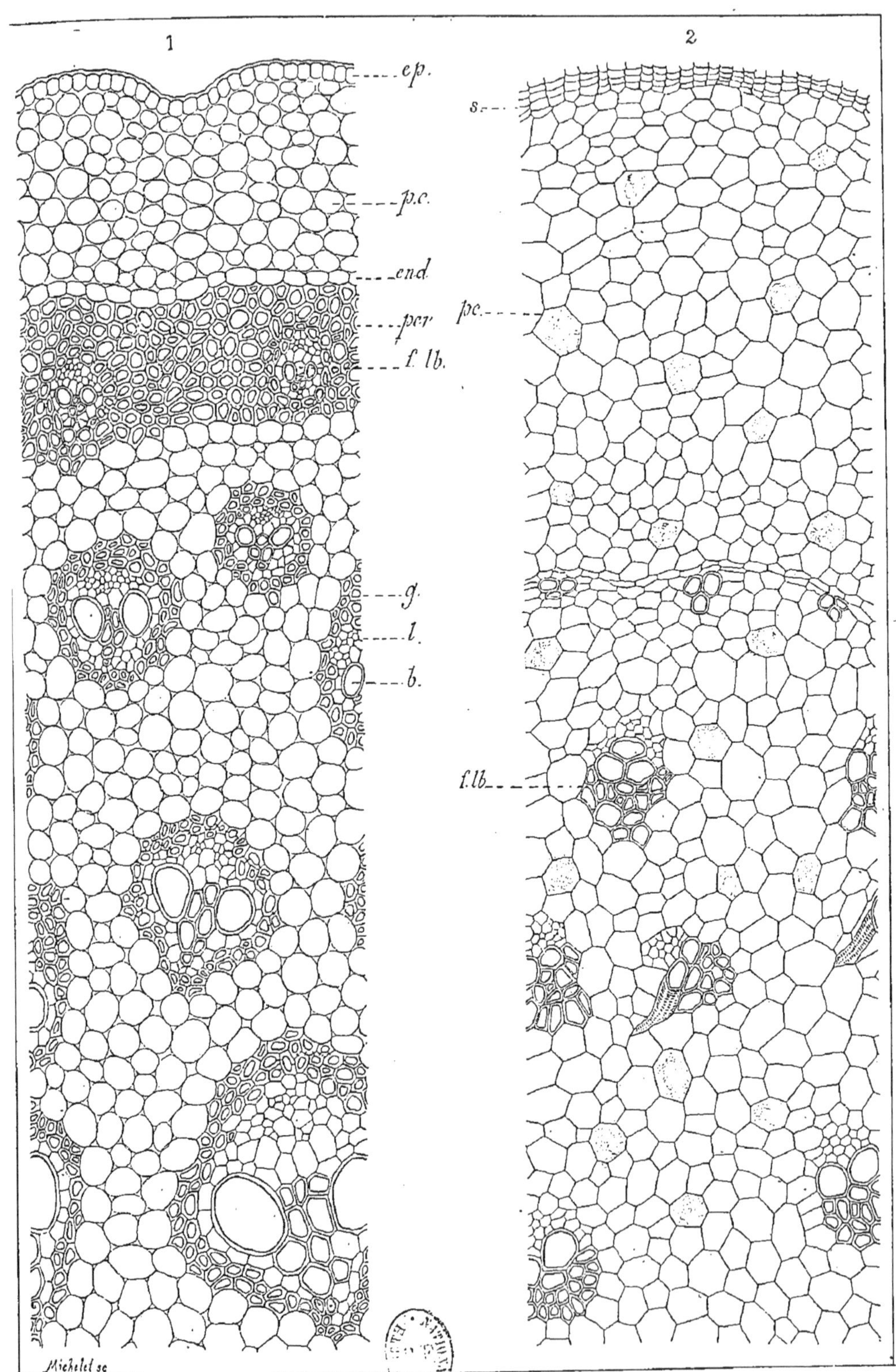

Valère Bonnet. del. J.-B. Baillière et fils, édit. Chromotyp. Crété.

TIGE DE LIVÈCHE

Origine botanique. — Livèche officinale (*Levisticum officinale*, Koch). C'est une plante des montagnes de l'Europe méridionale (Pyrénées, Midi de la France, Apennins), qu'on cultive fréquemment dans les jardins pour sa racine et pour ses fruits. La tige aérienne n'est pas usitée.

Histologie (Voir pl. XI. fig. 1). — On trouve des canaux sécréteurs (*c.r*) dans l'écorce, la moelle et le péricycle (*per*). Ces canaux sont disposés de la façon suivante par rapport aux faisceaux ligneux : en dehors et en dedans de chaque faisceau on trouve un canal, le premier dans l'écorce, le second dans la moelle ; en outre, de chaque côté du faisceau, il existe un petit canal sécréteur entaillé dans le péricycle. Cette disposition particulière est reproduite d'une façon générale chez les plantes de la famille des Ombellifères.

TIGE D'EUCALYPTUS

Origine botanique. — *Eucalyptus globulus*, Labill. C'est un grand arbre, vulgairement appelé *arbre à la fièvre*, qui est originaire d'Australie et de Tasmanie, et qui est actuellement abondamment cultivé en Algérie où il se développe avec une grande vigueur.

Description. — Les feuilles seules sont employées, mais les feuilles à forme sessile, opposées, sont souvent accompagnées de fragments de jeunes rameaux. Ceux-ci sont quadrangulaires, à angles proéminents constituant des ailes rudimentaires (voir pl. XI, fig. 2, vue d'ensemble), recouverts d'une couche cireuse, et de couleur vert bleuâtre. Odeur balsamique ; saveur fortement aromatique, légèrement amère et astringente.

Histologie (Voir pl. XI, fig. 2). — Le parenchyme cortical renferme de très gros nodules sécréteurs (*gl*). On trouve un liber médullaire (*l. i*) formant une ceinture complète en dedans du bois primaire (*b'*).

Usages. — (Voir FEUILLES D'EUCALYPTUS, page 243 et pl. XXIV, fig. 1.)

PLANCHE XI

Fig. 1. — **Tige de Livèche** (*Levisticum officinale*).

ep, épiderme;
p.c, parenchyme cortical;
col, collenchyme;
end, endoderme;
per, péricycle avec petits canaux sécréteurs;
l, liber;
b^2, bois secondaire;
b^1, bois primaire;
m, moelle;
c.r, canaux sécréteurs de l'écorce et de la moelle.

Fig. 2. — **Tige d'Eucalyptus** (*Eucalyptus globulus*).

ep, épiderme;
p.c, parenchyme cortical avec nodules sécréteurs *gl*;
end, endoderme;
per, péricycle scléreux;
l, liber;
c, cambium;
b^2, bois secondaire;
b^1, bois primaire;
l.i, liber interne;
m, moelle.

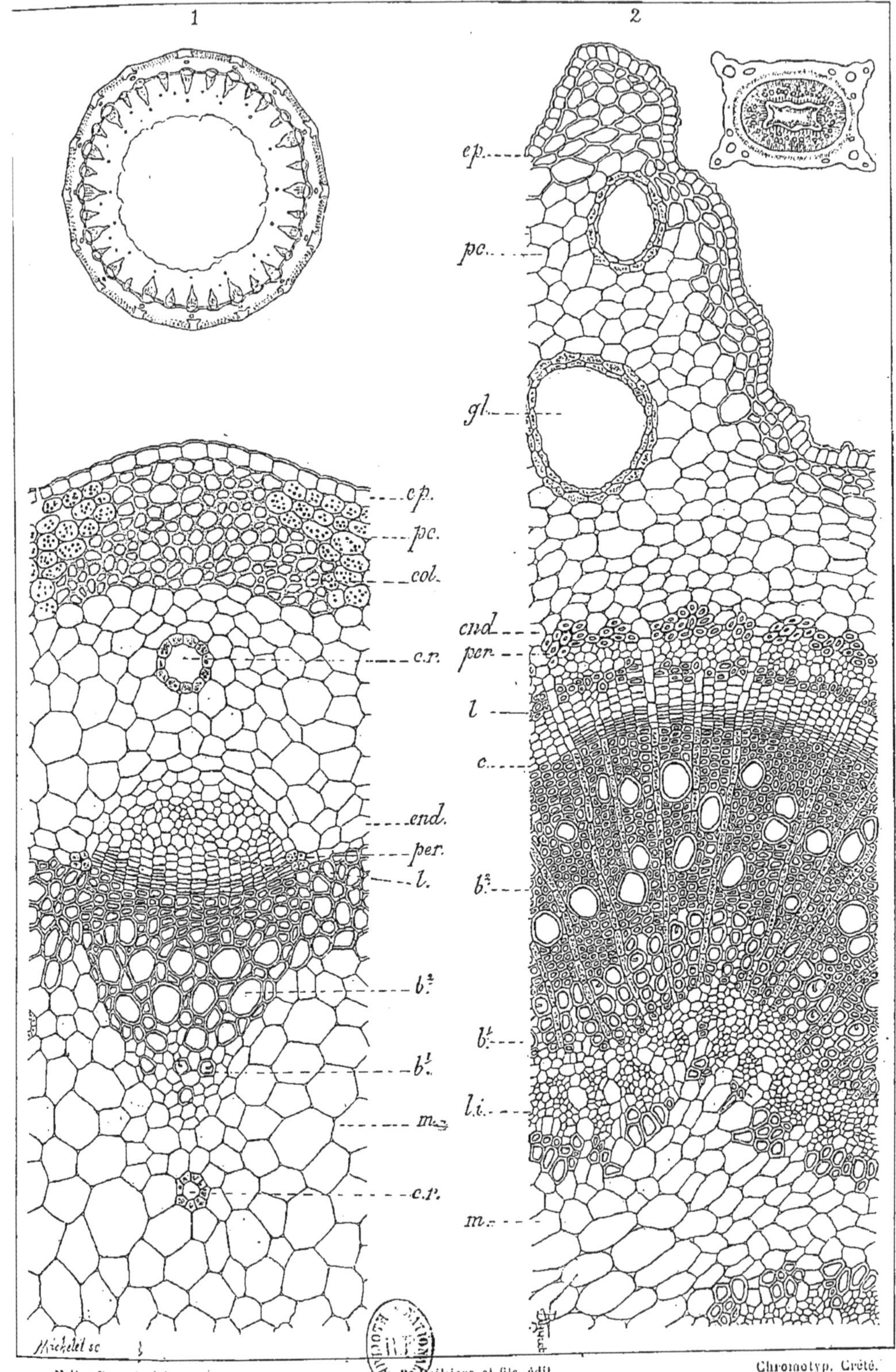

Valère Bonnet, del. J.-B. Baillière et fils, édit. Chromotyp. Crété.

TIGE DE DOUCE-AMÈRE

Origine botanique. — *Solanum Dulcamara*, L. C'est une plante vivace, à tige grêle, sarmenteuse, que l'on trouve dans toute l'Europe, sauf dans l'extrême Nord. Elle vient aussi dans

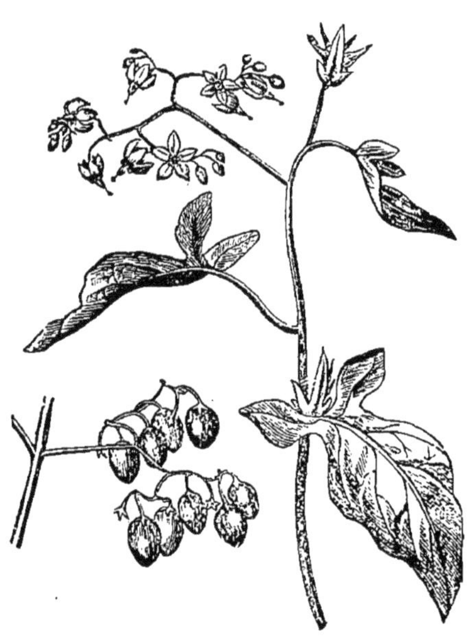

Fig. 177. — Douce-amère.

le nord de l'Afrique et de l'Asie, et elle se naturalise dans l'Amérique du Nord.

Description. — Les tiges de cette plante se trouvent le plus souvent coupées en tronçons cylindriques de 2 à 4 centimètres de longueur. Les plus jeunes sont d'une couleur verdâtre, encore recouverts d'épiderme; les plus âgés sont colorés en jaune brun. La couche externe, de nature subéreuse, est mince, et s'exfolie facilement en mettant à découvert une couche verdâtre ; la portion centrale est souvent résorbée. Odeur légèrement vireuse ; saveur amère d'abord, puis légèrement douceâtre.

Histologie (Voir pl. XII, fig. 1). — A signaler : un péricycle (*per*) formé d'un seul rang de cellules de loin en loin sclérifiées ; un liber dans lequel les cellules parenchymateuses sont bourrées de cristaux pulvérulents d'oxalate de chaux ; un liber médullaire (*l. i*) accompagné de fibres libériennes (*f*).

Usages. — La Douce-amère a surtout été utilisée comme antispamodique, antirhumatismale et dépurative.

RHIZOME D'ACORE VRAI

Origine botanique. — *Acorus Calamus*, L. Cette plante, originaire de l'Asie centrale et méridionale, se trouve aujourd'hui dans les lieux humides et marécageux de presque toute la région moyenne et septentrionale de l'hémisphère Nord : Suisse, Allemagne, France, Angleterre, Russie du Nord, Asie moyenne, Amérique du Nord. On la cultive sur une grande échelle à Burma et à Ceylan.

Description. — Le rhizome de l'Acore, tel qu'on le trouve dans les drogueries, se présente sous forme de morceaux un peu tortueux, plus ou moins ridés, tantôt recouverts de la portion extérieure qui est fauve rougeâtre, tantôt mondés. Ces morceaux sont aplatis en dessous, où se voient des ponctuations arrondies, creuses au centre et entourées d'un léger bourrelet jaunâtre, disposées suivant des lignes irrégulières et sinueuses : ce sont les traces des racines adventives tombées. La face supérieure porte des empreintes triangulaires, rapprochées et disposées de telle façon que le sommet du triangle est alternativement tourné à gauche ou à droite. A la section, on voit deux zones séparées par une ligne due à l'endoderme, de nature spongieuse, et se colorant en bleu noir sous l'action de l'iode. Odeur aromatique et agréable; saveur piquante, aromatique et un peu amère.

Histologie (Voir pl. XII, fig. 2). — Toute la portion parenchymateuse de l'écorce (*p*) et du cylindre central est traversée dans le sens de la longueur par de larges canaux aérifères, formant des mailles hexagonales; la plupart des cellules sont remplies d'amidon. On trouve encore dans le parenchyme, des glandes à huile essentielle qui ont une position bien déter-

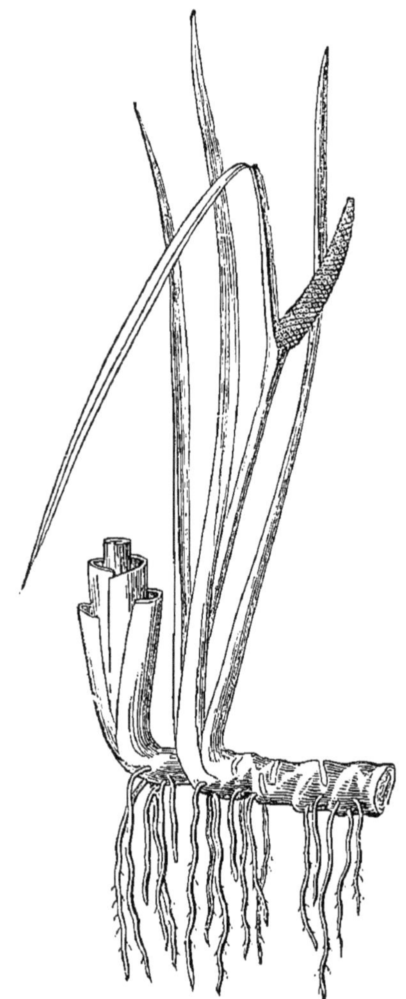

Fig. 178. — Acore vrai.

minée : elles occupent d'ordinaire les points d'intersection des mailles constituées par les canaux aérifères.

Falsification. — On mélange frauduleusement le rhizome de l'Iris faux Acore (*Iris pseudo-Acorus*) à celui de l'Acore. Il s'en distingue facilement : 1° par l'absence d'arome ; 2° par l'action de l'iode qui ne le colore pas en bleu; 3° par l'absence des empreintes triangulaires ; 4° par sa structure histologique toute différente.

Usages. — L'Acore est un stimulant aromatique et tonique. Il sert aussi dans l'industrie pour parfumer la bière, la pâtisserie, etc.

PLANCHE XII

Fig. 1. — **Tige de Douce-amère** (*Solanum Dulcamara*).

s, liège ;
col, collenchyme ;
pc, écorce ;
end, endoderme ;
per, péricycle ;
l^1, liber primaire ;
l^2, liber secondaire ;
c, cambium ;
b^2, bois secondaire ;
r.m, rayons médullaires ;
b^1, bois primaire ;
l.i, liber interne ;
f, fibres du liber interne ;
m, moelle.

Fig. 2. — **Rhizome d'Acore** (*Acorus Calamus*).

ep, épiderme ;
p, parenchyme traversé par de larges canaux aérifères ;
f.lb, faisceaux libéro-ligneux ;
end, endoderme sous lequel se trouve le péricycle formé de un à deux rangs de cellules.

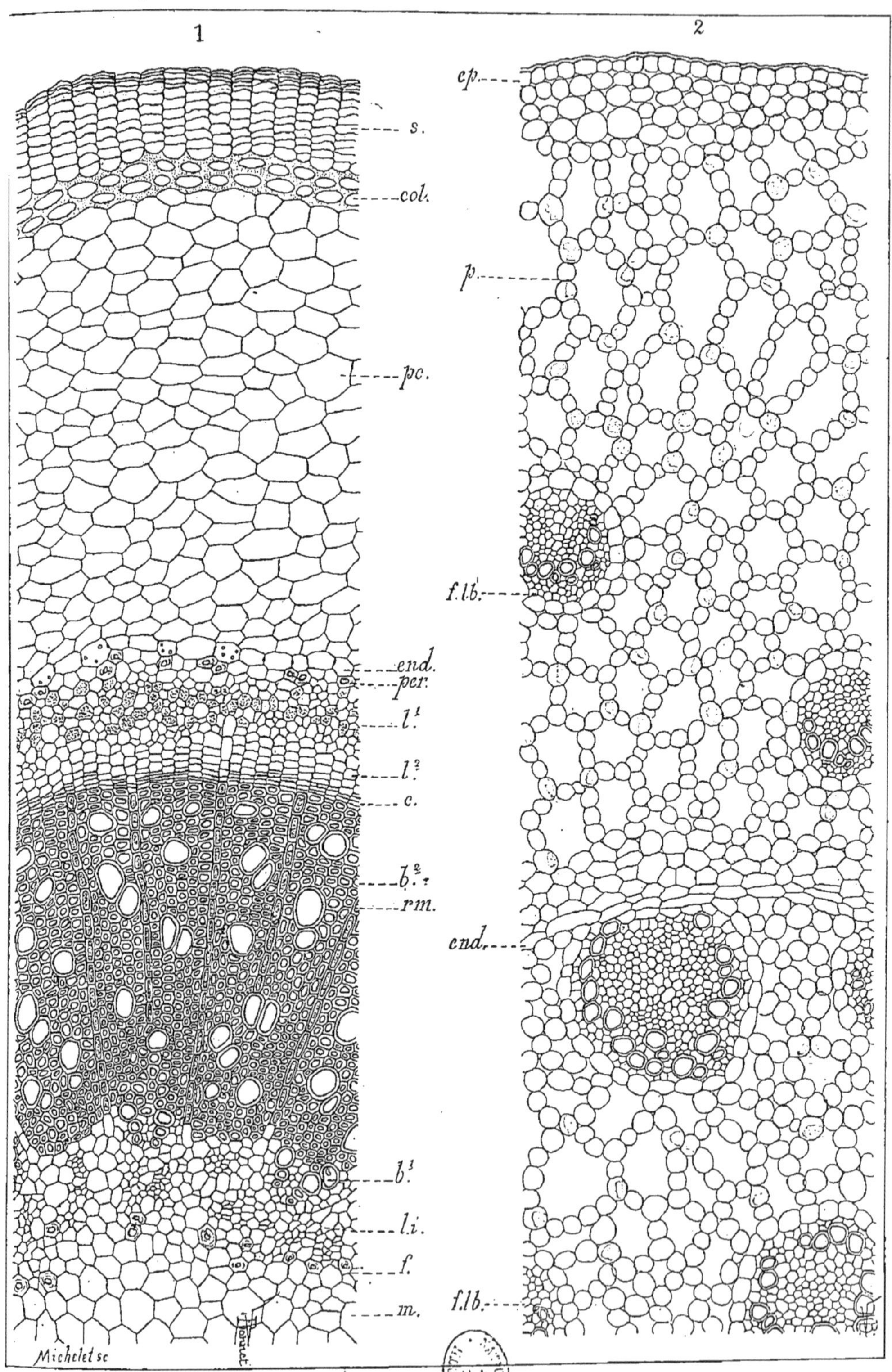

Valère Bonnet, del. J.-B. Baillière et fils, édit. Chromolyp. Crété.

TIGE DE BÉTEL

Origine botanique. — *Chavica Betle*, Miq. Le Bétel est une plante de l'Inde, des îles Malaises et des Philippines, introduite dans l'Amérique tropicale.

Histologie (Voir pl. XIII, fig. 1). — Il faut signaler ici la présence de deux cercles concentriques de faisceaux libéro-ligneux, les uns placés normalement, les autres disposés dans la moelle. Les cellules du parenchyme renferment des glandes à huile essentielle.

Usages. — La tige de Bétel n'est pas employée. Les feuilles seules servent à envelopper un mélange de Noix d'Arec et de chaux, qui sert de masticatoire aux habitants des îles de la Sonde et que l'on connaît sous le nom de *Bétel.*

RHIZOME DE TURBITH

Origine botanique. — *Ipomœa Turpethum*, R. Br., plante originaire de l'Inde, de l'Australie et des îles du Pacifique.

Description. — Le *Turbith* des pharmacies, désigné sous le nom de racine de Turbith, est un mélange de racines, de rhizomes et de tiges aériennes. Le rhizome prédomine puis-

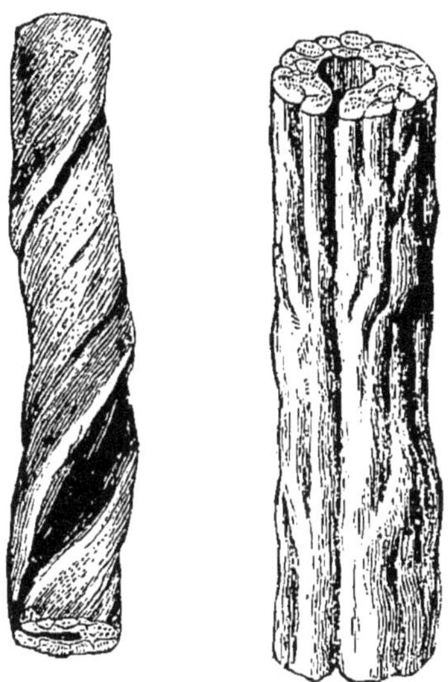

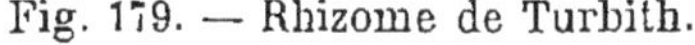

Fig. 179. — Rhizome de Turbith.

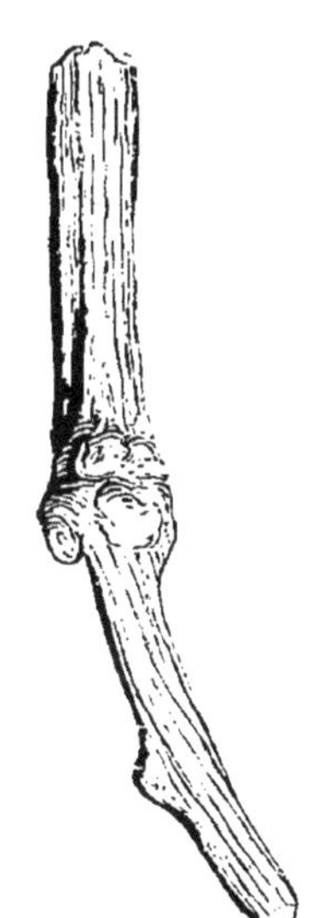

Fig. 180. — Tige de Turbith.

qu'il entre dans la constitution de la drogue dans la proportion de 70 p. 100. C'est donc à lui que s'appliquera la description qui va suivre.

Le Turbith se montre en morceaux cylindriques de 15 à 20 centimètres de longueur, du volume du doigt, colorés extérieurement en brun grisâtre, et le plus souvent tordus sur eux-mêmes. Tantôt le rhizome existe tout entier avec le corps du bois, tantôt on ne retrouve que l'écorce seule formant un tube creux (fig. 179). A la coupe, cette écorce se montre composée d'un tissu dur dans lequel sont plongés des faisceaux ligneux, disposés en un ou plusieurs cercles concentriques; ces faisceaux sont toujours criblés de pores visibles à l'œil nu, correspondant à autant de gros vaisseaux rayés. Le centre est occupé par deux ou trois gros faisceaux, à section cunéiforme, offrant le même aspect criblé que ceux de l'écorce, et entourant une moelle assez étroite. Dans la racine, le centre est ordinairement occupé par cinq faisceaux, et la moelle fait défaut. Quant aux tronçons de tige, ils sont facilement reconnaissables à leur structure différente (fig. 180). Odeur à peu près nulle; saveur fade, puis nauséeuse.

Histologie (Voir pl. XIII, fig. 2). — A signaler la présence de faisceaux libéro-ligneux dans l'écorce secondaire, et d'un liber médullaire (*l. i*). Le parenchyme cortical (*p. c*), le liber normal (*l*) et le liber médullaire (*l.i*) renferment une grande quantité de vaisseaux sécréteurs (*la*) gorgés d'une matière résineuse.

Usages. — Le Turbith est un purgatif énergique.

PLANCHE XIII

Fig. 1. — **Tige de Bétel** (*Chavica Betle*).

ep, épiderme;
col, collenchyme;
p.c, parenchyme cortical;
end, endoderme;
per, péricycle;
l, liber;
c, cambium;
b^2, bois secondaire;
b^1, bois primaire;
m.sc, zone médullaire sclérifiée;
m, moelle dans laquelle se trouve un cercle de cinq faisceaux libéro-ligneux (Voir en haut la vue d'ensemble).

Fig. 2. — **Rhizome de Turbith** (*Ipomœa Turpethum*).

s, liège;
p.c, parenchyme cortical secondaire;
la, laticifères distribués dans l'écorce et dans les divers éléments libériens;
l, liber;
c, cambium;
b^2, bois secondaire;
b^1, bois primaire;
l.i, liber médullaire; dans l'écorce secondaire, se trouve un cercle de faisceaux anormaux tertiaires (Voir en haut la vue d'ensemble).

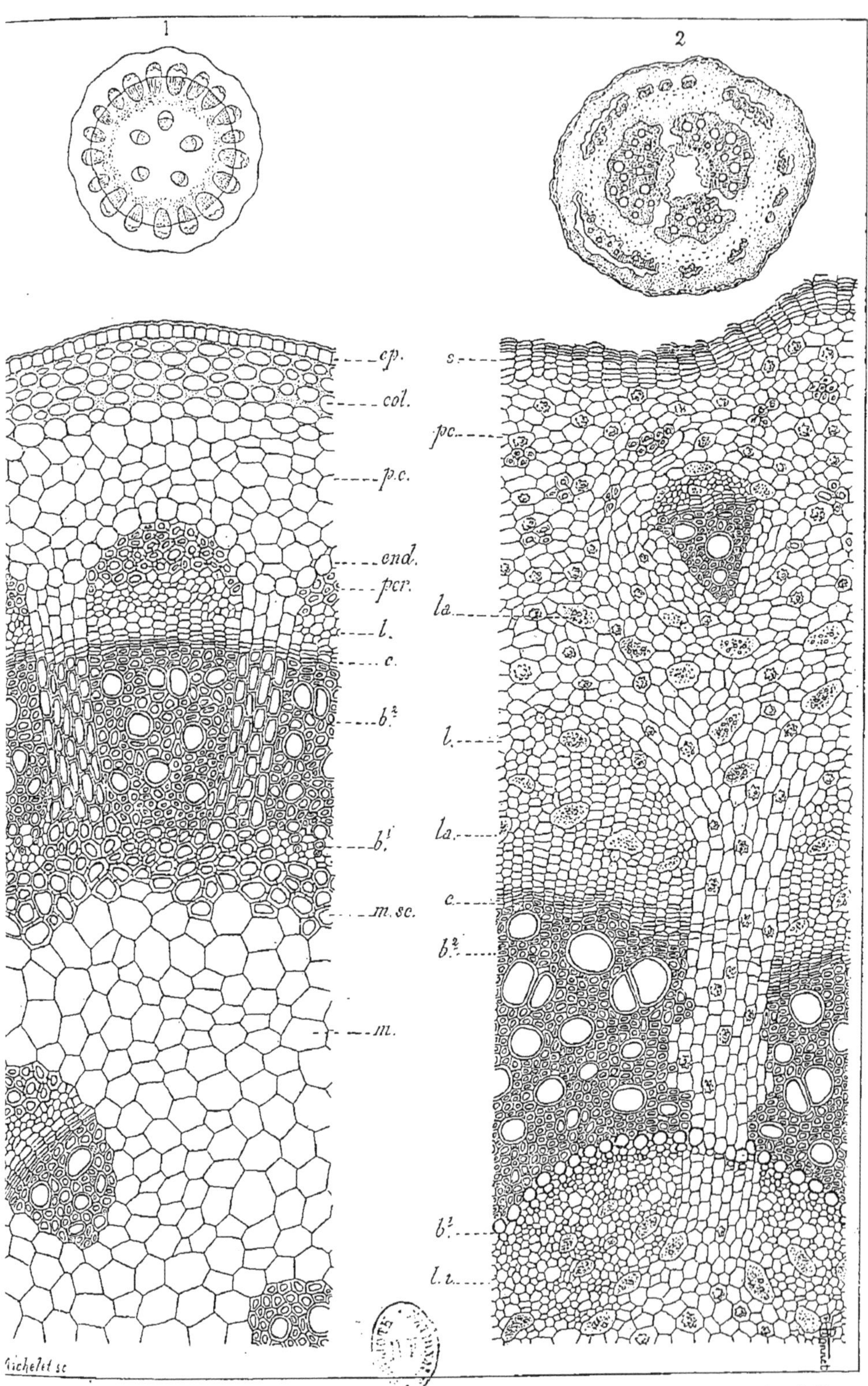

Valère Bonnet, del. J.-B. Baillière et fils, édit. Chromotyp. Crété.

ÉCORCE D'ANGUSTURE

Origine botanique. — *Galipea officinalis*, Hancock. C'est un arbrisseau de 4 à 5 mètres, qui croît sur les bords de l'Orénoque, dans l'Amérique du Sud. L'écorce arrive dans le commerce par la voie de la Trinité.

Description. — L'écorce d'Angusture se présente dans le com-

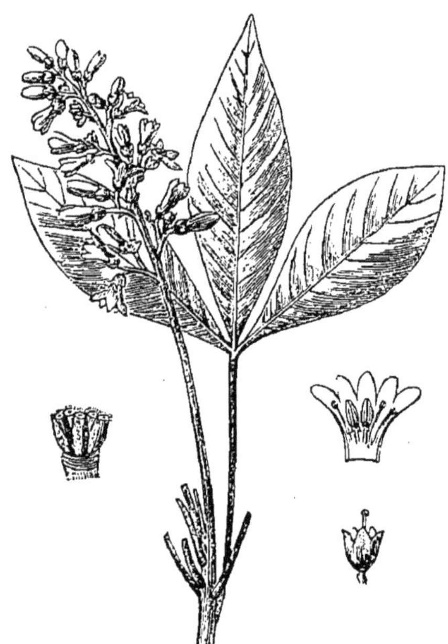

Fig. 181. — Angusture.

merce en fragments plats ou un peu enroulés en tubes, longs de 15 centimètres au plus, peu épais, et dont les bords sont toujours taillés en biseau. La face extérieure de l'écorce est recouverte d'une couche subéreuse, plus ou moins épaisse et fongueuse, d'un gris jaunâtre, ou d'un brun parsemé de tâches blanchâtres. La face interne est lisse, fauve, souvent rosée, et pouvant se réduire en feuillets. La cassure est courte, résineuse, et montre de nombreux points blancs, brillants, formés par des dépôts d'oxalate de chaux. Odeur peu développée; saveur fortement amère, et en même temps aromatique et nauséeuse.

Histologie (Voir pl. XIV, fig. 1). — Le parenchyme cortical (*p.c*) renferme : 1° un grand nombre de cellules scléreuses (*c.sc*) réunies en groupes inégalement espacés; 2° des cellules à raphides; 3° des glandes à huile essentielle (*gl*) que l'on rencontre aussi dans tout le tissu libérien (*l*). Celui-ci est formé d'assises de liber mou alternant avec des assises de fibres libériennes, structure qui explique la division en feuillets de la partie interne de l'écorce.

Substitution. — On pourrait lui substituer, par erreur, l'écorce du *Strychnos Nux vomica*, connue sous le nom de fausse Angusture, qui est éminemment toxique. Nous indiquons plus loin (voir p. 209) les caractères distinctifs de ces deux écorces.

Usages. — L'écorce d'Angusture est un tonique de valeur réelle dans les dyspepsies, la dysenterie et la diarrhée chronique.

ÉCORCE DE FAUSSE ANGUSTURE

Origine botanique. — Vomiquier (*Strychnos Nux vomica*, L.). C'est un arbre qui croît aux Indes orientales, en Cochinchine, aux Indes néerlandaises et en Australie.

Description. — L'écorce de fausse Angusture est ordinairement en morceaux irréguliers, durs, cintrés ou aplatis, à bords épais, coupés carrément et jamais en biseau. La face externe est granuleuse, gris rougeâtre, marquée de petites verrues blanchâtres. La face interne est d'un brun plus ou moins foncé, sillonnée de stries longitudinales très fines. La cassure est assez nette, et elle montre, au niveau du premier quart ou de la moitié de la tranche, une ligne épaisse de couleur blanchâtre, qui devient très manifeste si l'on vient à humecter la coupe. Odeur nulle; saveur extrêmement amère, perceptible instantanément. Cette écorce se colore en rouge sous l'action de l'acide azotique.

Histologie (Voir pl. XIV, fig. 2). — Sous le liège (*s*) se trouve une zone formée de cellules, placées les unes à côté des autres en séries radiales, et souvent sclérifiées. Cette zone aboutit à la ligne blanche déjà signalée, qui est constituée par une bande à peu près continue, formée de trois à quatre assises de cellules scléreuses fortement épaissies (*c.sc*). Ces cellules scléreuses forment encore des îlots isolés dans la zone de parenchyme cortical qui précède le liber. Celui-ci renferme quelques ama fibreux. Nulle part on ne trouve de cellules à essence.

Substitution. — Cette écorce, avons-nous dit, peut être accidentellement mêlée à celle d'Angusture vraie ; les caractères histologiques permettent de les distinguer aisément. En outre, l'écorce d'Angusture vraie peut encore se différencier aisément par les caractères extérieurs suivants : 1° bords taillés en biseau ; 2° couleur jaunâtre de la face externe, non verruqueuse ; 3° couleur brune et aspect lisse de la face interne ; 4° absence sur la coupe transversale de la ligne blanche située dans le parenchyme cortical de la fausse Angusture ; 5° absence de coloration par l'acide azotique.

Usages. — Cette écorce possède les propriétés de la Noix vomique et de la Fève de Saint-Ignace.

PLANCHE XIV

Fig. 1. — **Écorce d'Angusture vraie** (*Galipea officinalis*).

s, liège;
c.sc, cellules scléreuses;
gl, glandes à huile essentielle;
p.c, parenchyme cortical avec cellules à raphides;
l, liber avec amas de liber fibreux (*f*), renfermant aussi des glandes (*gl*);
c, cambium.

Fig. 2. — **Écorce de fausse Angusture** (*Strychnos Nux vomica*).

s, liège dont les cellules internes sont sclérifiées;
c.sc, cellules scléreuses; celles qui sont situées sous le liège forment un anneau continu, tandis que les autres sont en amas plus ou moins volumineux, mais isolés;
l, liber avec amas de fibres libériennes (absence complète de glandes à essence dans le parenchyme cortical et dans le liber).

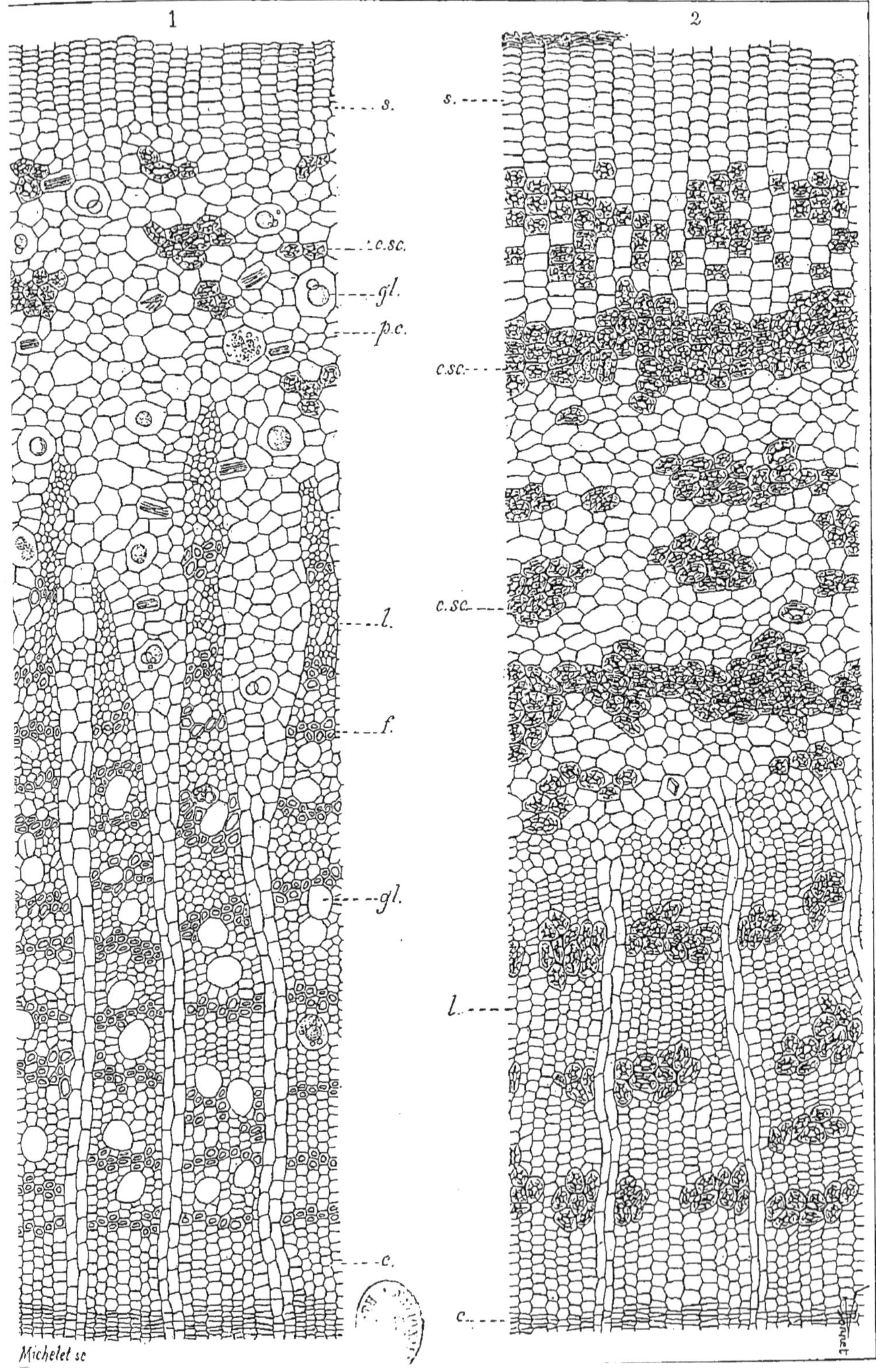
1
2
s.
c.sc.
gl.
p.c.
l.
f.
gl.
c.
s.
c.sc.
c.sc.
l.
c.
Michelet sc

ÉCORCE DE CANNELLE DE CHINE

Origine botanique. — Cette écorce serait produite par le *Cinnamomum Cassia*, Blume, arbre cultivé à Java et en Chine.

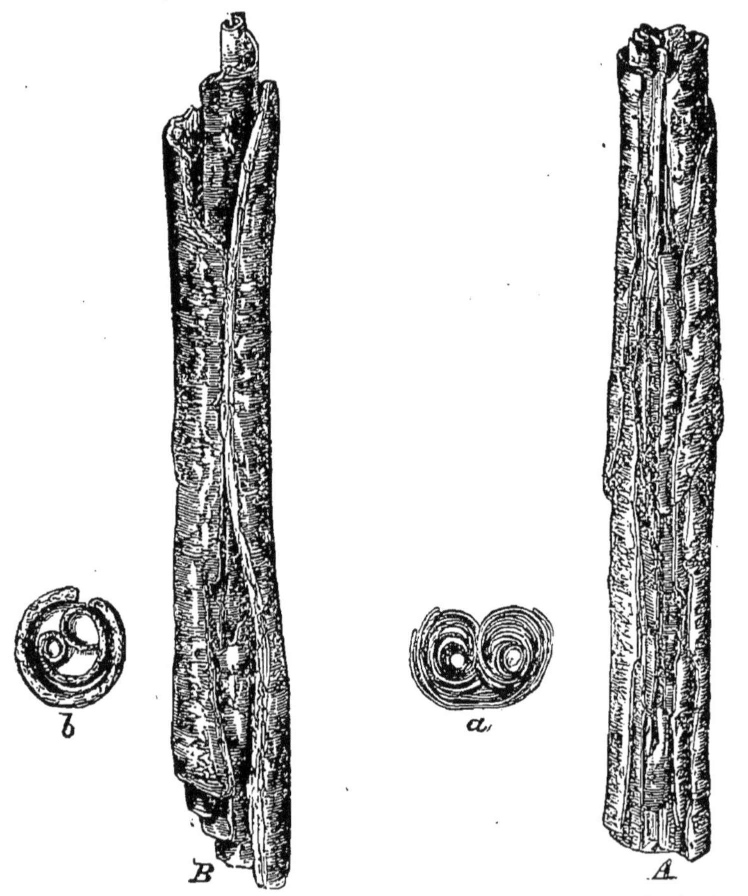

Fig. 182. — Cannelle de Chine.
B, entière; *b*, coupée transversalement.

Fig. 183. — Cannelle de Ceylan.
A, entière; *a*, coupée transversalement.

Description. — La Cannelle de Chine est en tubes à parois épaissies, formés d'une seule écorce enroulée, de couleur fauve, longs de 20 à 30 centimètres (fig. 182). La face externe est encore pourvue de son suber; elle est grisâtre, et présente de loin les impressions des feuilles, qui sont elliptiques. La face interne est brunâtre, entièrement lisse et finement granuleuse; la cassure est nette, grumeleuse, non fibreuse. Odeur forte, peu agréable; saveur chaude et piquante, rappelant le goût de la Punaise.

Histologie (Voir pl. XV, fig. 1). — Le parenchyme cortical (*ec*) est parcouru en son milieu par une zone de cellules scléreuses continue, et parsemée de loin en loin d'amas de fibres, que l'on reconnaît à leur lumen punctiforme et à leur moindre diamètre. Dans ce parenchyme cortical et dans le liber (*l*), se trouvent de grosses glandes à mucilage. Le liber renferme de nombreuses fibres libériennes. L'amidon est très abondant dans toutes les parties de cette écorce, et les grains en sont plus gros que ceux de la Cannelle de Ceylan (pl. XV, fig. 3). Les fibres libériennes sont plus grosses et ont une cavité plus étroite que dans la Cannelle de Ceylan (pl. XV, fig. 5).

Usages. — La Cannelle de Chine a les mêmes propriétés que la Cannelle de Ceylan à laquelle elle est souvent substituée; ses usages sont donc les mêmes.

ÉCORCE DE CANNELLE DE CEYLAN

Origine botanique. — *Cinnamomum zeylanicum*, Breyne. C'est un petit arbre des forêts de Ceylan, que l'on cultive aujourd'hui dans l'Inde, à Java, dans la Guyane française et au Brésil. Mais la meilleure Cannelle vient de Ceylan.

Description. — La Cannelle de Ceylan arrive en faisceaux souvent très longs, formés d'écorces très minces, cassantes, dont les bords longitudinaux sont tous deux enroulés en dedans, et emboîtées les unes dans les autres (fig. 183). Chaque lame isolée est fauve pâle en dehors, avec quelques taches arrondies, brun rougeâtre en dedans; les deux faces sont sillonnées de lignes blanches, tortueuses, longitudinales, plus ou moins nettes; la cassure est esquilleuse. Odeur franche, suave;

saveur d'abord sucrée, puis chaude et très aromatique.

Histologie (Voir pl. XV, fig. 2). — La coupe montre que les couches extérieures à l'anneau scléreux (*c. sc*) ont disparu. L'amidon est moins abondant et plus petit que dans la Cannelle de Chine (pl. XV, fig. 4); les fibres libériennes (pl. XV, fig. 6) sont plus minces et moins épaissies que dans la Cannelle de Chine.

Substitution. — On substitue fréquemment la Cannelle de Chine à la Cannelle de Ceylan. Lorsque l'écorce est entière, la substitution est facile à reconnaître, tant par les caractères extérieurs que par les caractères histologiques; mais s'il s'agit de la poudre, la substitution est plus difficile à caractériser. Les figures 5 et 6, planche XV, montrent cependant que les éléments de la poudre, et notamment la dimension des grains d'amidon, sont sensiblement différents dans les deux espèces.

Usages. — La Cannelle est employée comme cordial et stimulant; elle est en outre consommée en grande partie comme épice.

PLANCHE XV

Fig. 1. — **Écorce de Cannelle de Chine** (*Cinnamomum aromaticum*).

s, liège;
ec, parenchyme cortical;
gl, glandes à mucilage disséminées dans le parenchyme cortical et le liber;
c.sc, cellules sclérenchymateuses disposées en un anneau continu;
l, liber;
c, cambium.

Fig. 2. — **Écorce de Cannelle de Ceylan** (*Cinnamomum zeylanicum*).

c.sc, anneau de cellules scléreuses (le liège et la portion externe du parenchyme cortical font défaut);
l, liber;
gl, glandes à mucilage;
c, cambium.

Fig. 3. — **Portion du parenchyme cortical de la Cannelle de Chine.**

Fig. 4. — **Portion du parenchyme cortical de la Cannelle de Ceylan.**

Fig. 5. — **Éléments de la poudre de Cannelle de Chine.**

Fig. 6. — **Éléments de la poudre de Cannelle de Ceylan.**

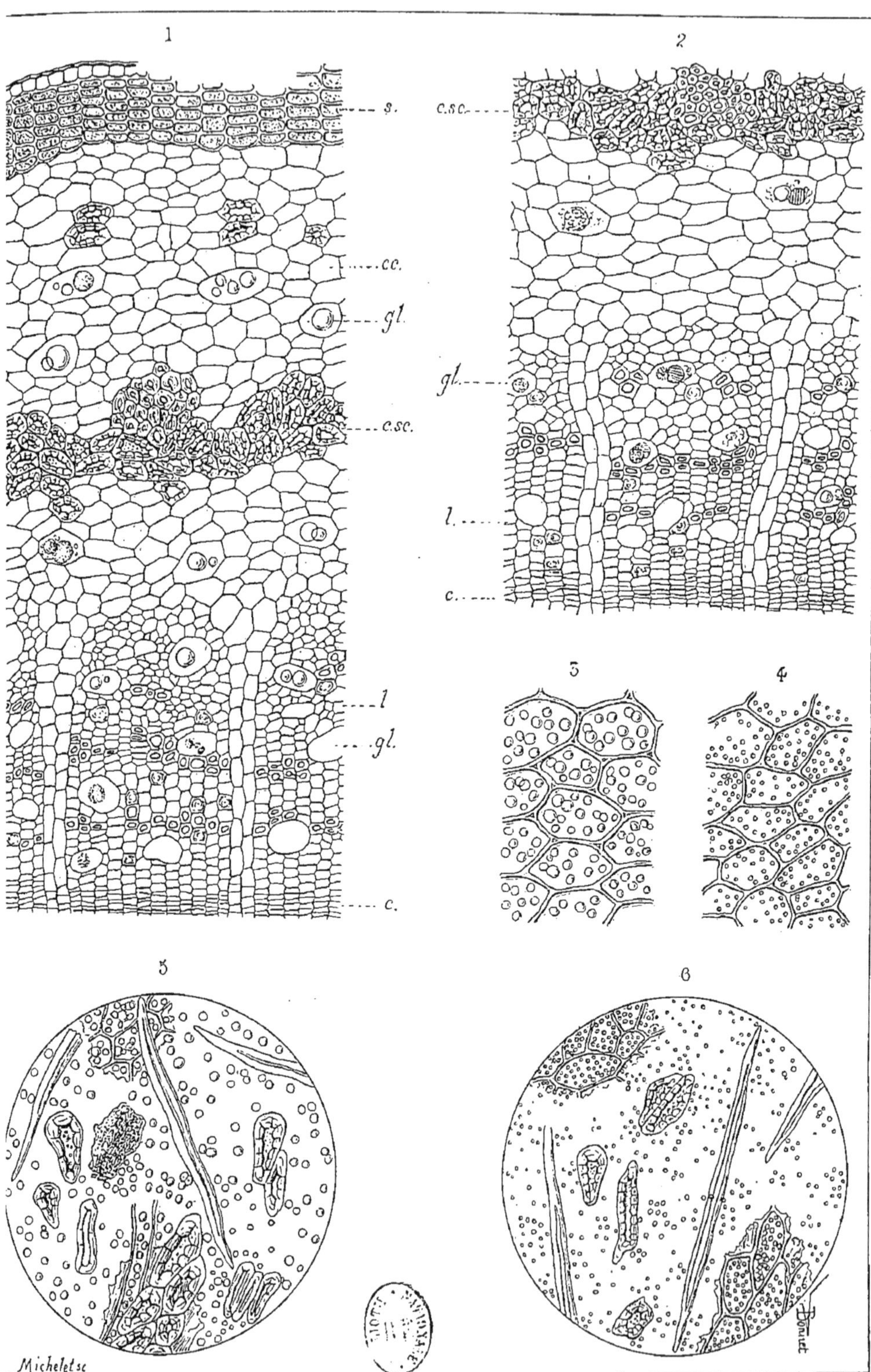

Valère Bonnet, del. J.-B. Baillière et fils, édit. Chromotyp. Crété.

ÉCORCE DE WINTER

Origine. — L'écorce de Winter vraie est produite par le *Drymis Winteri*, Forst., arbre de l'Amérique du Sud et particulièrement de la Patagonie. Elle arrive rarement dans le commerce, et on la remplace par celle du *Drymis granatensis*, L.; nous donnerons les caractères de ces deux écorces.

Description. — L'écorce de Winter vraie est épaisse de 3 à 4 millimètres, recouverte d'un périderme mince, grisâtre; la surface externe est garnie de rides longitudinales, irrégulièrement anastomosées; la face interne est rouge brun foncé, entr'ouverte par des gerçures nombreuses, et pourvue de faisceaux saillants rugueux. La coupe transversale est dure, compacte, brune, résineuse, foncée en dehors, brun rougeâtre plus pâle en dedans et radiée. Odeur aromatique; saveur très âcre et très piquante.

L'écorce de Winter fournie par le *Drymis granatensis* se présente sous forme de morceaux roulés, gros comme le doigt, couverts d'un périderme rugueux et rougeâtre; la face interne est brune, rude, raboteuse. Odeur aromatique spéciale; saveur excessivement piquante.

Histologie (Voir pl. XVI, fig. 1). — L'écorce étudiée ici est celle du *Drymis granatensis*. Le parenchyme cortical (*ec*) renferme des amas épais de cellules scléreuses (*c. sc*) et quelques glandes à huile essentielle (*gl*) beaucoup plus abondantes dans le liber (*l*). Les rayons médullaires sont formé de trois à cinq rangées de cellules, qui sont sclérifiées par place (*rm. sc*).

Dans l'écorce du *Drymis Winteri*, on retrouve à peu près la même structure; mais les rayons médullaires ne comprennent qu'un seul rang de cellules et les glandes à essence sont assez rares dans le liber.

Substitutions. — On substitue le plus souvent à l'écorce de

Winter celle du *Cinnamodendron corticosum*, Miers ; quelquefois aussi celle de la Cannelle blanche. Ces deux dernières écorces ont à peu près la même structure histologique, et l'on peut voir par la coupe de la Cannelle blanche (pl. XX, fig. 1) que cette structure n'a rien de commun avec celle du *Drymis granatensis*. Le microscope fera donc reconnaître facilement la substitution.

Usages. — L'écorce de Winter est tonique, stimulante et antiscorbutique.

ÉCORCE DE CHÊNE

Origine botanique. — Chêne Rouvre (*Quercus Robur*, L.). C'est un arbre très commun dans les forêts de l'Europe moyenne et dont il existe deux formes, considérées par quelques botanistes comme deux espèces : *Q. pedunculata*, Ehr., à fruits portés par un long pédoncule, et *Q. sessiliflora*, Sm., à fruits sessiles.

Description. — L'écorce de Chêne se présente en morceaux de longueur variable, plus ou moins cintrés, épais de 2 à 4 millimètres, et à cassure courte et fibreuse. La surface externe est lisse, luisante, d'un gris blanc, tachée de brun par places; la face interne est d'un brun cannelle, nettement fibreuse, et parcourue par de grosses côtes longitudinales, très saillantes et très dures, tout à fait caractéristiques. Odeur de tan, surtout lorsqu'on la mouille ; saveur astringente et légèrement amère.

Histologie (Voir pl. XVI, fig. 2). — Le parenchyme cortical renferme des cellules scléreuses, dont les unes forment des amas isolés, et les autres une couche à peu près continue (*c. sc*) voisine du liber. Celui-ci (*l*) est constitué par un assemblage de couches parenchymateuses et fibreuses; les rayons médullaires sont formés d'un rang de cellules dans la portion interne, mais ils vont en s'élargissant vers l'écorce, et ils deviennent cunéiformes.

Usages. — L'écorce de Chêne est surtout employée à l'extérieur, en décoction, comme astringent; à l'intérieur, elle agirait en outre comme tonique et amer.

PLANCHE XVI

Fig. 1. — **Écorce de Winter** (*Drymis granatensis*).

s, liège;
ec, parenchyme cortical;
c.sc, amas de sclérenchyme;
l, liber;
c, cambium;
rm.sc, rayons médullaires du liber en partie sclérifiés;
gl, glandes à essence.

Fig. 2. — **Écorce de Chêne** (*Quercus Robur*).

s, liège;
c.sc, cellules scléreuses du parenchyme cortical, qui renferme aussi de nombreuses cellules à cristaux;
l, liber avec amas fibreux intercalés.

PLANCHE XVI.

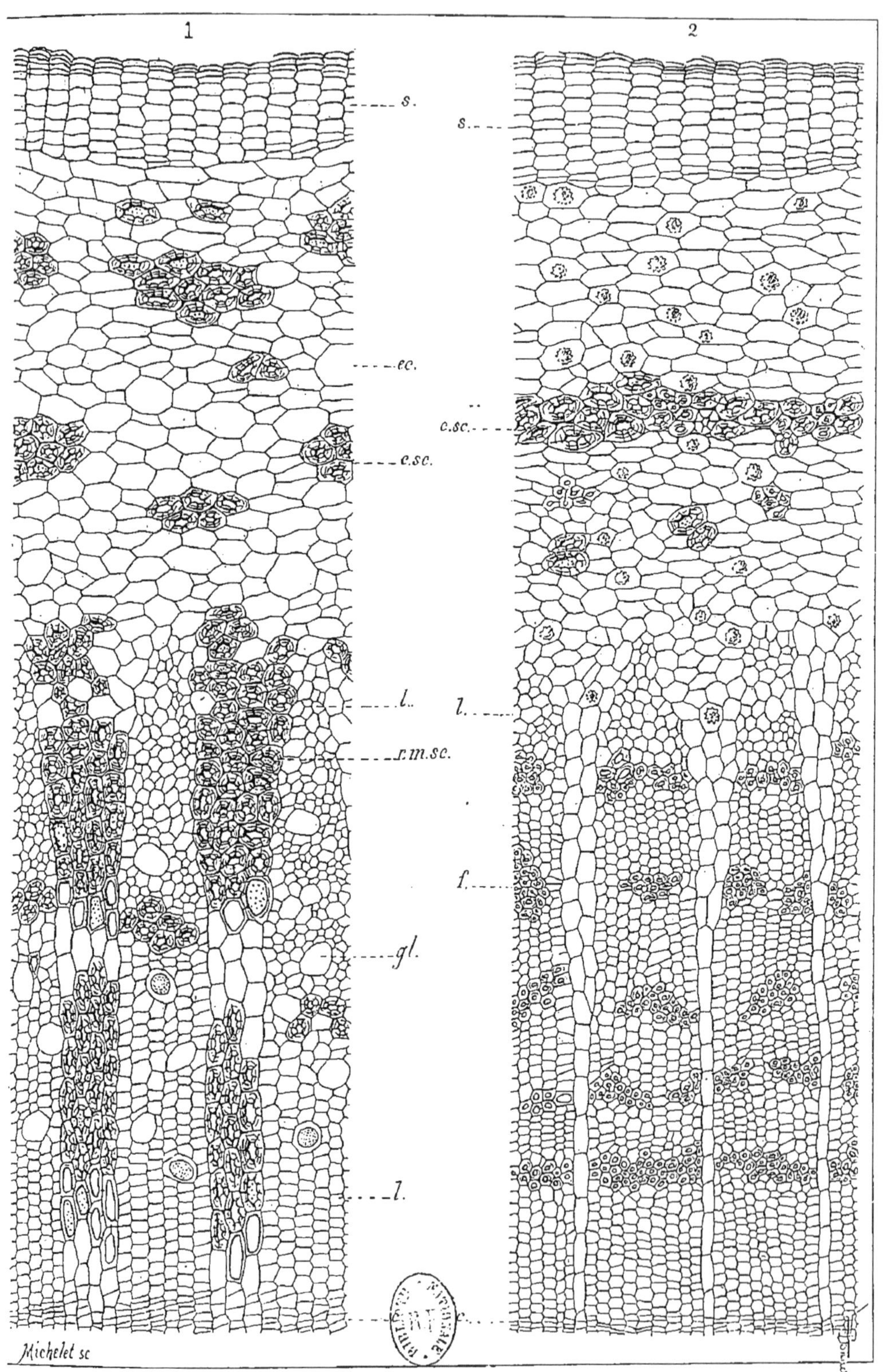

Chromotyp. Crété.

ÉCORCE DE QUINQUINA DE LOXA

Origine botanique. — Sous ce nom, on comprend plusieurs sortes d'écorces données par les diverses variétés du *Cinchona officinalis*, L. Ces écorces sont récoltées dans les environs de Loxa, dans la République de l'Équateur, et elles arrivent en Europe par la voie de Guayaquil.

Description. — Écorces roulées en tubes cylindriques réguliers, doubles ou simples, dont la dimension varie de celle d'une plume à celle du pouce. La face externe, dépouillée des Lichens qui la recouvrent presque en entier, présente une teinte gris foncé ou presque noirâtre, et des fissures transversales, régulièrement espacées. La face interne est brun cannelle, lisse et très finement striée ; au-dessous du périderme, se trouve un cercle résineux bien marqué. La cassure est courte et nette, compacte au niveau du parenchyme, fibreuse dans la zone libérienne. Odeur aromatique particulière très agréable ; saveur astringente et légèrement amère.

Histologie (Voir pl. XVII, fig. 1). — Le parenchyme cortical est dépourvu de cellules scléreuses, et les laticifères, qui ne font pas défaut, comme on l'a dit souvent, sont assez étroits : ils se distinguent par leur contour nettement arrondi (*c. r*), tandis que les cellules voisines sont plus ou moins polygonales et *toujours* allongées dans le sens tangentiel ; beaucoup d'entre elles sont pourvues de deux à trois cloisons radiales. Le liber a des rayons médullaires très nets, formés de trois à quatre rangées de cellules, et il renferme des fibres libériennes de petit calibre, très rares et très espacées dans la région externe, plus nombreuses dans la région interne.

Usages. — Cette écorce de Quinquina possède comme tous les Quinquinas, des propriétés fébrifuges, moins énergiques cependant que celles du Calisaya ; c'est plutôt un eupeptique, et on l'emploie surtout à la fabrication du vin de Quinquina et à l'extraction industrielle du sulfate de quinine.

ÉCORCE DE QUINQUINA HUANUCO

Origine botanique. — Cette sorte de Quinquina est produite par les *Cinchona nitida*, Ruiz et Pav.; *C. micrantha*, Ruiz et Pav., et *C. peruviana*, How. Ces trois espèces viennent dans le district de Huanuco (Pérou) et les écorces qu'elles fournissent nous parviennent par le port de Lima; d'où le nom de *Quinquina de Lima* qu'on leur donne encore parfois.

Description. — Les écorces de cette sorte sont généralement roulées en tubes plus ou moins gros, de 5 à 20 millimètres de diamètre, dépassant d'ordinaire en volume ceux des Quinquinas de Loxa. La surface externe a une couleur grisâtre, mêlée de brun, un peu lustrée, avec des reflets bleuâtres, et souvent recouverte de Lichens, gris en dessus, noirs en dessous; cette surface est ridée longitudinalement et porte rarement des fissures transversales; on trouve cependant ces dernières, dans les grosses et vieilles écorces, mais elles sont peu profondes, très espacées et sans aucune régularité. La cassure est en général plus fibreuse que dans les écorces de Loxa. La face interne est lisse, et d'un jaune plus ou moins ocracé. Odeur aromatique moins agréable que celle du Loxa; saveur peu amère, nettement astringente.

Histologie (Voir pl. XVII, fig. 2). — Le parenchyme cortical *(ec)* renferme des cellules scléreuses *(c. sc)* isolées ou réunies en groupes de deux ou trois, et des laticifères beaucoup plus nets que ceux du Loxa; rayons médullaires formés de trois à quatre rangs de cellules; fibres libériennes plus abondantes dans la région interne que dans la portion externe, très souvent agrégées en groupes de deux ou trois.

Usages. — Ils sont les mêmes que ceux du Quinquina de Loxa.

PLANCHE XVII

Fig. 1. — **Écorce de Quinquina de Loxa** (*Cinchona officinalis* et *var*).

s, liège;
ec, parenchyme cortical avec vaisseaux sécréteurs (*cr*);
l, liber;
rm, rayons médullaires.

Fig. 2. — **Écorce de Quinquina Huanuco.** (*Cinchona nitida*, *C. peruviana*, *C. micrantha*).

s, liège;
ec, parenchyme cortical avec vaisseaux sécréteurs (*cr*) et cellules scléreuses (*c.sc*);
l, liber;
rm, rayons médullaires.

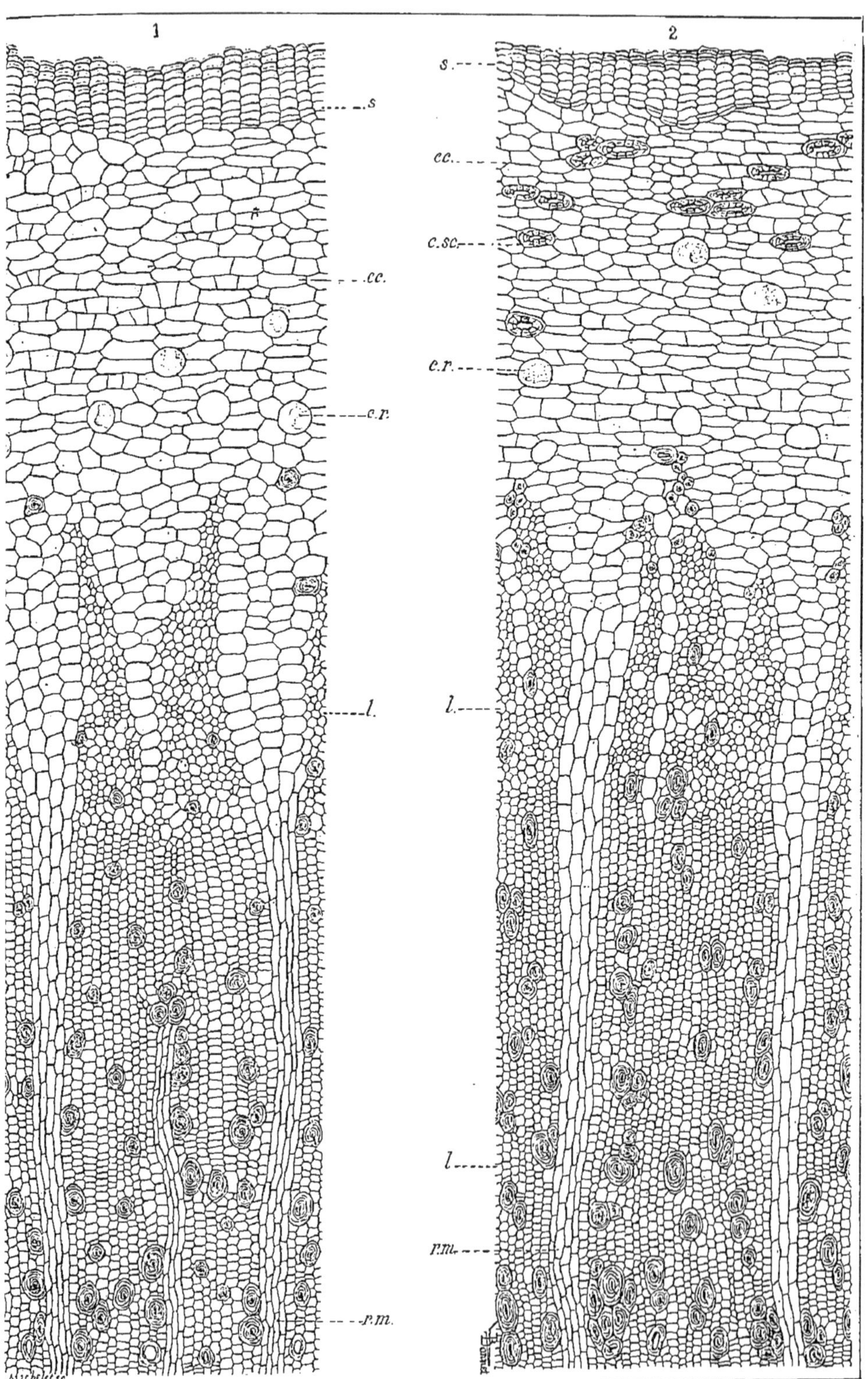

Valère Bonnet, del. J.-B. Baillière et fils, édit. Chromotyp. Crété.

ÉCORCE DE QUINQUINA CALISAYA

Origine botanique. — L'écorce de Quinquina Calisaya *vrai* est fournie par le *Cinchona Calisaya*, Wedd., qui croît dans le Pérou (province de Carabaya) et dans le nord de la Bolivie. Il est cultivé aujourd'hui dans les Indes anglaises et à Java.

Description. — Il existe deux sortes de Calisaya, le Calisaya en écorces plates, qui se trouvait le plus fréquemment dans le commerce, et qui tend aujourd'hui à être remplacé par le Calisaya roulé, provenant des cultures des Indes.

Le Calisaya plat se présente en morceaux pesants, irréguliers, et réduits par le grattage au liber presque exclusivement, à texture compacte et uniforme, de 10 à 40 centimètres de long, et de 10 à 15 millimètres d'épaisseur. La face externe est d'un jaune pâle ou brunâtre, avec quelques taches plus foncées. Cette face présente de nombreux sillons longitudinaux séparés par des crêtes arrondies, peu saillantes, rappelant un peu l'empreinte que font les doigts sur l'argile détrempée (*sillons digitaux*). La face interne est fibreuse, serrée, à grain souvent ondulé, et de couleur fauve. La cassure transversale, uniformément fibreuse, laisse échapper par le frottement une poussière de fibres très ténues qui s'implantent dans la peau et y causent de vives démangeaisons. Saveur franchement amère; odeur rappelant celle du tan.

Les écorces de Calisaya roulé ressemblent assez à celle des Quinquinas Huanuco ; mais elles s'en distinguent par la profondeur des crevasses du périderme, et par leur liber beaucoup plus fibreux.

Histologie (Voir pl. XVIII, fig. 1). — L'écorce dont on a étudié ici la structure est une écorce de Calisaya roulé de Java. Le parenchyme cortical renferme de nombreux vaisseaux sécréteurs et dans quelques échantillons âgés des cellules scléreuses (*c. sc*); il convient de dire cependant que c'est là un fait exceptionnel. Les fibres du liber sont ordinairement isolées, quelquefois réunies par groupes de deux au plus, et disposées en files radiales assez régulières; les rayons médullaires comprennent trois à quatre séries de cellules renfermant une matière rougeâtre.

Usages. — Le Quinquina Calisaya s'emploie en thérapeutique comme amer, tonique, fébrifuge et antiseptique.

ÉCORCE DE QUINQUINA PITAYO

Origine botanique. — Le Quinquina Pitayo est fourni par le *Cinchona Pitayensis*, Wedd. Il provient de la Nouvelle-Grenade, du versant oriental de la Cordillère moyenne, et surtout de Pitayo.

Description. — Les écorces du Pitayo sont lourdes, dures, compactes, à fibres très serrées, de couleur variant du jaune au rouge brun. La plupart des écorces du Pitayo sont souvent formées par le liber avec une très minime portion de parenchyme cortical.

Histologie (Voir pl. XVIII, fig. 2). — Le suber existe rarement; le parenchyme cortical lui-même (*ec*) peut manquer. Lorsqu'il existe, il renferme des cellules scléreuses, fortement épaissies et très rapprochées. Le liber est constitué par des faisceaux se terminant en pointe dans le parenchyme cortical, séparés par des rayons médullaires (*rm*) ayant ordinairement de trois à quatre séries de cellules quadrilatères. Les fibres libériennes sont en nombre moindre que dans le Quinquina Calisaya, ordinairement isolées, et le plus souvent disposées en files onduleuses.

PLANCHE XVIII

Fig. 1. — **Écorce de Quinquina Calisaya** (*Cinchona Calisaya*).

ec, parenchyme cortical;
c.sc, cellules scléreuses;
c.r, vaisseaux sécréteurs;
rm, rayons médullaires;
l, liber;
c, cambium.

Fig. 2. — **Écorce de Quinquina Pitayo** (*Cinchona Pitayensis*).

ec, parenchyme cortical;
c.sc, cellules scléreuses;
l, liber;
r.m, rayons médullaires;
c, cambium.

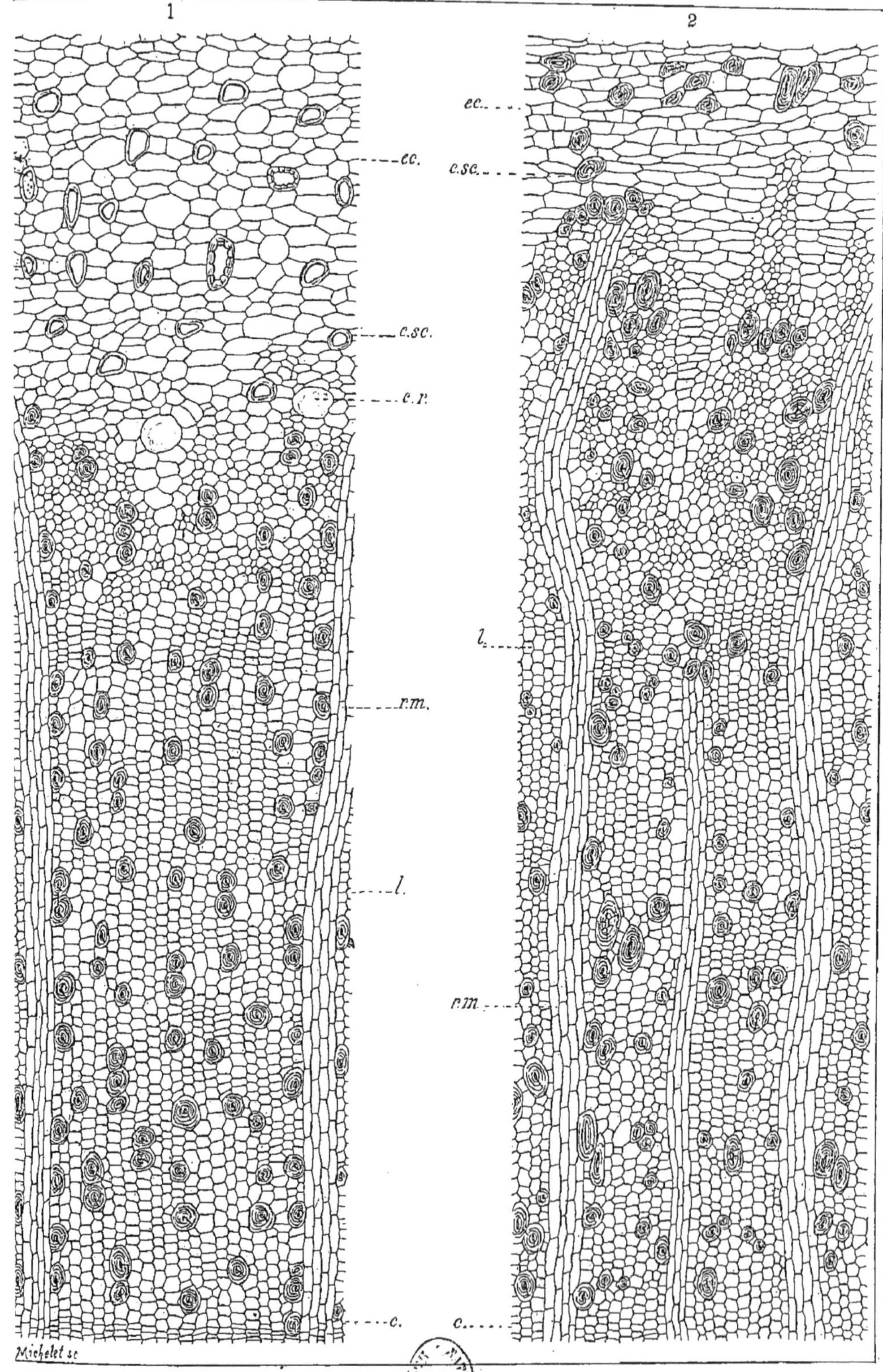
1
2
ec.
c.sc.
c.p.
r.m.
l.
c.
ec.
c.sc.
l.
r.m.
c.
Michelet sc

ÉCORCE DE QUINQUINA ROUGE

Origine botanique. — Le Quinquina rouge est donné par le *Cinchona succirubra*, Pav., qui croît dans la province de Quito, aux environs du Chimborazo, entre 600 et 1500 mètres d'altitude ; cette espèce est aujourd'hui abondamment cultivée à Java et dans les Indes anglaises.

Description. — Les écorces de Quinquina rouge se trouvent sous deux formes ; les unes *plates*, les autres *roulées*.

Les écorces plates se présentent en morceaux plats, épais de 5 à 12 millimètres, portant à la face externe un périderme souvent épais, fortement adhérent et marqué de verrues proéminentes, d'un rouge brun foncé ; la face interne est colorée en rouge vif, finement striée et fibreuse. Sur la cassure transversale, on distingue facilement le liber, qui se désagrège facilement en une poussière de fibres prurientes, de la zone externe qui est dure et compacte. Sur la section transversale, la zone corticale se distingue nettement du liber, par sa couleur d'un brun noir brillant (cercle résineux) et sa texture homogène.

Les écorces roulées sont en fragments moins épais que les précédents, souvent roulés en tubes ou en gouttières de un à deux centimètres de diamètre. La face externe est recouverte d'un suber grisâtre, facilement exfoliable, sous lequel se montre un parenchyme rouge sombre : cette face externe ne présente ni verrues, ni sillons. Les caractères de la face interne et de la cassure sont les mêmes que dans la sorte précédente. Saveur amère et styptique.

Histologie (Voir pl. XIX, fig. 1). — On trouve des vaisseaux sécréteurs à large ouverture (*c.r*) dans le parenchyme cortical (*e c*). Les rayons médullaires sont très nets ; les fibres, isolées vers la partie externe du liber, ont une tendance au groupement à la partie interne.

Usages. — Ils sont les mêmes que ceux du Calisaya, bien qu'il soit beaucoup plus tonique que celui-ci.

ÉCORCE DE CUPREA

Origine botanique. — Les écorces de *Cuprea vrai* sont fournies par le *Remijia pedunculata*, Triana, arbre qui croît sur les montagnes de la Paz, chaînon du rameau oriental des Cordillères : elles viennent surtout de Buccaramanga (État de Santander).

Description. — Ce sont des fragments peu volumineux, aplatis, le plus souvent privés de suber, ayant une coloration rougeâtre cuivrée, un peu plus foncée à la face interne. La cassure transversale a une apparence cornée, jamais fibreuse ni feuilletée, comme dans les Quinquinas ; les fibres qu'on y voit sont jaunes, brillantes, et tranchent sur le fond rougeâtre du tissu. Saveur amère, se développant peu à peu.

Histologie (Voir pl. XIX, fig. 2). — La structure histologique de cette écorce est tout à fait caractéristique : le parenchyme cortical (*ec*) renferme des cellules scléreuses (*c. sc*), elliptiques, étendues tangentiellement ; il est dépourvu de vaisseaux sécréteurs. Le liber est composé d'éléments très nettement en files ; il renferme un grand nombre de fibres libériennes, peu épaissies, de sorte qu'elles ont toujours un large lumen. En outre, ces fibres ne sont pas lignifiées, et se colorent à peine avec le vert d'iode ; par contre, elles fixent au contraire énergiquement le carmin, de sorte qu'elles ont, après la double coloration, une teinte rouge violet.

PLANCHE XIX

Fig. 1. — **Écorce de Quinquina rouge** (*Cinchona succirubra*).

s, liège ;
ec, parenchyme cortical avec vaisseaux sécréteurs à ouverture très large (*cr*) ;
l, liber.

Fig. 2. — **Écorce de Cuprea** (*Remijia pedunculata*).

s, liège ;
ec, parenchyme cortical avec cellules scléreuses ;
l, liber.

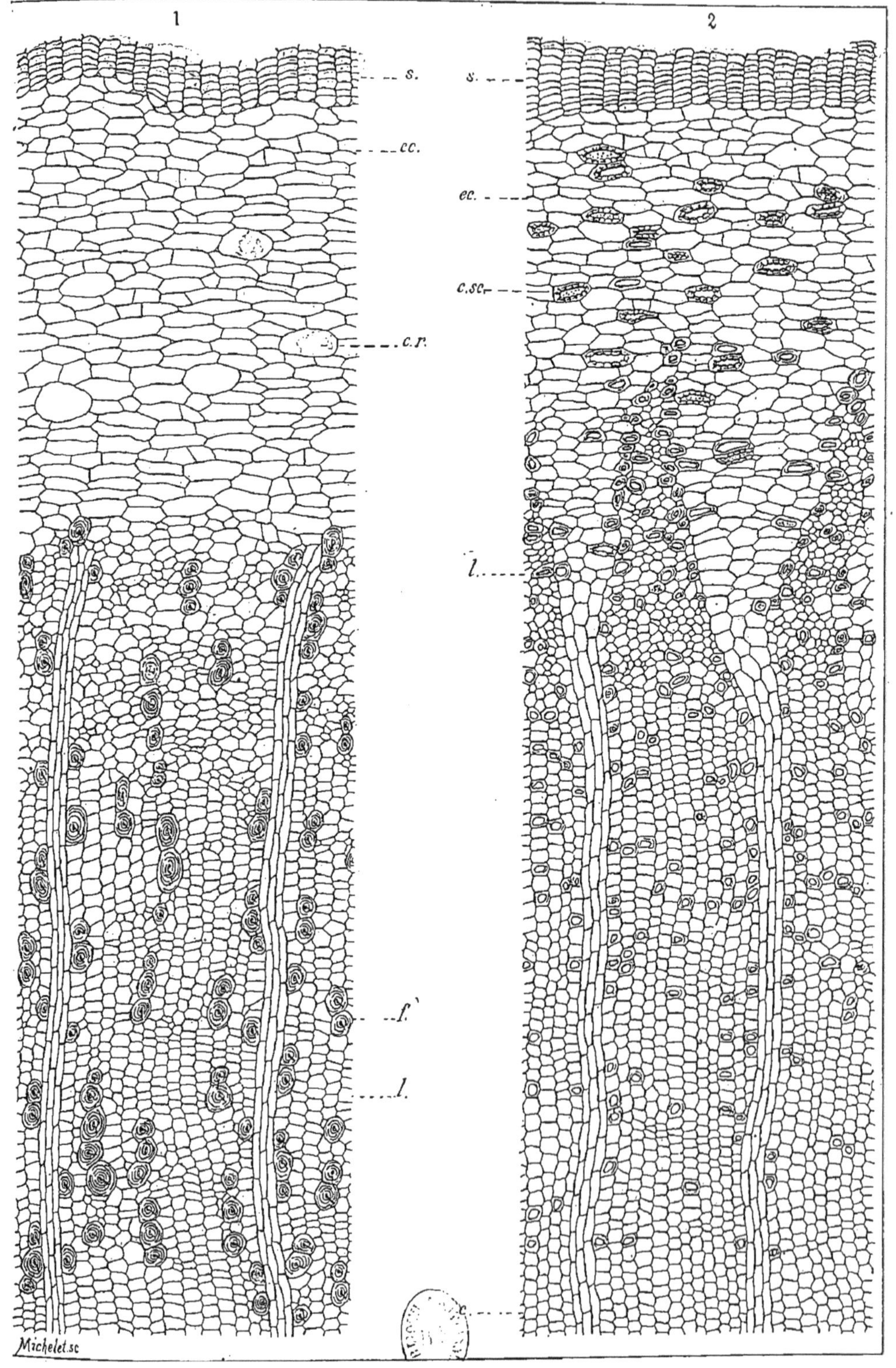
1
2
s.
s.
cc.
ec.
c.sc.
c.r.
l.
f.
l.
c.
Michelet.sc

ÉCORCE DE CANNELLE BLANCHE

Origine botanique. — *Canella alba,* Murray. C'est un arbre qui vient aux Antilles, surtout à la Jamaïque, dans le sud de la Floride et aux îles Bahama, d'où on l'exporte.

Description. — La Cannelle blanche arrive dans le commerce en rouleaux cylindriques ou en gouttières, de 2 à 8 centimètres de diamètre et de 2 à 5 millimètres d'épaisseur. La face externe, lorsque le périderme manque, est d'un jaune orangé pâle, comme cendrée, et parsemée de taches blanchâtres; la face interne est blanchâtre, lisse, ou pourvue de fines stries longitudinales. La cassure est grenue, marbrée de blanc et de rouge. Odeur agréable, légèrement poivrée, rappelant celle du Girofle; saveur amère, aromatique et piquante.

Histologie (Voir pl. XX, fig. 1). — On trouve à l'extérieur une zone plus ou moins épaisse de cellules scléreuses (*c. s*) disposées en files radiales. Le parenchyme cortical renferme un grand nombre de grosses glandes à huile essentielle (*gl*) que l'on retrouve aussi en abondance dans le liber (*l*). Celui-ci est traversé par des rayons médullaires, composés d'une série simple de cellules, renfermant un cristal mâclé d'oxalate de chaux.

Usages. — L'écorce de Cannelle blanche a des propriétés stimulantes et carminatives. On la substitue fréquemment à l'écorce de Winter.

ÉCORCE DE COTO

Origine botanique. — L'écorce de Coto provient de la Bolivie, mais on ignore encore quelle est l'espèce qui la fournit; on suppose cependant que c'est une plante de la famille des Laurinées.

Description. — Il existe dans le commerce deux écorces de Coto; l'une appelée *Coto-verum*, et l'autre désignée sous le nom de *Paracoto*: c'est cette dernière sorte que l'on rencontre le plus fréquemment.

L'écorce de Paracoto se présente en fragments irréguliers mesurant de 15 à 20 centimètres de longueur, et environ 10 à 15 millimètres d'épaisseur; sa surface extérieure est d'un gris peu foncé, légèrement fongueuse, se laissant facilement entamer par l'ongle, et portant des fissures longitudinales profondes. La surface interne est grossière et striée par de grosses fibres longitudinales. La cassure est grenue, de couleur brune; un peu au-dessous du liège on aperçoit des raies blanches, parallèles et légèrement ondulées, et, dans le reste de l'épaisseur, on voit des ponctuations blanches, disséminées sans régularité. Odeur de muscade prononcée; saveur légèrement brûlante.

L'écorce de Coto-verum se présente en morceaux irréguliers plats ou légèrement incurvés, mesurant de 7 à 14 millimètres d'épaisseur, et de 5 à 6 centimètres de largeur. La surface extérieure est d'un gris rougeâtre, profondément crevassée dans le sens de la longueur, et présentant quelques fissures transversales moins profondes; elle est en outre parsemée d'un certain nombre de taches blanchâtres. Cette partie externe se détache facilement mettant à nu le liber qui est de couleur rouge brun. Cassure fibreuse; la section transversale laisse apercevoir un grand nombre de ponctuations jaunâtres. Odeur aromatique rappelant celle du camphre et du Gingembre; saveur pénétrante et chaude, un peu poivrée.

Histologie (Voir pl. XX, fig. 2). — C'est l'écorce de Paracoto dont l'étude est faite ici. A noter comme particularités : la présence dans le liber (*l*) de gros amas fibreux assez réguliers, arrondis, de cellules scléreuses rarement isolées, généralement groupées par trois ou quatre, et de glandes à huile essentielle en assez grand nombre. Les rayons médullaires sont formés de deux assises de cellules.

Usages. — Cette écorce est employée comme antidiarrhéique, comme stomachique et pour arrêter les sueurs profuses des phthisiques.

PLANCHE XX

Fig. 1. — **Écorce de Cannelle blanche** (*Canella alba*).

s.sc, liège à cellules fortement épaissies;
col, collenchyme;
ec, parenchyme cortical;
gl, glandes à essence très abondantes dans le parenchyme cortical et dans le liber;
l, liber;
c, cambium;
o.ch, cellules à cristaux.

Fig. 2. — **Écorce de Paracoto.**

s, liège;
c.sc, cellules scléreuses;
ec, parenchyme cortical;
l, liber avec gros faisceaux fibreux;
r.m, rayons médullaires.

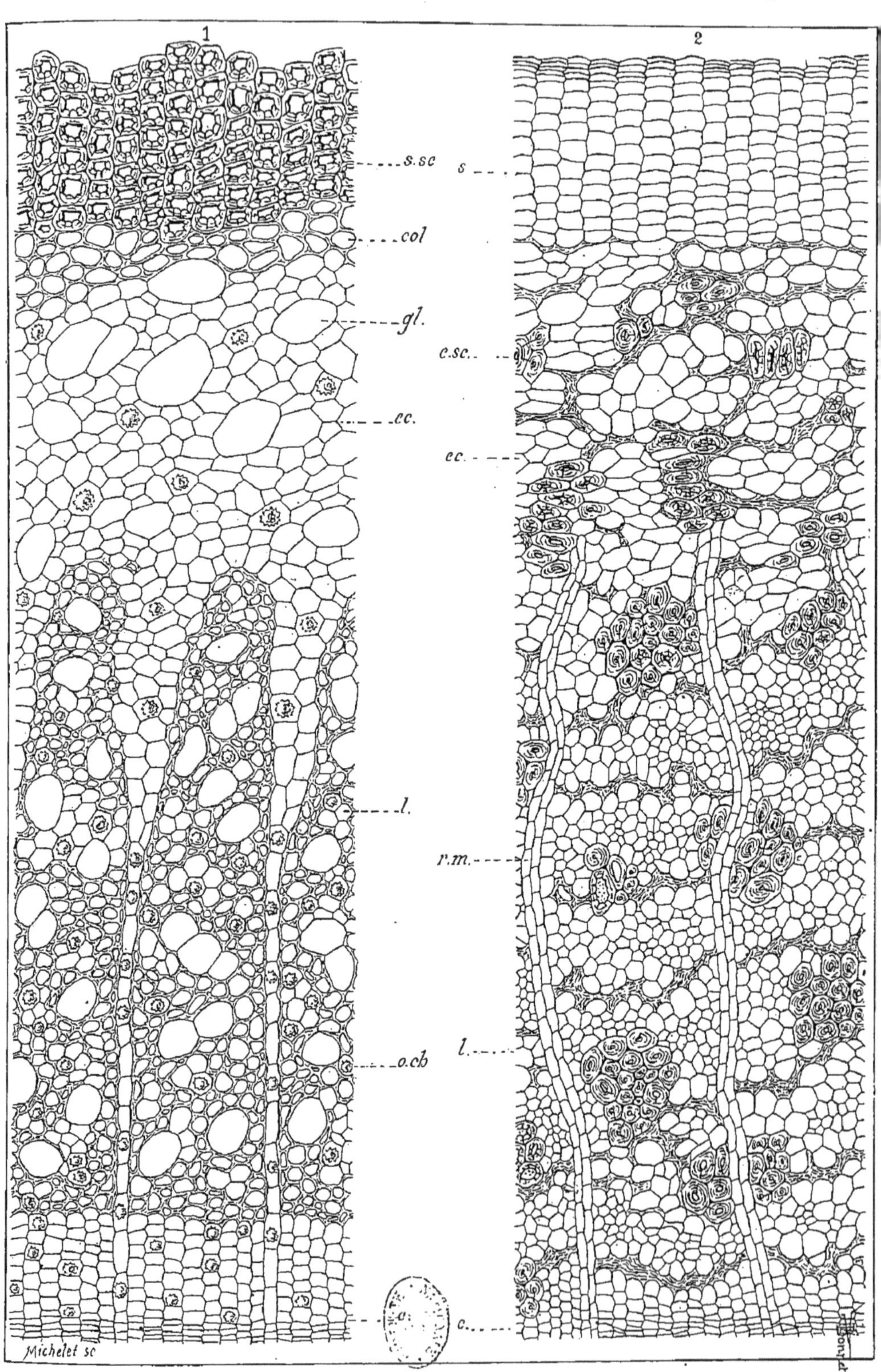

Valère Bonnet, del. J.-B. Baillière et fils, édit. Chromotyp. Crété.

ÉCORCE DE CASCARA SAGRADA

Origine botanique. — Cette écorce est fournie par le *Rhamnus Purshianus*, D. C., arbuste des côtes occidentales de l'Amérique du Nord.

Description. — Elle se présente en fragments de longueur variable, plats, cintrés ou roulés, souvent brisés, d'une épaisseur de 1 à 4 millimètres. La face externe a une teinte grisâtre, parfois brun foncé ; elle est rarement lisse, le plus souvent ridée et fendillée, verruqueuse même dans les vieilles écorces, avec de fines lenticelles, ordinairement linéaires. La face interne, généralement lisse ou finement striée, a une couleur variant du brun jaunâtre clair au brun noirâtre. La cassure est courte et grenue en dehors, fibreuse à la face interne, de couleur jaune ; l'écorce est assez tendre et se laisse facilement écraser sous la dent. Odeur un peu nauséabonde ; saveur mucilagineuse très amère.

Histologie (Voir pl. XXI, fig. 1). — Dans les écorces jeunes, on trouve sous le liège (*s*) quatre ou cinq rangs de cellules de collenchyme (*col*). Le parenchyme cortical renferme en abondance des mâcles d'oxalate de chaux, et des amas isolés de cellules scléreuses (*c. sc*) ; le liber (*l*) renferme aussi des cellules à cristaux et des fibres libériennes réunies en bandes tangentielles.

Substitution. — On substitue parfois à l'écorce de Cascara celle de la Bourdaine. Cette dernière en diffère : 1° par sa teinte plus foncée ; 2° par ses lenticelles plus saillantes ; 3° par sa face interne rouge brun, parfois presque noire ; 4° par sa cassure rosée ou rougeâtre, et non jaune. Les caractères histologiques donnent aussi quelques différences : dans l'écorce de Bourdaine, la portion extérieure du parenchyme cortical, renferme une zone scléreuse *continue*; les rayons médullaires sont composés d'un seul rang de cellules; la structure du liber est aussi un peu différente.

Usages. — L'écorce de *Cascara sagrada* possède des propriétés purgatives, que l'on utilise surtout pour combattre les constipations opiniâtres.

ÉCORCE DE CASCARILLE

Origine botanique. — *Croton Elutheria*, Bennett. C'est un petit arbre ou arbuste, originaire des îles Bahama.

Description. — L'écorce de Cascarille est en fragments de 3 à 5 centimètres de long, roulés sur eux-mêmes en tubes dont le diamètre est à peu près celui du petit doigt. La surface externe est couverte d'un suber grisâtre, piqueté de points noirs, et présente souvent de petites plaques d'un Lichen, le *Verrucaria albissima*, Ach. Le suber se détache facilement, et laisse apercevoir la teinte brunâtre du parenchyme cortical. La face interne est assez unie, finement striée, brune, quelquefois marbrée. La cassure est nette, résineuse, très finement rayonnée vers l'intérieur. Odeur aromatique, un peu musquée, qui s'exalte quand on la chauffe; saveur amère et âcre, avec un arome très net de girofle.

Histologie (Voir pl. XXI, fig. 2). — Le parenchyme cortical (*ec*) renferme un grand nombre de glandes avec une matière oléo-résineuse de couleur brunâtre (*c. h*), et des cellules à cristaux. Le liber forme des sortes de coins pénétrant profondément dans l'écorce; il est découpé en bandes longitudinales par des rayons médullaires, les uns assez larges (*r m*), les autres très étroits et très nombreux (rm^2), qui renferment des cristaux d'oxalate de chaux mâclés.

Substitutions. — L'écorce de Cascarille est souvent falsifiée dans le commerce. On lui substitue : 1° des *débris de Quinquina gris*, reconnaissables à leur saveur amère, non aromatique; 2° de la *Cascarille blanchâtre*, qui est toujours plus grosse que la Cascarille vraie, non fendillée, et dont la poudre est blanchâtre; 3° de l'*écorce de Copalchi* qui possède un liber dur, compacte, de couleur rouge brunâtre, une cassure irrégulière et grossièrement fibreuse, et dont la poudre a une odeur de térébenthine prononcée.

Usages. — L'écorce de Cascarille est un amer aromatique, stimulant, tonique et légèrement fébrifuge; on l'a employée aussi contre la dysenterie.

PLANCHE XXI

Fig. 1. — **Écorce de Cascara sagrada** (*Rhamnus Purshianus*).

s, liège ;
col, collenchyme ;
c.sc, amas scléreux du parenchyme cortical ;
l, liber ;
f, fibres libériennes ;
c, cambium.

Fig. 2. — **Écorce de Cascarille** (*Croton Elutheria*).

s, liège ;
ec, parenchyme cortical avec glandes sécrétrices (*c. h*) ;
f, faisceaux fibreux situés à la pointe des faisceaux libériens ;
l, *l*, liber ;
rm, rayons médullaires primaires ;
rm^2, rayons médullaires secondaires.

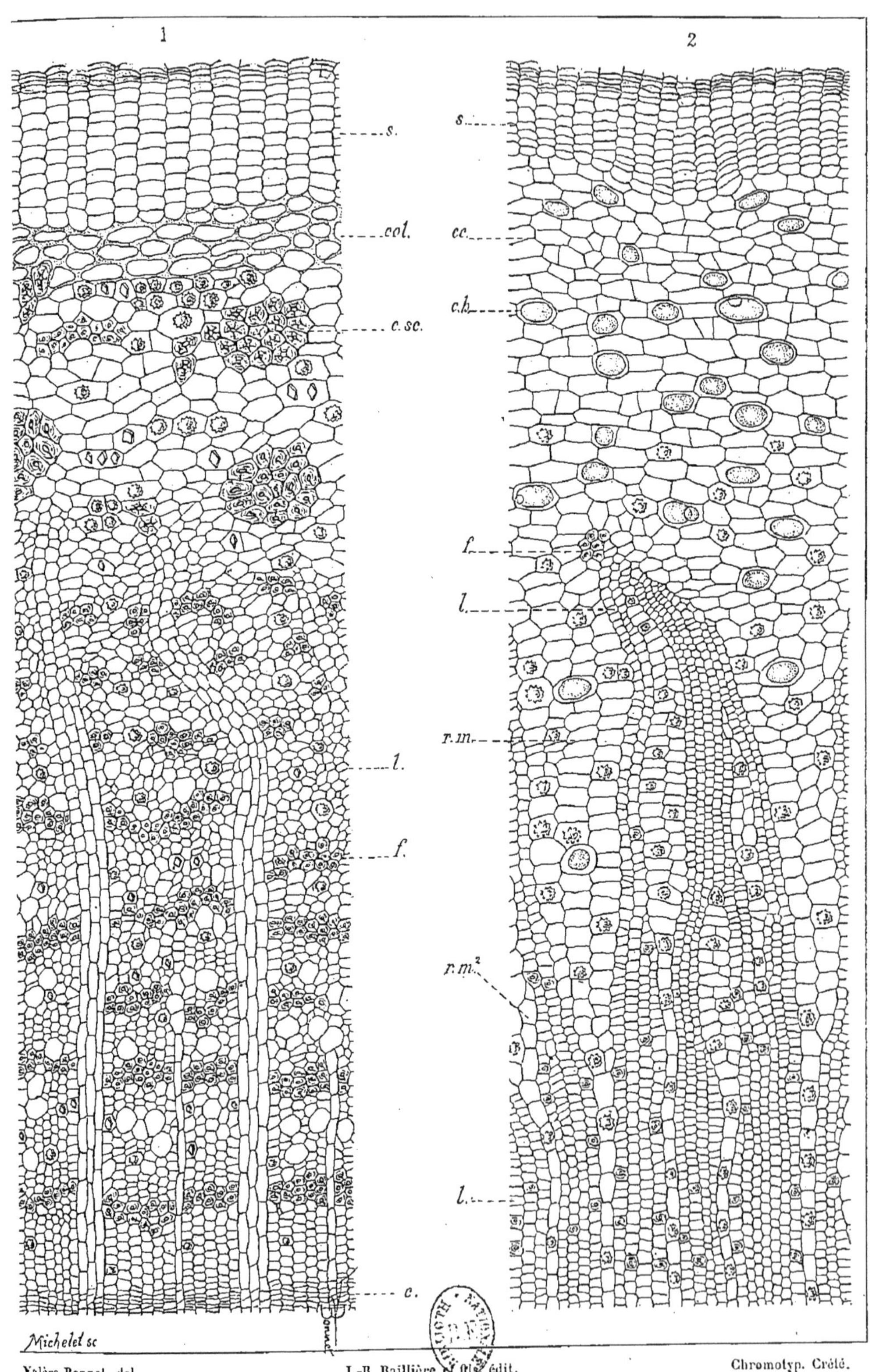

Valère Bonnet, del. J.-B. Baillière et fils, édit. Chromotyp. Crété.

ÉCORCE DE RACINE DE GRENADIER

Origine botanique. — Grenadier (*Punica Granatum*). C'est un arbuste originaire de l'Asie occidentale et qui est aujourd'hui cultivé dans toutes les parties chaudes de l'Europe, notamment dans région méditerranéenne.

Description. — Cette écorce se trouve dans les pharmacies en morceaux enroulés en tubes ou simplement cintrés, de longueur variable, épais de 1 à 4 millimètres. La face externe convexe est plus ou moins rugueuse, d'un gris blanchâtre ou brunâtre ; la face interne est lisse ou marquée de fines stries, de couleur jaune cannelle, offrant souvent des traînées blanchâtres produites par des fragments de bois encore adhérents. La cassure est courte, compacte, granuleuse ; la section transversale montre au-dessous du liège, une zone épaisse, jaune verdâtre, finement striée à la fois dans le sens radial et dans le sens tangentiel, d'où résulte un aspect quadrillé qui n'est bien visible qu'à la loupe. Odeur nulle ; saveur astringente, styptique, sans amertume ; mouillée avec de l'eau ou de la salive, cette écorce laisse sur le papier une tache jaune qui bleuit par les persels de fer.

Structure histologique (Voir pl. XXII, fig. 1). — Dans le parenchyme cortical (*ec*), on trouve quelques cellules à cristaux. Le liber (*l*) qui à lui seul forme au moins les 4/5 de l'épaisseur totale de l'écorce, est constitué par des couches alternantes de cellules remplies d'amidon et de tannin, et de cellules à mâcles d'oxalate de chaux. Comme d'habitude ces séries se correspondent dans tous les faisceaux libériens, on a ainsi les stries concentriques de la section transversale. Les rayons médullaires, très étroits et très nombreux, donnent d'autre part les stries radiales ; ils sont formés, au voisinage du cambium (*c*), d'une simple assise de cellules radiales, puis, en se rapprochant du parenchyme cortical (*ec*), ils s'élargissent et comprennent alors deux, trois, quatre cellules tangentielles qui se confondent peu à peu avec le parenchyme cortical. En concomitance avec cet élargissement des rayons médullaires, se produit un amincissement des faisceaux libériens, qui s'effilent et se terminent en une pointe plus ou moins ondulée.

Substitutions. — On peut falsifier l'écorce de racine de Grenadier avec les écorces de Buis et d'Épine-Vinette, et on lui substitue aussi très fréquemment l'écorce de tige de Grenadier, dont nous indiquons plus loin les caractères différentiels. Quant aux écorces de Buis et d'Épine-Vinette, elles possèdent toutes deux une saveur très amère, et de plus ne donnent pas de coloration par les persels de fer.

Usages. — L'écorce de racine de Grenadier constitue un remède efficace pour déterminer l'expulsion du tænia ; l'écorce fraîche serait plus active que la sèche.

ÉCORCE DE TIGE DE GRENADIER

Origine botanique. — *Punica Granatum*, L.

Description. — Les caractères extérieurs diffèrent peu de ceux de l'écorce de la racine ; la présence de Lichens, qui serait spéciale aux écorces de la tige, n'est pas un caractère constant, car l'exfoliation de l'écorce les fait disparaître, et ils manquent parfois sur des écorces non exfoliées. Il faut donc avoir recours aux caractères histologiques.

Histologie (Voir pl. XXII, fig. 2). — Les faisceaux libériens (*l*) ne sont pas appointés, mais *coupés carrément* à leur extrémité ; les rayons médullaires sont *unisériés* jusque dans le parenchyme cortical.

Usages. — Cette écorce est très fréquemment substituée à la précédente ; elle aurait les mêmes propriétés tænifuges, mais à un degré moindre, de sorte qu'il faudrait augmenter considérablement la quantité à administrer.

PLANCHE XXII

Fig. 1. — **Écorce de racine de Grenadier** (*Punica Granatum*).

s, liège;
ec, parenchyme cortical;
l, liber;
rm, rayons médullaires;
c, cambium.

Fig. 2. — **Écorce de tige de Grenadier.**

s, liège;
ec, parenchyme cortical;
l, liber;
c, cambium.

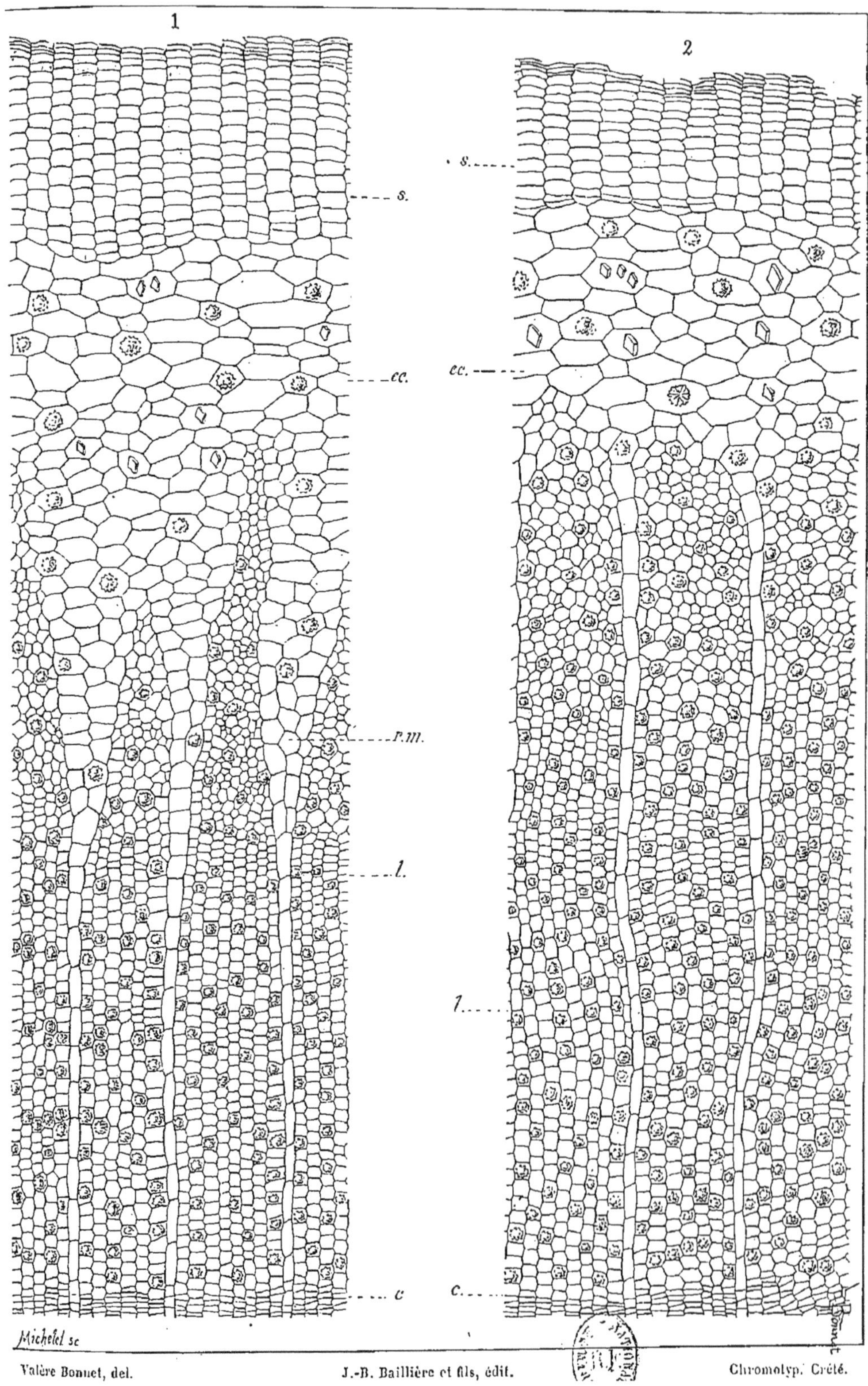

Valère Bonnet, del. J.-B. Baillière et fils, édit. Chromotyp. Crété.

FEUILLES DE LAURIER-CERISE

Origine botanique. — *Prunus Lauro-Cerasus*, L. C'est un arbuste à feuilles persistantes, originaire des provinces cauca-

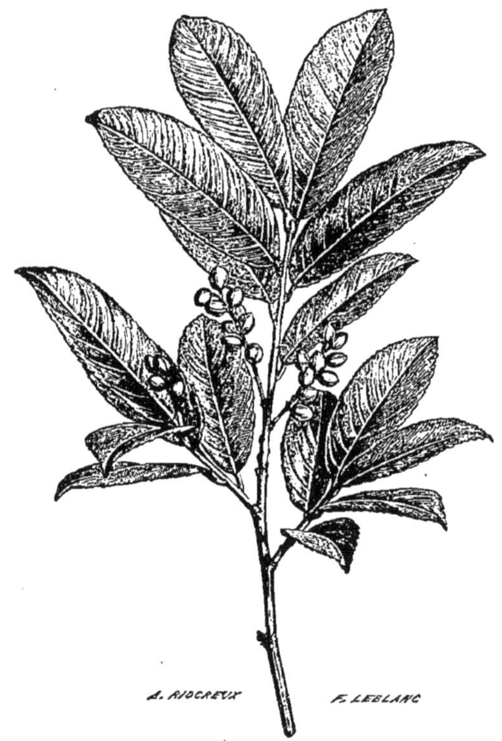

Fig. 184. — Rameau de Laurier-Cerise.

siennes de la Russie et du nord de la Perse; il est aujourd'hui fréquemment cultivé dans toute l'Europe tempérée ou chaude.

Description. — Les feuilles sont simples, coriaces, épaisses, d'un vert brillant, cassantes et d'une grande rigidité à l'état sec; elles sont ovales, acuminées au sommet, légèrement denticulées sur les bords (fig. 184); elles mesurent de 8 à 12 centimètres de longueur, sur 4 à 6 dans leur plus grande largeur. Le pétiole est brun, de 1 centimètre au plus de longueur, irrégulièrement prismatique, et tordu sur lui-même. Il se continue par la nervure médiane, d'où se détachent huit à douze nervures secondaires, sous un angle ouvert de plus de 45°; elles se recourbent en arc vers le bord de la feuille pour s'anastomoser entre elles. Vers la base et contre la nervure médiane se voient, à la face inférieure, deux à quatre glandes plates, de couleur brune sur les feuilles sèches. Saveur astringente et amère; odeur nulle; quand les feuilles sont fraîches elles laissent dégager, lorsqu'on les froisse entre les doigts, une odeur bien marquée d'essence d'amandes amères.

Histologie (Voir pl. XXIII, fig. 1 et 2). — Le péricycle est scléreux (*per*); c'est dans ses cellules que se trouve localisée l'émulsine, tandis que l'amygdaline se trouve dans d'autres cellules : il faut donc écraser la feuille pour amener les deux principes en contact et produire la formation d'essence d'amandes amères et d'acide cyanhydrique.

Usages. — Les feuilles fraîches sont surtout employées à la fabrication de l'*eau de Laurier-Cerise.* On s'en sert aussi comme condiment.

PLANCHE XXIII

Fig. 1. — **Limbe de la feuille de Laurier-Cerise** (*Prunus Lauro-Cerasus*).

ep. s, épiderme supérieur;
ep. i, épiderme inférieur;
p.p, parenchyme en palissade;
p.l, parenchyme lacuneux;
end, endoderme;
per, péricycle;
b, bois;
l, liber;
col, collenchyme;
st, stomates.

Fig. 2. — **Pétiole de la même feuille.**

ep, épiderme;
col, collenchyme;
p, parenchyme;
end, endoderme;
per, péricycle;
l, liber;
b, bois.

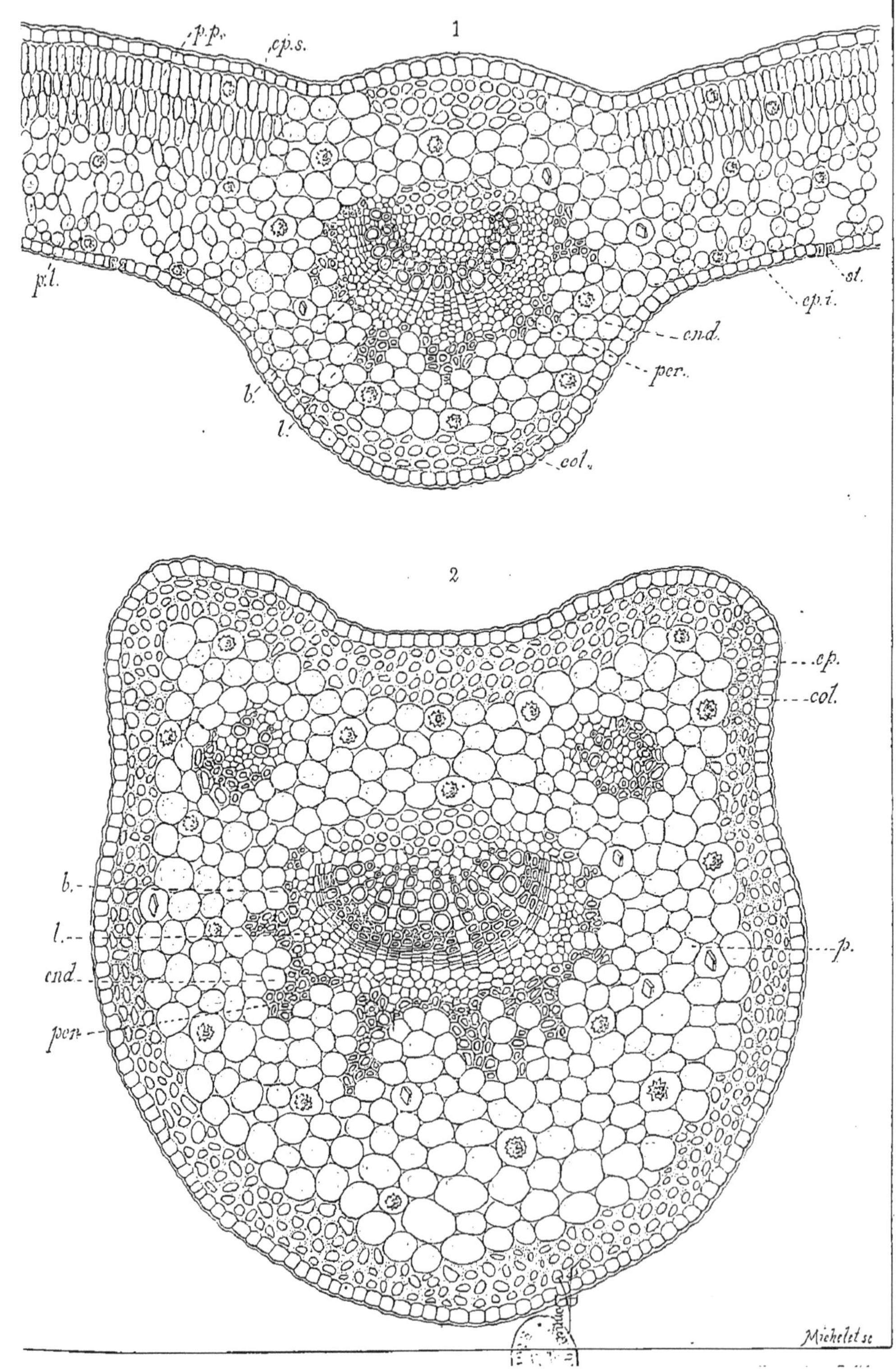
1
p.p.
ep.s.
p.l.
st.
ep.i.
end.
per.
b.
l.
col.
2
ep.
col.
b.
l.
end.
per.
p.
Michelet sc

FEUILLES D'EUCALYPTUS

Origine botanique. — *Eucalyptus globulus*, Labill. C'est un arbre de très grande taille, originaire de la Tasmanie et du sud de l'Australie, aujourd'hui cultivé sur une grande échelle, en Algérie, en Corse, en Italie, en Espagne, en Égypte, au Brésil, et dans le midi de la France.

Description. — L'Eucalyptus offre deux sortes de feuilles, les unes portées par les rameaux jeunes, les autres par les rameaux âgés.

Sur les rameaux jeunes, on trouve des feuilles opposées, sessiles, ovales, un peu élargies à la base, obtuses au sommet, à

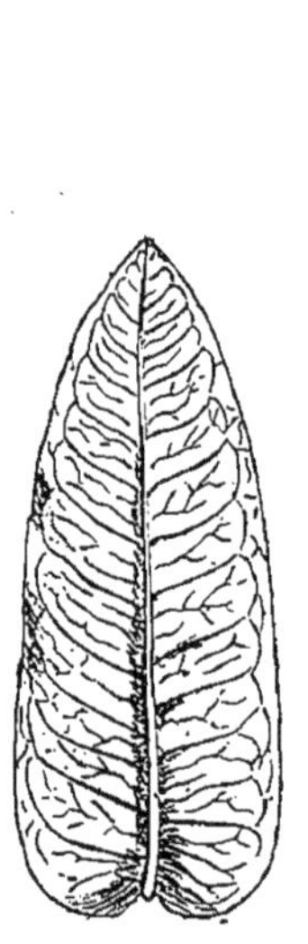

Fig. 185. — Feuille d'Eucalyptus d'un rameau jeune.

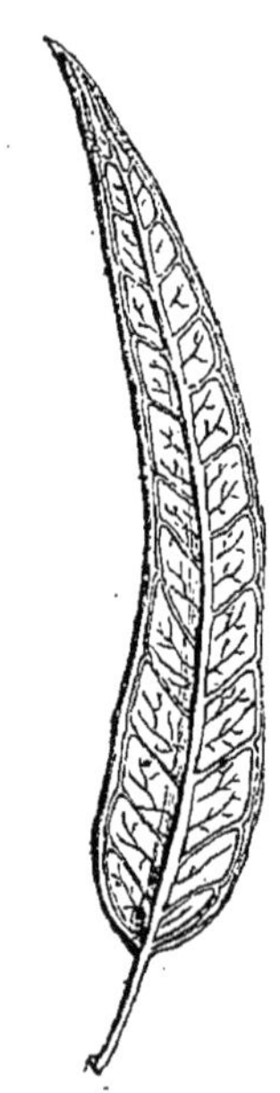

Fig. 186. — Feuille d'Eucalyptus d'un rameau âgé.

bords entiers, un peu réfléchis en dessous, longues de 10 à 15 centimètres, larges de 4 à 8 centimètres (fig. 185). Les deux faces sont de couleur vert sale, terne, pruineux, plus clair en dessous. Leur nervure médiane, brune et rougeâtre, saillante surtout en dessous, est verruqueuse et couverte de glandes; elle donne naissance à de nombreuses nervures secondaires, qui vont directement jusqu'auprès du bord de la feuille, où elles se bifurquent en branches anastomotiques, parallèles aux bords et qui, par leur ensemble, dessinent une sorte de nervure longitudinale irrégulière. Par transparence, on distingue les nodules sécréteurs dont le parenchyme tout entier est rempli.

Les feuilles des rameaux âgés sont pétiolées, falciformes, lancéolées, atténuées au sommet, obliques à la base, souvent tordues en ce point, de 15 à 20 centimètres de longueur sur 4 centimètres de largeur (fig. 186). Elles sont coriaces et d'un vert jaunâtre; la nervure médiane, saillante, suit la courbure du limbe, et émet de nombreuses nervures secondaires, fines, unies latéralement à leur extrémité en une nervure latérale occupant le voisinage du bord.

Les deux sortes de feuilles ont une odeur balsamique, qui devient très nette par le froissement; leur saveur est fortement aromatique, camphrée, légèrement amère et astringente.

Histologie (Voir pl. XXIV, fig. 1). — Le parenchyme est bifacial; le faisceau de la nervure médiane présente du liber sur les deux faces du bois (*b*); on trouve dans le parenchyme de très gros nodules sécréteurs (*gl*).

Usages. — Les feuilles d'Eucalyptus sont employées quelquefois comme fébrifuges; elles ont en outre des propriétés antiseptiques, stimulantes et diaphorétiques.

FEUILLES DE DIGITALE

Origine botanique. — Digitale pourprée (*Digitalis purpurea*, L.). C'est une plante bisannuelle qui vient dans les terrains siliceux de l'Europe tempérée, sauf dans le Jura et les Alpes ; on la trouve aussi en Angleterre et en Norvège jusqu'au 62e de latitude Nord.

Description. — Les feuilles inférieures sont ovales, et leur limbe s'atténue à la base, de manière à simuler avec la nervure médiane ce que plusieurs auteurs décrivent sous le nom de *pétiole ailé* (fig. 189) ; cette nervure médiane, le plus souvent rougeâtre à la base, est creusée à la face supérieure d'un sillon étroit et marquée d'un angle aigu à la face inférieure. Les feuilles caulinaires manquent de ce rétrécissement et sont nettement sessiles. Les premières mesurent jusqu'à 30 et 40 centimètres de longueur sur 10 à 15 centimètres de large ; les secondes sont plus petites et n'ont guère plus de 12 centimètres de longueur.

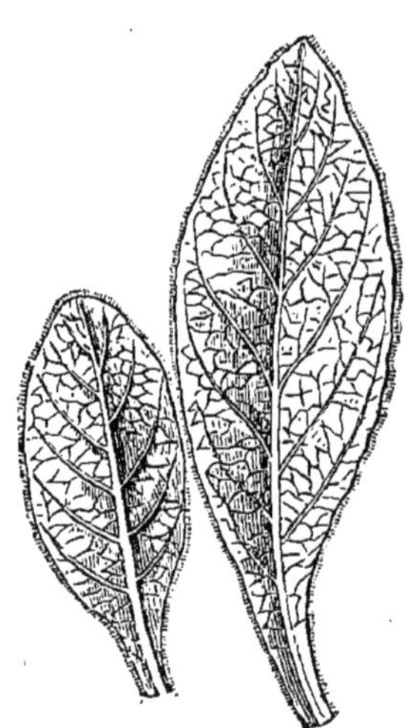

Fig. 187. — Feuilles de Digitale.

Les bords de la feuille sont crénelés ; les deux faces sont couvertes de poils très courts, brillants, doux au toucher. Les nervures sont marquées en relief à la face inférieure ; les nervures secondaires se détachent de la nervure médiane sous un angle assez aigu, inférieur à 45° ; elles donnent sur leur trajet un grand nombre de fines nervures qui s'anastomosent en formant un réseau à mailles polyédriques très saillantes en dessous. Odeur peu caractéristique ; saveur extrêmement amère, ne se développant qu'au bout de quelques instants.

Histologie (Voir pl. XXIV, fig. 2). — Les deux épidermes portent des poils caractéristiques (p) qui servent à distinguer la feuille de Digitale des autres feuilles qu'on peut mélanger avec elle; ces poils sont formés d'une seule file de cellules rec-

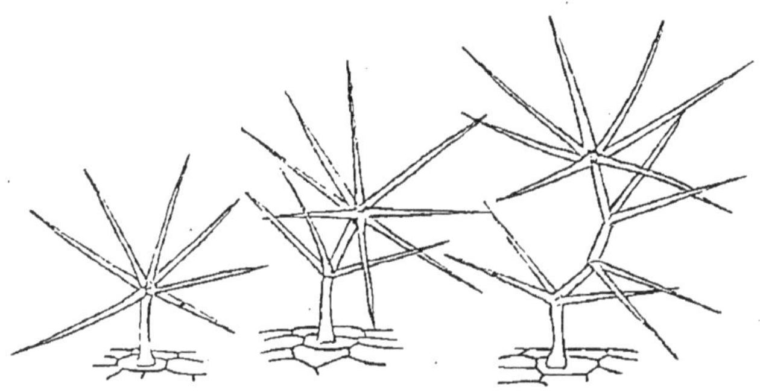

Fig. 188. — Poils de Bouillon-blanc.

tangulaires et sont terminés par une extrémité mousse (fig. 94). On y trouve aussi des glandes externes très courtes (*p. g*).

Substitutions. — On peut confondre les feuilles de Digitale avec celles de la Bourrache, de la grande Consoude, du Bouillon-blanc, et surtout de la Conyze (*Inula Conyza*). Les feuilles de Bourrache et de Consoude donnent au toucher une sensation de rugosité qu'on n'éprouve jamais avec la Digitale. Les feuilles de Bouillon-blanc se reconnaissent à leurs poils très serrés, longs et rameux (fig. 188) recouvrant leurs deux faces d'un duvet cotonneux blanchâtre. Les feuilles de Conyze sont entières ou courtement dentées en scie sur les bords (fig. 189); leur nervure médiane est plane et non canaliculée; elles portent des poils très longs, formés de cellules très longues ajoutées bout à bout, et terminés par une extrémité très pointue (fig. 95).

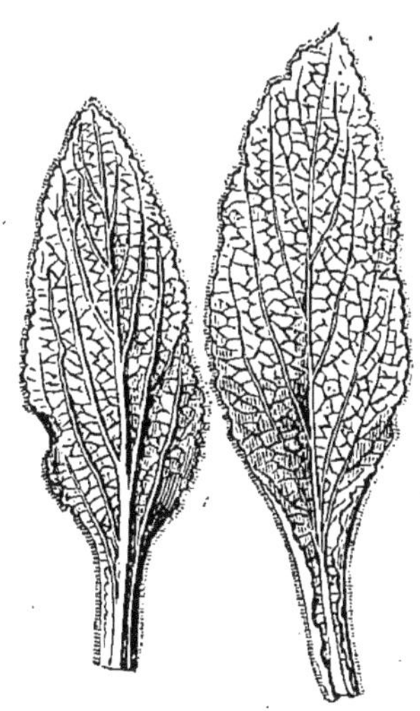

Fig. 189. — Feuilles de Conyze.

Usages. — La Digitale est employée en médecine comme diurétique, et surtout pour diminuer les battements du cœur en augmentant leur énergie.

FEUILLES D'ORANGER

Origine botanique. — *Citrus vulgaris*, Riss. C'est un petit arbre originaire du nord de l'Inde et cultivé dans toutes les parties chaudes de la région méditerranéenne.

Description. — Les feuilles sont vertes, coriaces, ovales-lancéolées, acuminées, ordinairement entières sur les bords, longues de 4 à 8 centimètres, larges de 3 à 4 centimètres; elles sont souvent enroulées en cornet et un peu crispées par la dessiccation, mais leur forme n'est pas altérée. Le pétiole mesure de 1 à 5 centimètres de long, et porte de chaque côté une aile mince, élargie et arrondie au sommet (fig. 190). Par transparence, le limbe de la feuille se montre criblé d'un grand nombre de ponctuations. Odeur aromatique faible; saveur aromatique et un peu amère.

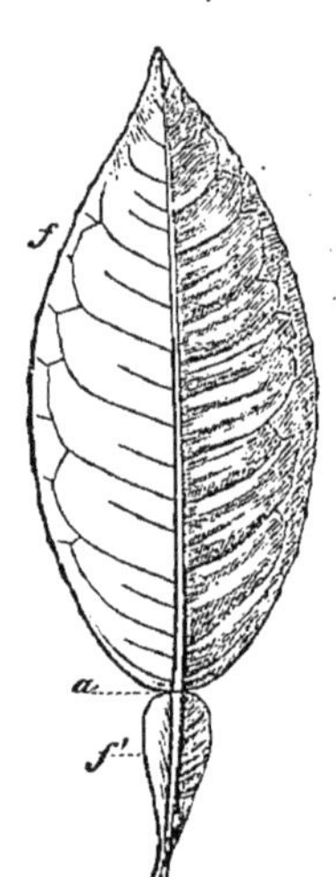

Fig. 190. — Feuille d'Oranger.

Histologie (Voir pl. XXIV, fig. 3). — Il faut noter la présence d'un grand nombre de nodules sécréteurs (*gl*) dans le parenchyme. La première assise en palissade comprend un grand nombre de cellules renfermant un cristal clinorhombique d'oxalate de chaux.

Substitutions. — Les feuilles de l'Oranger doux (*Citrus Aurantium*, Riss.) se distinguent par leur pétiole moins largement ailé et par le manque d'amertume. Les feuilles du Citronnier (*Citrus Limonium*, R.) et du Cédratier (*Citrus Cedra*, R.) se différencient nettement par l'absence à peu près complète des ailes du pétiole.

Usages. — Les feuilles d'Oranger sont digestives, stimulantes et antispasmodiques.

PLANCHE XXIV

Fig. 1. — **Feuille d'Eucalyptus** (*Eucalyptus globulus*).

ep.s, épiderme supérieur;
ep.i, épiderme inférieur;
p.p, parenchyme en palissade;
p.l, parenchyme lacuneux;
b, bois;
l, liber;
end, endoderme;
per, péricycle;
gl, nodules sécréteurs.

Fig. 2. — **Feuille de Digitale** (*Digitalis purpurea*).

ep.i, épiderme inférieur;
st, stomates;
p.g., glandes sécrétrices externes;
p, poils;
end, endoderme;
per, péricycle;
l, liber;
b, bois.

Fig. 3. — **Feuille d'Oranger** (*Citrus vulgaris*).

ep, épiderme;
gl, nodules sécréteurs.

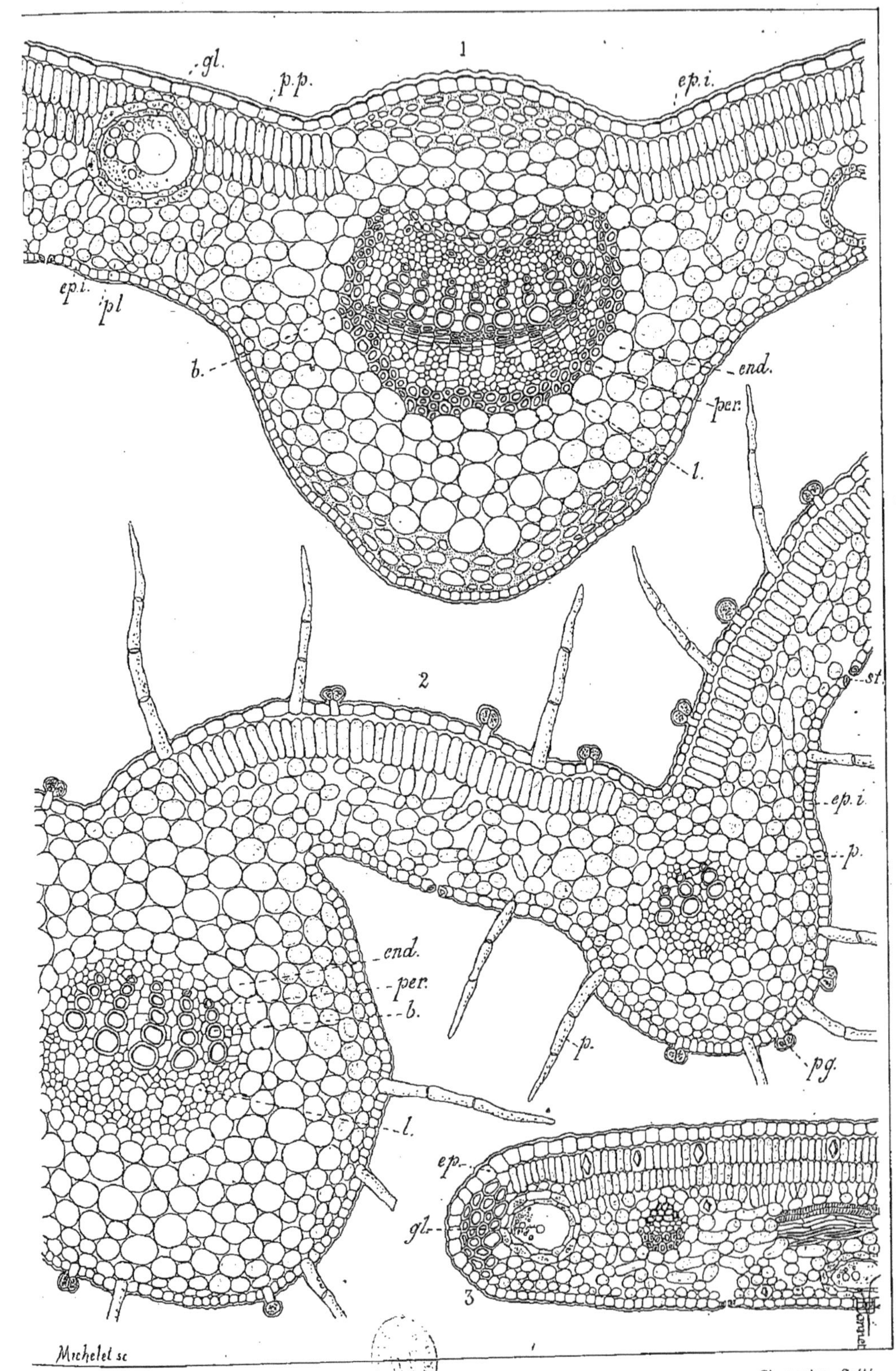

J.-B. Baillière et fils, édit. Chromotyp. Crété.

FEUILLES DE THÉ

Origine botanique. — Thé de la Chine (*Thea chinensis*, Sims.). C'est un arbrisseau originaire de l'Assam supérieur, et cultivé en Chine, au Japon, dans l'Inde, à Java, et même aux États-Unis et au Brésil.

Description. — Les feuilles de Thé se présentent dans le

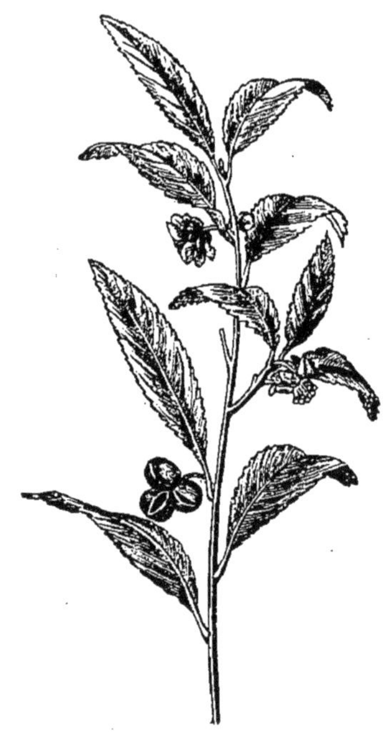

Fig. 191. — Rameau de Thé.

commerce sous des formes assez variables, provenant de la façon dont elles ont été préparées et enroulées; ces formes constituent autant de sortes distinctes. Les feuilles déroulées par une macération préalable dans l'eau, présentent les caractères suivants: elles sont ovales-oblongues, un peu acuminées, mesurant de 2 à 5 centimètres, entières sur les bords à la partie inférieure, dentées plus ou moins finement à la partie supérieure (fig. 191). De la nervure médiane, très forte et très saillante, se détachent très obliquement des nervures secondaires, plus fines, mais très nettes, qui, arrivées auprès du bord se recourbent pour s'anastomoser en arc. L'odeur de la feuille préparée est caractéristique ; la saveur est un peu astringente.

Les feuilles de Thé telles qu'elles nous arrivent sont torréfiées et enroulées. Lorsqu'elles ont subi une fermentation préalable, elles donnent les *Thés noirs* ; quand elles sont torréfiées directement, elles forment les *Thés verts*. Comme le caractère différentiel tiré de la coloration est quelquefois difficile à saisir, on devra s'en tenir au caractère tiré de l'essai chimique : l'infusion des Thés verts réduit seule les sels d'argent. Thés verts et Thés noirs fournissent un grand nombre de sortes commerciales, dont l'étude serait inopportune ici.

Histologie (Voir pl. XXV, fig. 1). — Le parenchyme de la feuille de Thé est bifacial ; les cellules renferment des gouttelettes huileuses, et certaines des mâcles d'oxalate de chaux. Au milieu de ce parenchyme sont disposés, verticalement d'un épiderme à l'autre, des cellules sclérenchymateuses (*c. sc*) présentant des diverticules latéraux terminés en pointe ; on les rencontre aussi autour du faisceau de la nervure médiane.

Substitutions. — Le Thé est souvent additionné de feuilles diverses, dont quelques-unes (*Camellia, Chloranthus*) lui ressemblent assez par les caractères extérieurs. La structure histologique, si caractéristique de la feuille de Thé, permettra de reconnaître très facilement la falsification.

Usages. — Le Thé est tonique et astringent ; en outre, il possède des propriétés stimulantes, sudorifiques et diurétiques.

FEUILLES DE COCA

Origine botanique. — *Erythroxylon Coca*, Lamk. C'est un arbrisseau originaire du Pérou, cultivé au Chili, dans la Nouvelle-Grenade, le Brésil et la République Argentine.

Description. — Les feuilles de Coca sont minces, coriaces, assez flexibles, ayant assez exactement conservé leur forme. Elles sont courtement pétiolées, entières, longues de 4 centimètres, larges de 3 à 5 centimètres, elliptiques, courtement acuminées au sommet (fig. 192). Les deux faces ont une couleur vert brun et présentent une nervation particulière : une nervure médiane saillante des deux côtés, d'où naissent de nombreuses nervures secondaires, très délicates, et anastomosées en un très fin réseau. A la face inférieure, il existe, de chaque côté de la nervure médiane et à un demi-centimètre environ de cette nervure, une ligne fine, en arc, partant de la base et aboutissant au sommet, et traversée par les nervures latérales; l'ensemble forme un fuseau coupé en son milieu par la nervure médiane. Odeur faiblement aromatique; saveur amère, astringente, laissant une impression brûlante.

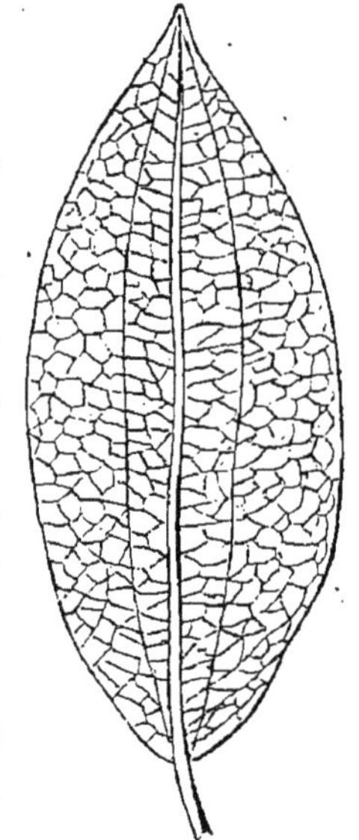

Fig. 192. — Feuille de Coca.

Histologie. — (Voir pl. XXV, fig. 2).

Usages. — La Coca est employée comme stimulant et tonique.

PLANCHE XXV

Fig. 1. — **Feuille de Thé** (*Thea chinensis*).

ep.i, épiderme inférieur ;
p.p, parenchyme en palissade ;
p.l, parenchyme lacuneux ;
c.sc, cellules scléreuses ;
end, endoderme ;
per, péricycle ;
l, liber ;
b, bois.

Fig. 2. — **Feuille de Coca** (*Erythroxylon Coca*).

ep.s, épiderme supérieur ;
ep.i, épiderme inférieur ;
p.p, parenchyme en palissade ;
p.l, parenchyme lacuneux ;
st, stomates ;
end, endoderme ;
per, péricycle ;
l, liber ;
b, bois.

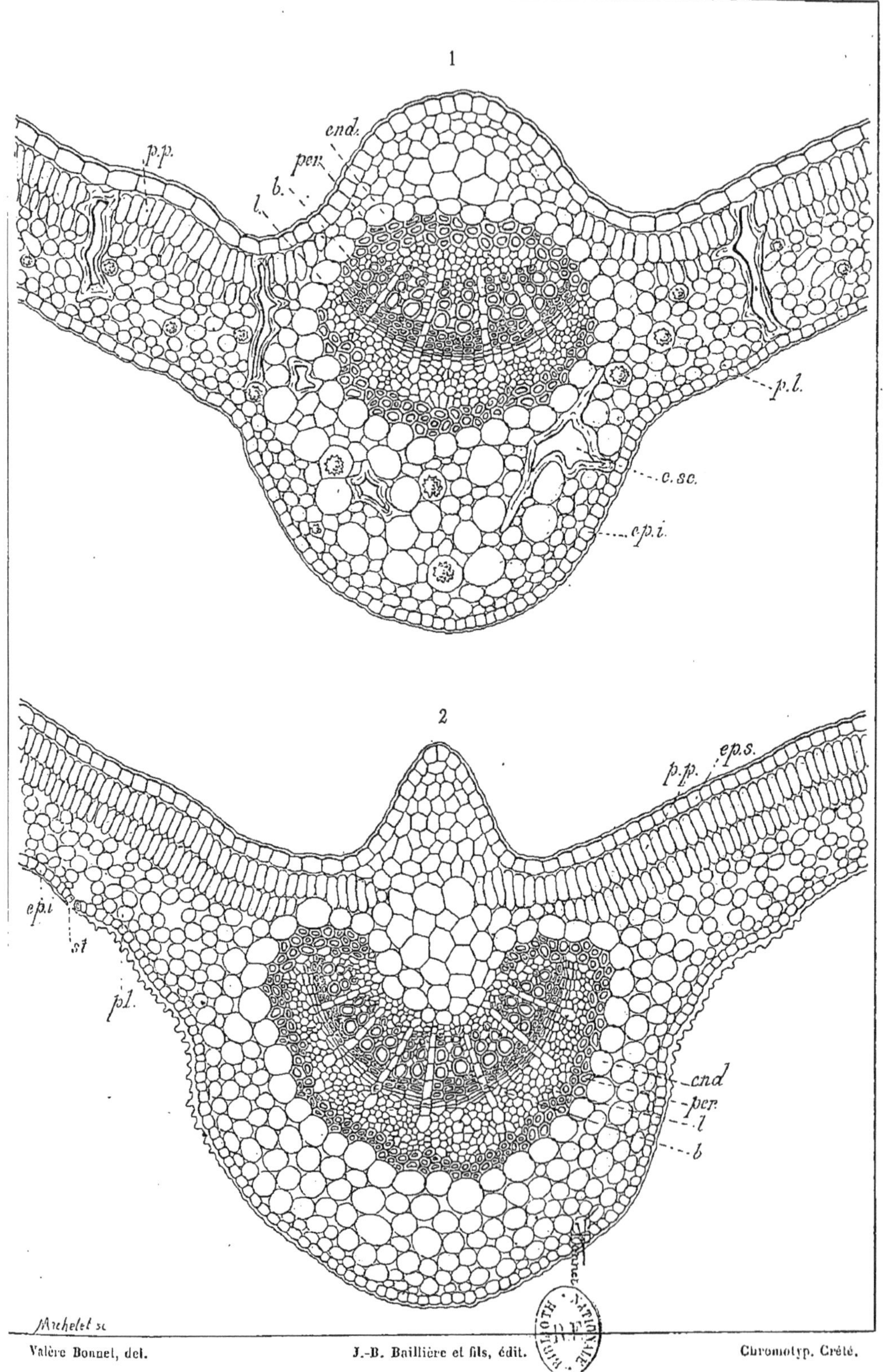

Valère Bonnet, del. J.-B. Baillière et fils, édit. Chromotyp. Crété.

FEUILLES DE JABORANDI

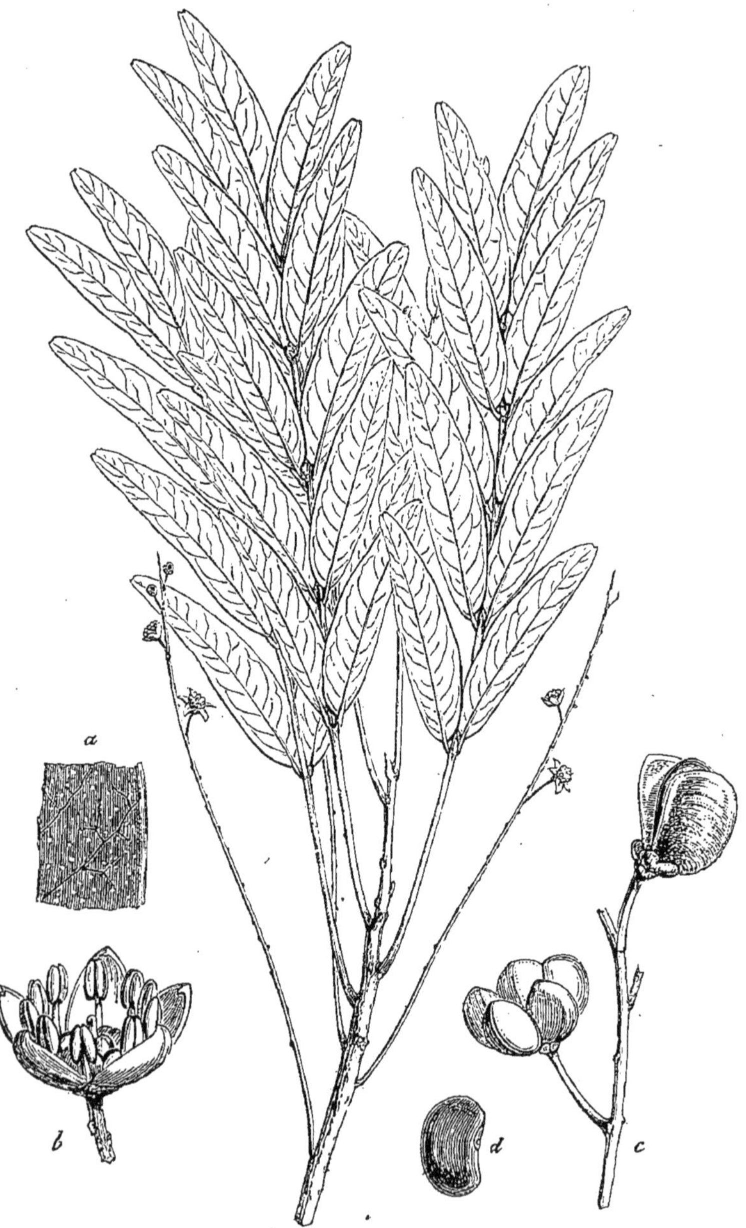

Fig. 193. — Jaborandi.

a, fragment de feuille montrant les ponctuations vues par transparence; *b*, bouton ouvert ; *c*, fruit ; *d*, graine.

Origine botanique. — Pilocarpus pennatifolius, Lemaire. C'est un arbuste du Brésil.

Description. — Les feuilles de Jaborandi sont composées imparipennées, à 7, 9, 11 folioles (fig. 193), ordinairement isolées sur les échantillons du commerce ; elles sont fermes, coriaces, oblongues, entières, un peu échancrées au sommet, inégales à la base, longues de 8 à 12 centimètres, larges de 2 centimètres 1/2 à 6 centimètres. Les nervures pennées sont saillantes sur les deux faces, mais beaucoup plus sur la face inférieure ; de la nervure médiane se détachent des nervures secondaires très saillantes s'anastomosant au voisinage du bord de la foliole ; d'autres nervures forment un réseau très délicat entre les nervures secondaires. La face supérieure est glabre, luisante, colorée en vert foncé ou en brun ; la face inférieure, jaune verdâtre, terne, offre un grand nombre de taches uniformes, noirâtres. Par transparence, le limbe se montre criblé de ponctuations jaunes, pellucides (fig. 193, *a*). Odeur aromatique ; saveur un peu âcre, chaude et légèrement aromatique.

Histologie (Voir pl. XXVI, fig. 1). — Un seul rang de cellules en palissade (*p. p*) ; des nodules sécréteurs nombreux (*gl*) disséminés dans toute l'épaisseur du parenchyme.

Usages. — Les feuilles de Jaborandi sont employées comme sudorifique et sialagogue.

FEUILLES DE MENTHE

Origine botanique. — Menthe poivrée (*Mentha piperita*, Smith). C'est une plante cultivée industriellement en Angle-

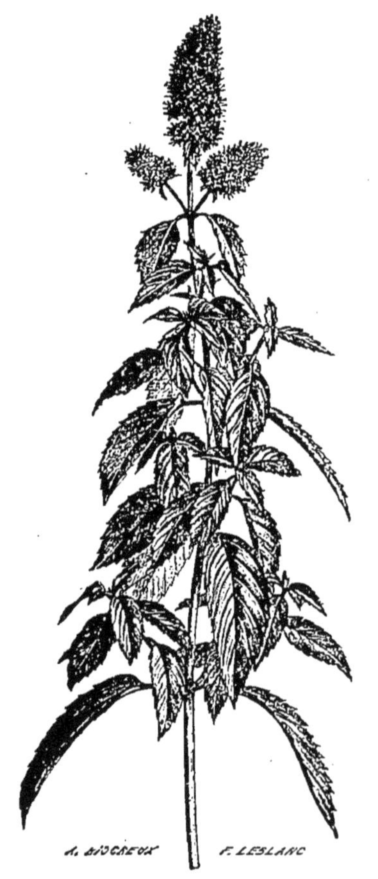

Fig. 194. — Sommité de Menthe poivrée.

terre, en France, en Allemagne et dans l'Amérique du Nord.

Description. — Dans le commerce, les feuilles sont le plus souvent encore fixées à la tige. Elles sont pourvues d'un pétiole de 1 à 2 centimètres de long, velu en dessous; le limbe est ovale-lancéolé, un peu arrondi à la base, étroit et aigu au sommet, à bords découpés en dents fines, longues de 5 à 8 centimètres et larges de 2 à 3 centimètres (fig. 194). Les feuilles sèches sont pliées, cassantes, colorées en vert terne et glauque sur les deux faces. Odeur très fine et très pénétrante, absolument spéciale ; saveur piquante, aromatique, laissant dans la bouche une impression de fraîcheur persistante.

Histologie (Voir pl. XXVI, fig. 2). — Un seul rang de cellules au parenchyme en palissade; de nombreuses glandes à huile essentielle se montrent sur les deux faces, et particulièrement à la face inférieure (*gl*).

Usages. — La Menthe poivrée est stimulante, digestive et carminative; les feuilles sont employées à la fabrication de l'essence de Menthe anglaise.

FEUILLES DE PLANTAIN

Origine botanique. — *Plantago lanceolata*, L. C'est une plante très répandue dans l'Europe moyenne.

Description. — Les feuilles du *Plantago lanceolata* sont étroites, lancéolées acuminées, munies de fines dentelures sur les bords, et atténuées en un pétiole grêle et long. Odeur nulle; saveur âpre et amère.

Histologie (Voir pl. XXVI, fig. 3). — Le parenchyme est homogène.

Usages. — Peu employées aujourd'hui.

FEUILLES D'ALOÈS

Origine botanique. — *Aloe socotrina*, Lamarck.

Description. — La feuille n'étant pas médicinale, il est inutile de la décrire ici.

Histologie (Voir pl. XXVI, fig. 4). — On trouve un parenchyme en palissade, rempli de chlorophylle, sur les deux faces (*p. ch*); au centre se trouvent de grandes cellules, à contenu incolore, renfermant de l'eau et du mucilage (*v. aq*). A la limite des deux parenchymes, se trouvent des faisceaux libéroligneux disposés sur une seule ligne; les faisceaux sont limités extérieurement par un endoderme (*end*) dont les cellules renferment presque toutes un globule jaune; entre le liber et l'endoderme, le péricycle (*per*) se développe en un tissu de grandes cellules sécrétant un suc spécial, qui desséché constitue la drogue appelée *Aloès*. Sur les bords de la feuille, l'épiderme est renforcé par un amas de tissu sclérenchymateux (*sc*).

Usages. — Elles servent à la préparation de l'Aloès.

PLANCHE XXVI

Fig. 1. —**Feuille de Jaborandi** (*Pilocarpus pennatifolius*).

ep.s, épiderme supérieur;
ep.i, épiderme inférieur;
p.p, parenchyme en palissade;
p.l, parenchyme lacuneux;
gl, nodules sécréteurs.

Fig. 2. — **Feuille de Menthe** (*Mentha piperita*).

ep.s, épiderme supérieur;
ep.i, épiderme inférieur;
p.p, parenchyme en palissade;
p.l, parenchyme lacuneux;
gl, glandes externes.

Fig. 3. — **Feuille de Plantain** (*Plantago lanceolata*).

Fig. 4. — **Feuille d'Aloès** (*Aloe socotrina*).

ep, épiderme;
sc, sclérenchyme;
st, stomates;
p.ch, parenchyme chlorophyllien;
p.aq, parenchyme aquifère;
end, endoderme;
per, péricycle sécréteur;
l, liber;
b, bois.

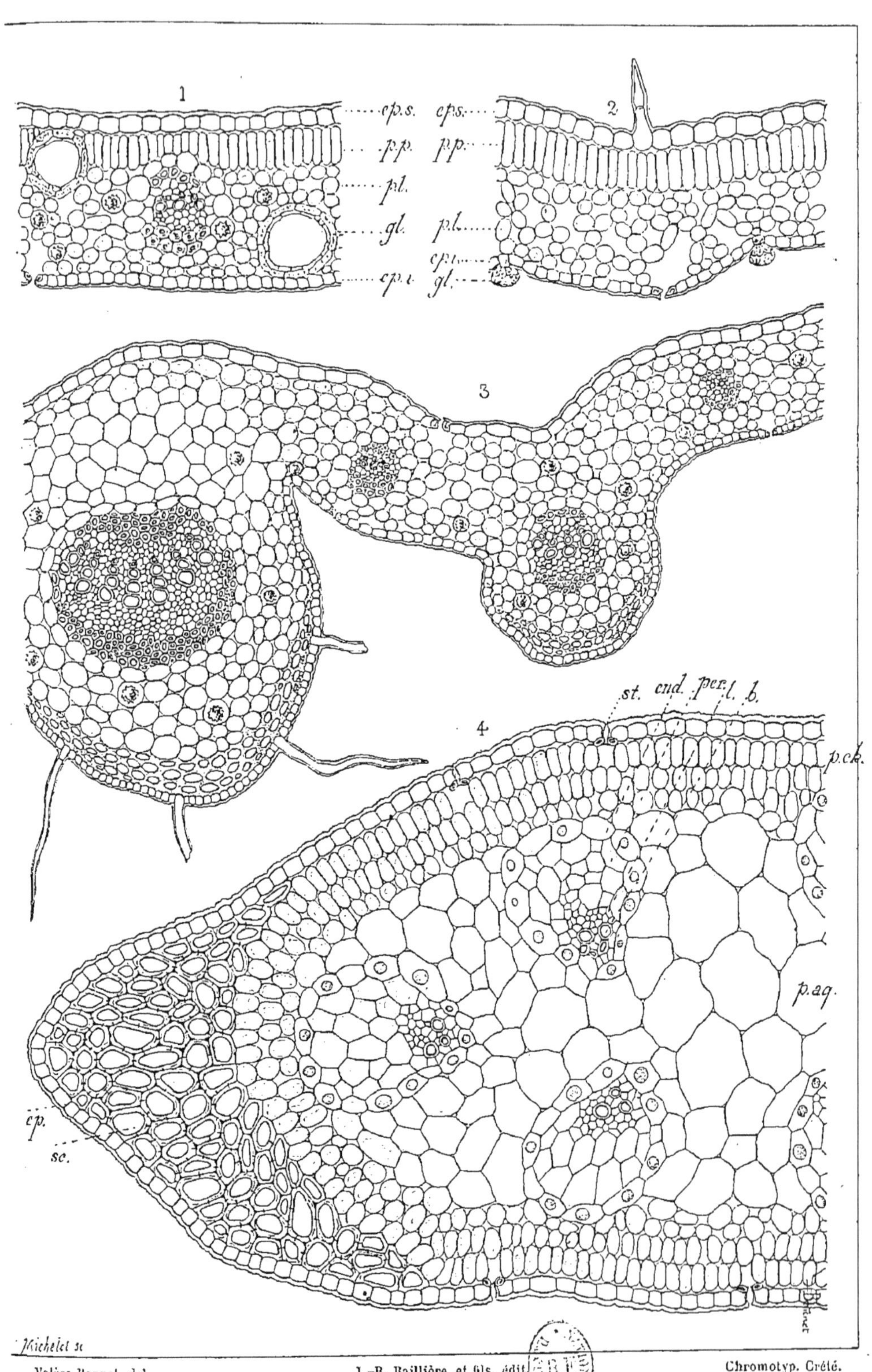

Valère Bonnel, del. J.-B. Baillière et fils, édit. Chromotyp. Crété.

FEUILLES DE STRAMOINE

Origine botanique. — *Datura Stramonium*, L. C'est une plante annuelle, originaire de l'Asie, aujourd'hui commune en Europe, en Asie et en Afrique, dans les lieux incultes ; elle est fréquemment cultivée dans les jardins.

Description. — Les feuilles de Stramoine sont pétiolées,

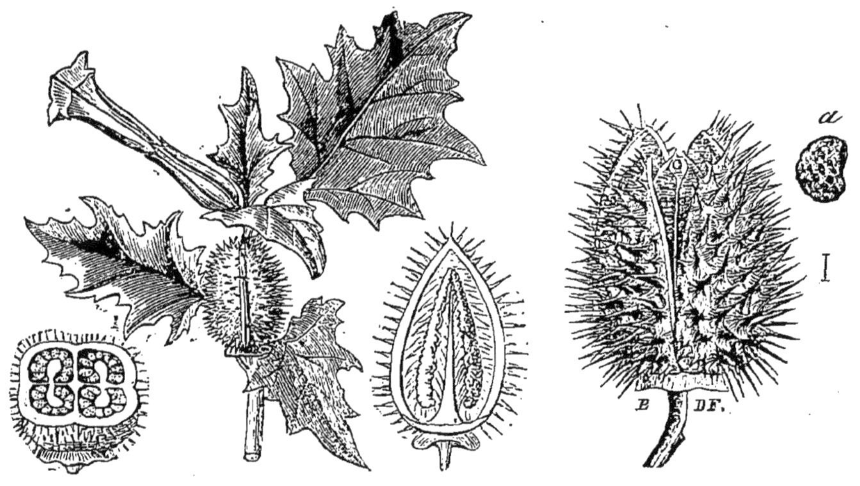

Fig. 195. — Stramoine.

Fig. 196. — Fruit de Stramoine.

ovales-aiguës, longues de 10 à 12 centimètres, larges de 7 à 8 centimètres ; le limbe est arrondi ou même cordiforme à la base, sinué sur le bord, et divisé de chaque côté en 5 à 7 dentelures aiguës (fig. 195). Les nervures secondaires se détachent sous un angle de 40° environ de la nervure médiane, et sont fortement saillantes à la partie inférieure. Les deux faces sont vertes et tout à fait glabres dans les feuilles âgées. Odeur et saveur à peu près nulles à l'état sec. Les feuilles sont souvent accompagnées de fleurs et même de fruits : ces organes sont très caractéristiques (fig. 195 et 196).

Histologie (Voir pl. XXVII, fig. 1). — Un seul rang de cellules en palissade; quelques poils épidermiques (*p*) surtout à la face inférieure. Sur les deux faces, des glandes externes portées sur un pédicule très court (*p. gl*); le faisceau de la nervure médiane possède du liber sur les deux faces du bois.

Usages. — Les feuilles de Stramoine ne sont guère employées qu'en cigarettes, contre l'asthme et la dyspnée d'origine cardiaque.

FEUILLES DE TABAC

Origine botanique. — *Nicotiana Tabacum*, L. C'est une plante originaire d'Amérique, d'où elle fut importée en Portugal et en Espagne, en 1560, par Jean Nicot; elle est cultivée aujourd'hui dans toutes les contrées chaudes et tempérées des deux mondes.

Description. — Les feuilles ont perdu leur couleur verte et sont colorées en jaune brun, assez cassantes; elles sont planes, elliptiques ou lancéolées, acuminées au sommet, dépourvues de pétiole. Les bords de la feuille sont entiers, et les nervures fortement accusées; les nervures secondaires partent de la nervure médiane sous un angle de 40° à 75° et se recourbent un peu vers le bord. Sur la surface, on trouve de longs poils cloisonnés, terminés par une glande sécrétant un liquide visqueux. Odeur peu caractéristique; saveur amère et d'une âcreté très grande.

Histologie (Voir pl. XXVII, fig. 2). — Un seul rang de cellules en palissade; du liber sur chaque face du bois, au faisceau de la nervure médiane; des glandes portées à l'extrémité de poils très longs, cloisonnées (*p. gl*).

Substitution. — Les feuilles du *Nicotiana rustica*, L., sont fréquemment substituées à celles du *Nicotiana Tabacum*; cette substitution, qui ne présente aucun inconvénient pour le tabac à fumer, doit être évitée lorsque les feuilles sont destinées à l'usage médical. Les feuilles de la Nicotiane rustique se distinguent très facilement au long pétiole dont elles sont pourvues; en outre, elles conservent beaucoup mieux leur couleur verte que les précédentes.

Usages. — Les feuilles de Tabac sont surtout employées

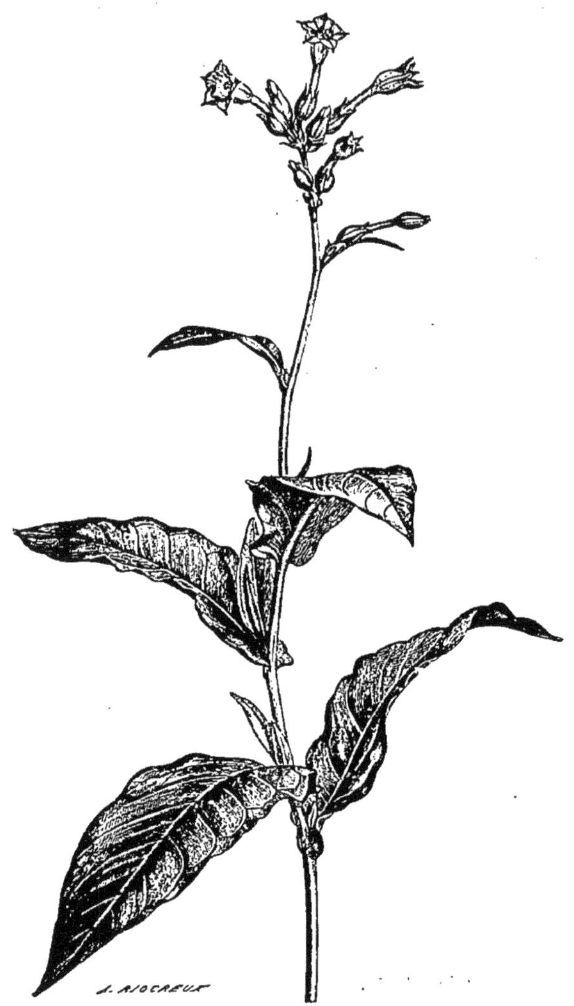

Fig. 197. — Rameau de Tabac.

pour combattre les obstructions alvines; à l'extérieur, la décoction est un parasiticide précieux.

PLANCHE XXVII

Fig. 1. — **Feuille de Stramoine** (*Datura Stramonium*).

ep.s, épiderme supérieur;
ep.i, épiderme inférieur;
p.p, parenchyme en palissade;
p.l, parenchyme lacuneux;
p, poils;
p.gl, glandes externes;
end, endoderne;
per, péricycle;
l, liber;
b, bois.

Fig. 2. — **Feuille de Tabac** (*Nicotiana Tabacum*).

ep.s, épiderme supérieur;
ep.i, épiderme inférieur;
p.gl, glandes externes;
p, poils;
p.p, parenchyme en palissade;
p.l, parenchyme lacuneux.

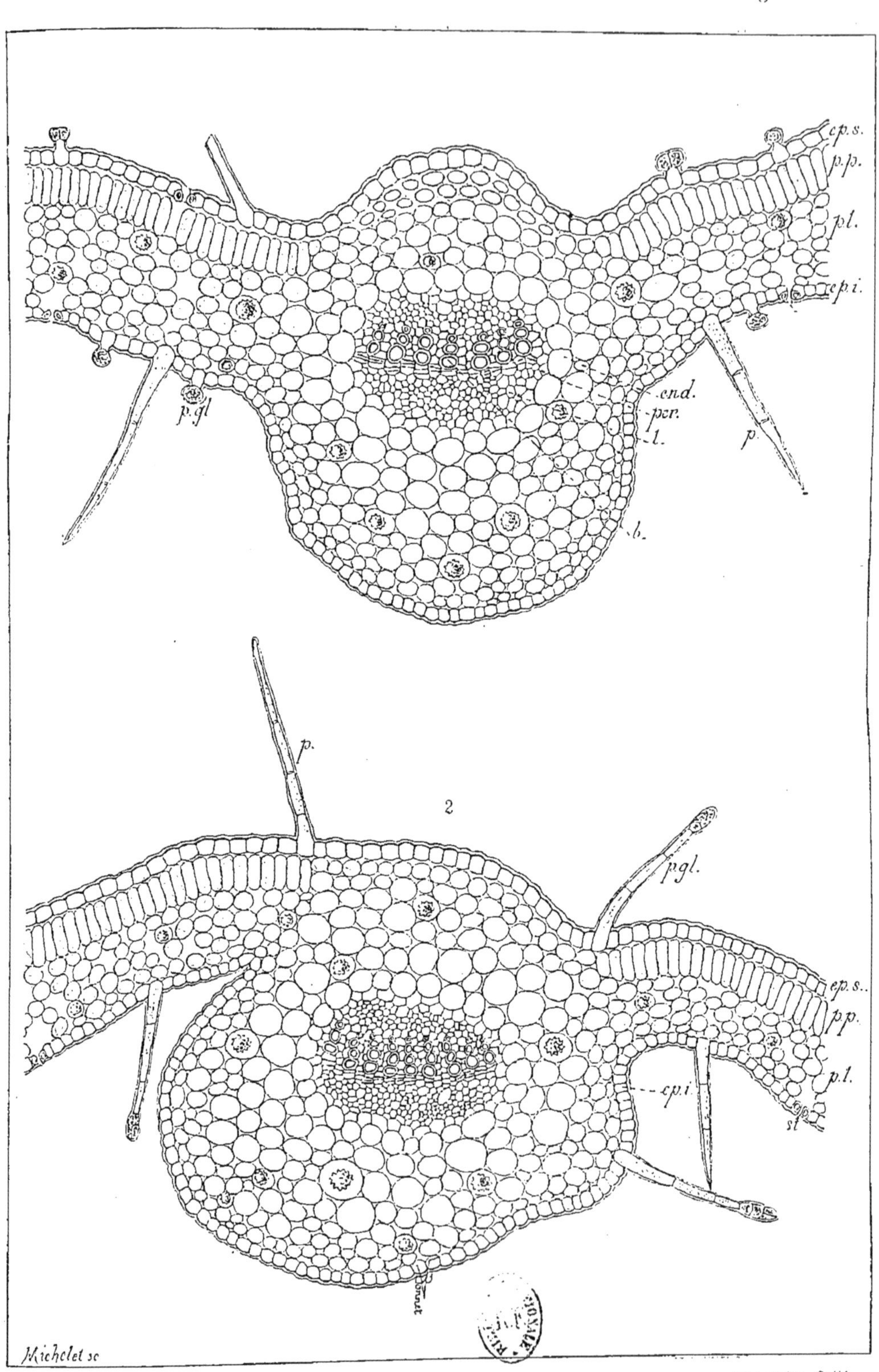

Valère Bonnet, del. J.-B. Baillière et fils, édit. Chromotyp. Crété.

FEUILLES DE CIGUË

Origine botanique. — Grande Ciguë, *Conium maculatum*, L. C'est une plante commune en Europe, dans les décombres et aux bords des chemins; elle vient aussi dans les régions tem-

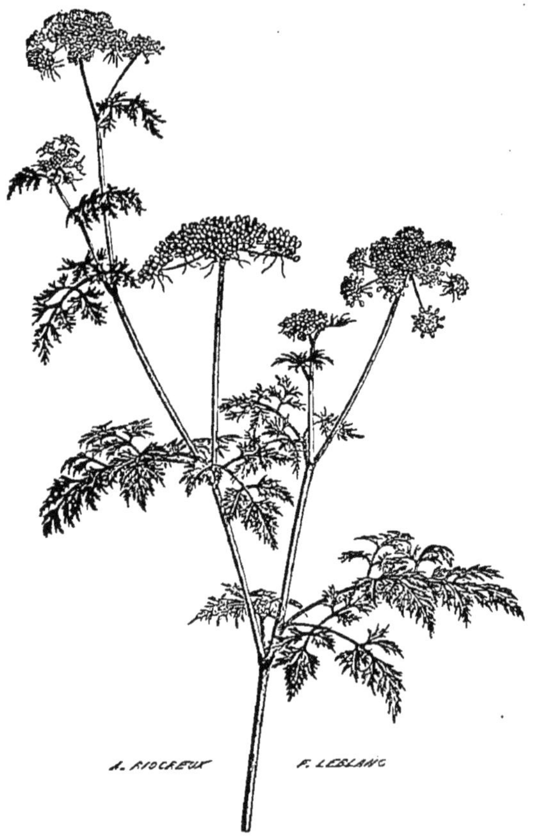

Fig. 198. — Rameau de Ciguë officinale.

pérées de l'Asie et de l'Afrique; elle a été naturalisée dans le nord et le sud de l'Amérique.

Description. — Les feuilles de Ciguë ont de 8 à 20 centimètres de longueur; celles de la base peuvent même atteindre 30 centimètres de longueur ; ces dernières sont pourvues d'un pétiole de 5 à 6 centimètres, tandis que celles de la partie supérieure sont sessiles. Le pétiole est fistuleux, cylindrique, et muni à sa base d'une gaine membraneuse ; il est jaunâtre à l'état sec et ridé sur toute sa longueur. Le contour général du limbe est triangulaire; il est décomposé, imparipenné, à 5-11 segments primaires; sa coloration est vert terne; il reste souple et les folioles recroquevillées donnent aux segments un aspect frisé. Odeur assez particulière rappelant celle de la Souris.

Histologie (Voir pl. XXVIII, fig. 1). — Un seul rang de cellules en palissade (*p. p*); de petits canaux sécréteurs (*c. r*) autour du faisceau libéro-ligneux de la nervure médiane.

Usages. — La Ciguë exerce une action sédative particulière sur le système nerveux moteur; on l'emploie aussi contre les engorgements lymphatiques, syphilitiques ou post-inflammatoires.

FEUILLES DE MATICO

Origine botanique. — *Piper angustifolium*, Ruiz et Pav. C'est un arbuste qui croît dans les terres humides du Pérou, du Brésil, de la Bolivie, de la Nouvelle-Grenade et du Venezuela.

Description. — Les feuilles de Matico arrivent dans le commerce en paquets fortement comprimés et mélangés de débris de tiges et même d'inflorescences. Les feuilles étalées, après avoir été légèrement humectées, présentent les caractères suivants. Elles sont courtement pétiolées, longues de 10 à 15 centimètres sur 3 à 4 centimètres de large, oblongues ou longuement ovales, acuminées au sommet, cordées et inégales à la base, finement crénelées sur les bords (fig. 199). La face supérieure, verdâtre, couverte de poils isolés, articulés, est parcourue par un système de nervures déprimées qui lui donnent une apparence marquetée. Ces nervures sont au contraire saillantes à la face inférieure, et elles délimitent ainsi une foule d'aréoles qui donnent à cette face un aspect *gaufré* des plus caractéristiques ; en outre, toute la face inférieure est rendue grisâtre par la présence d'un grand nombre de poils. La feuille est coriace très cassante. Odeur aromatique, rappelant à la fois celle de la Menthe et du Cubèbe ; saveur aromatique, un peu amère, chaude, comme camphrée.

Histologie (Voir pl. XXVIII, fig. 2). — La nervure médiane

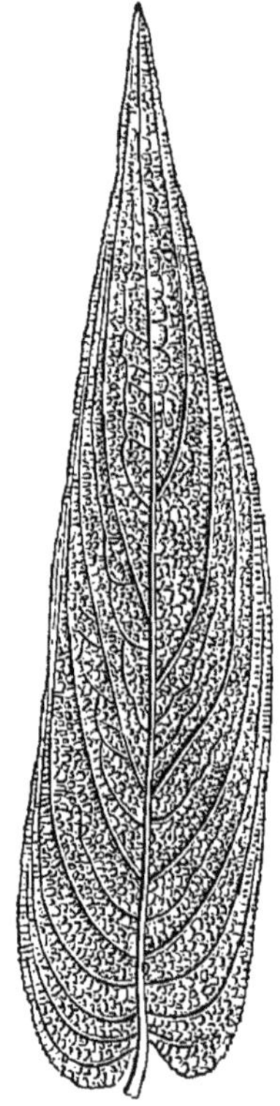

Fig. 199. — Feuille de Matico.

comprend de 3 à 5 faisceaux libéro-ligneux volumineux (*f. lb*) ; on trouve un grand nombre de glandes à huile essentielle dans le parenchyme en palissade, dans le parenchyme de la nervure médiane et jusque dans le liber des faisceaux libéro-ligneux ; sur les deux faces, se montrent des poils assez courts, cloisonnés, terminés en pointe rigide.

Usages. — Le Matico possède les propriétés des balsamiques et est en même temps un astringent puissant ; il est employé comme antiblennorhagique et hémostatique.

PLANCHE XXVIII

Fig. 1. — **Feuille de Ciguë** (*Conium maculatum*).

ep.i, épiderme inférieur;
col, collenchyme;
c.r, canaux sécréteurs;
st, stomates;
p.p, parenchyme en palissade;
p.l, parenchyme lacuneux.

Fig. 2. — **Feuille de Matico** (*Piper elongatum*).

ep, épiderme;
col, collenchyme:
f.lb, faisceaux libéro-ligneux;
p.p, parenchyme en palissade avec glandes;
p.l, parenchyme lacuneux.

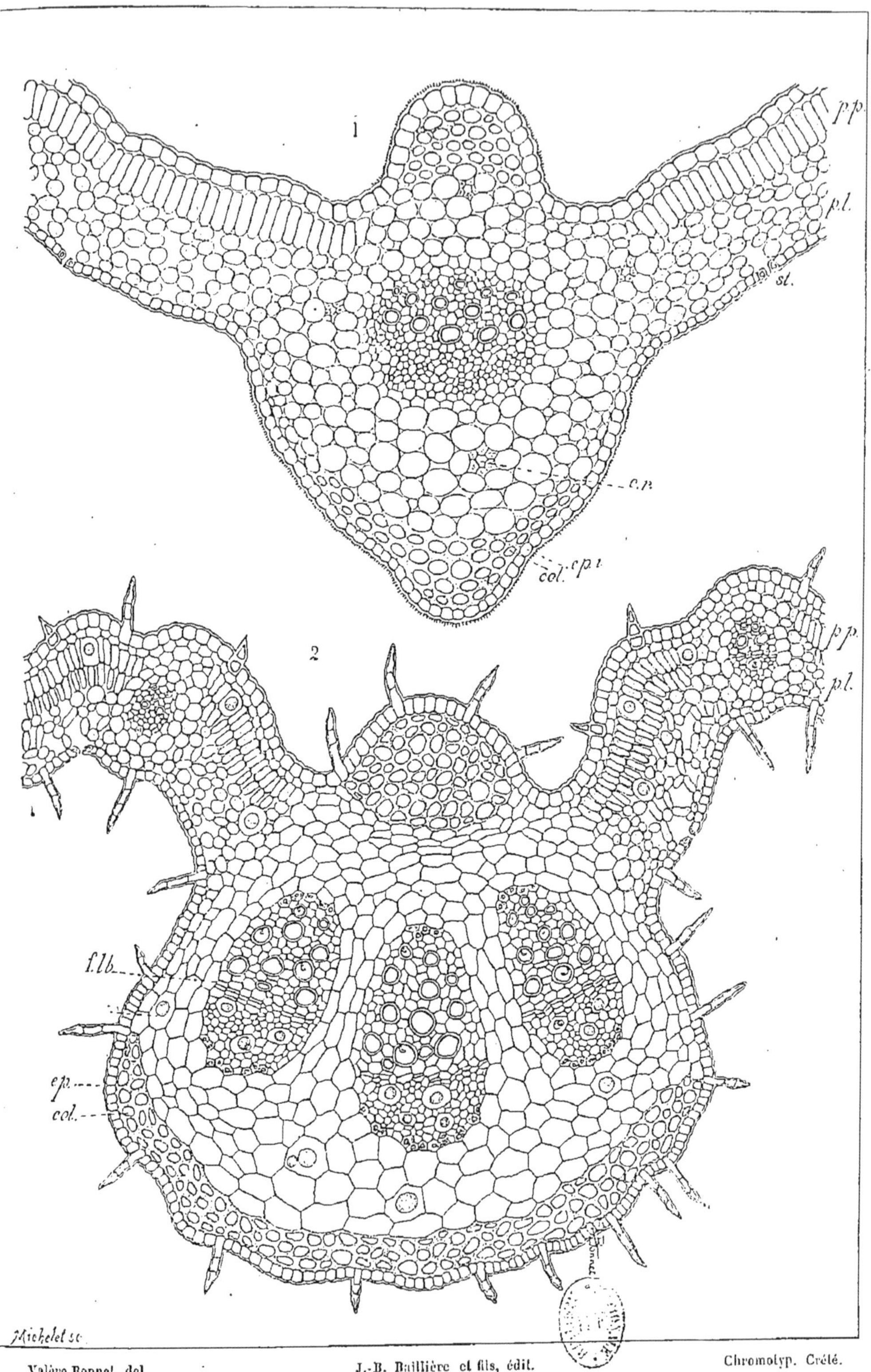

Valère Bonnet, del. J.-B. Baillière et fils, édit. Chromotyp. Crété.

FEUILLES DE NOYER

Origine botanique. — *Juglans regia*, L. C'est un grand arbre, originaire de la Perse, mais cultivé depuis longtemps dans toute l'Europe méridionale et moyenne.

Description. — Les feuilles de Noyer sont composées imparipennées, formées de 7 à 9 folioles, que l'on trouve dans les pharmacies détachées du pétiole commun. Ces folioles sont sessiles, de 6 à 10 centimètres de long, ovales ou oblongues, acuminées, le plus souvent entières sur les bords, colorées en vert sombre ou noirâtre à la face supérieure, en vert plus clair à la face inférieure ; chacune porte une forte nervure médiane, d'où se détachent des nervures secondaires bien parallèles, recourbées en arc vers le bord de la feuille ; elles donnent naissance à des nervures de troisième ordre qui forment entre elles un réseau très marqué. Odeur aromatique, particulière ; saveur amère et styptique.

Histologie (Voir pl. XXIX, fig. 1). — Les deux faces de la feuille portent des glandes externes, à court pédicelle (*gl*) ; le parenchyme en palissade (*p. p*) formé de 2 à 3 assises de cellules, renferme de grandes cellules remplies par un énorme cristal mâclé d'oxalate de chaux.

Usages. — Les feuilles de Noyer ont des propriétés toniques et astringentes très marquées ; elles sont en outre dépuratives, stomachiques, anthelminthiques et parasiticides.

FEUILLES DE SÉNÉ DE LA PALTHE

Origine botanique. — Le Séné de la Palthe est constitué par un mélange de folioles, qu'on prépare d'ordinaire au Caire et qu'on expédie par la voie d'Alexandrie. Les folioles qui donnent cette sorte de Séné sont celles du *Cassia lenitiva*, Bisch., et du *Cassia angustifolia.*

Description. — Ces folioles sont en grande partie ovales,

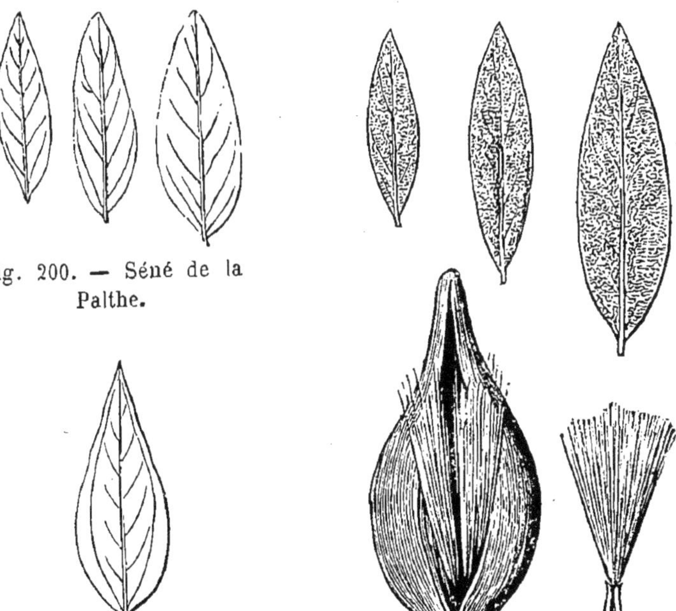

Fig. 200. — Séné de la Palthe.

Fig. 201. — Feuille de Redoul.

Fig. 202. — Arguel : feuille, fruit et semence.

lancéolées, de consistance membraneuse, avec une fine pubescence à la surface visible à la loupe ; elles mesurent de 2 à 3 centimètres de long sur 7 à 12 millimètres de large (fig. 200). L'extrémité supérieure est en ogive très aiguë ; la base est inéquilatérale. Odeur légèrement nauséeuse; saveur faible, un peu âcre.

Histologie (Voir pl. XXIX, fig. 2). — La feuille de Séné présente un parenchyme centrique, avec une seule assise de cellules en palissade sur les deux faces; la région médiane de la feuille est occupée par un tissu chlorophyllien formé de cellules arrondies. Les deux épidermes (*ep. s*, *ep. i*) portent des poils unicellulaires, assez courts, terminés en pointe mousse.

Substitutions. — Le Sené de la Palthe est falsifié, au dire des auteurs, avec un certain nombre de feuilles, et notamment avec celles d'Arguel et de Redoul.

Les feuilles d'Arguel se reconnaissent facilement (fig. 202) : elles sont coriaces, équilatérales, chagrinées sur les deux faces, et ont en outre une couleur blanchâtre qui permet de les distinguer au milieu des feuilles de Séné toujours verdâtres.

Les feuilles de Redoul (fig. 201) sont reconnaissables aux deux nervures latérales saillantes qui naissent de la base de la feuille et s'élèvent jusqu'à son sommet en décrivant une courbure presque parallèle aux bords. Cette falsification n'est plus guère usitée.

Usages. — Les feuilles de Séné sont employées comme purgatif doux.

FEUILLES D'ABSINTHE

Origine botanique. — Grande Absinthe (*Artemisia Absin-*

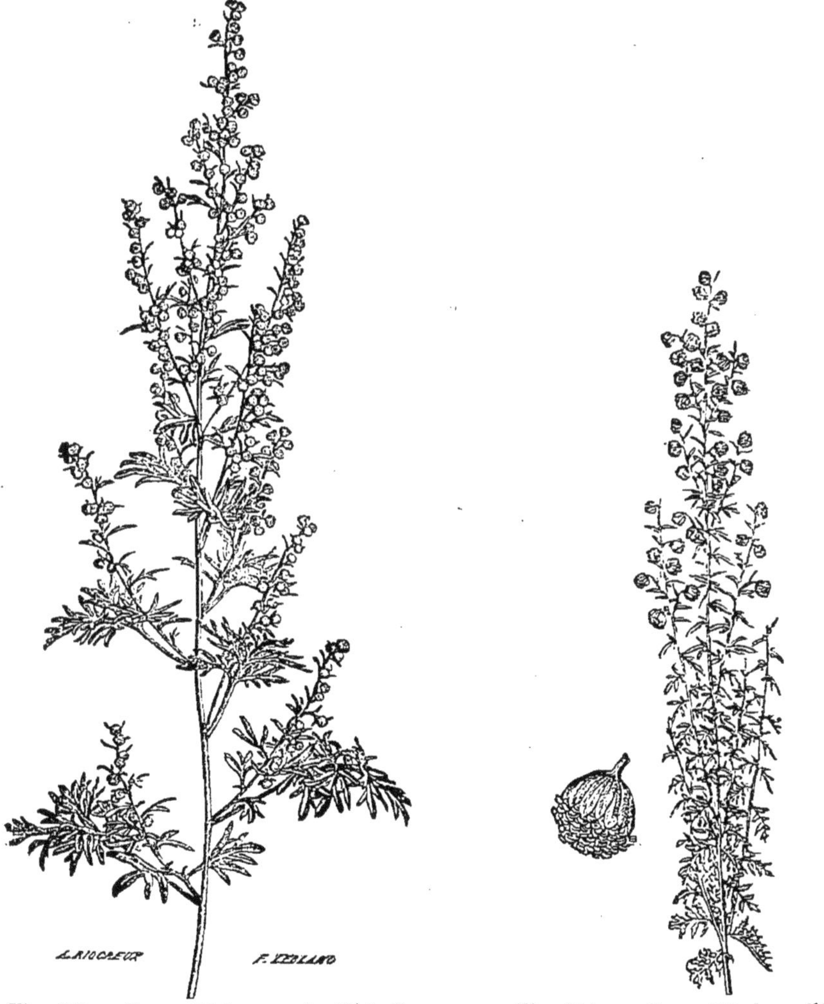

Fig. 203. — Sommité de grande Absinthe.

Fig. 204. — Sommité de petite Absinthe.

thium, L.). C'est une plante herbacée, commune dans l'Europe tempérée, l'ouest de l'Asie et le nord de l'Afrique.

Description. — Dans les drogueries, les feuilles d'Absinthe sont toujours attachées à la tige ; celles de la base sont pétiolées, et elles deviennent peu à peu sessiles en se rapprochant du sommet de la tige. Elles sont bi-tri-pennatiséquées, et les lobes sont assez larges, linéaires, obtus, non mucronés. Les deux faces de la feuille sont colorées en gris blanchâtre, onctueuses au toucher, couvertes de poils très fins, soyeux. Odeur aromatique forte, toute spéciale ; saveur très amère.

Histologie (Voir pl. XXIX, fig. 3). — On trouve des poils en navette très nombreux sur les deux faces (*p*). Au milieu de ces poils, on trouve en quantité moindre, des glandes externes (*gl*) portées par un pédicelle très court, et cloisonnées en direction transversale et longitudinale.

Substitutions. — On pourrait confondre la grande Absinthe avec l'*Absinthe maritime* (*Artemisia maritima*, L.), et l'*Absinthe pontique* ou *petite Absinthe* (*Art. pontica*, L.). Ces deux espèces ont des feuilles à segments très menus, ce qui permet de les distinguer immédiatement de la précédente. En outre, les feuilles de l'Absinthe maritime sont revêtues, *sur les deux faces*, d'un duvet cotonneux grisâtre ; leur odeur est moins forte et leur saveur moins amère. Celles de l'Absinthe pontique ne portent ce duvet qu'*à la face inférieure* ; leur odeur et leur saveur sont encore moins prononcées.

Usages. — L'Absinthe est un stomachique et un stimulant ; elle est en outre emménagogue et vermifuge.

FEUILLES DE SABINE

Origine botanique. — *Juniperus Sabina*, L. C'est un arbuste toujours vert, qui se trouve çà et là sur les montagnes des Alpes, des Pyrénées, en Italie, en Espagne, ainsi que dans le

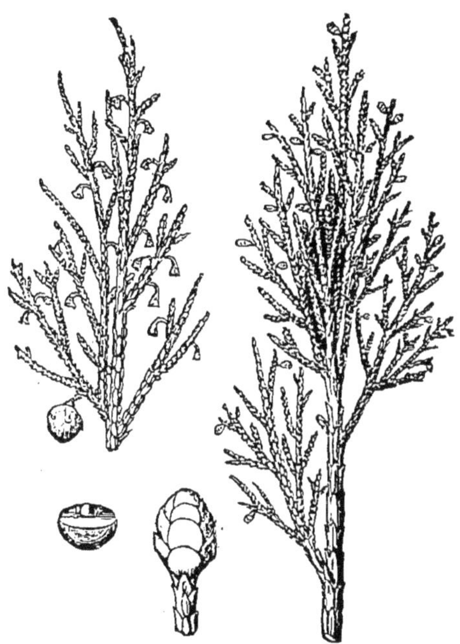

Fig. 205. — Sabine.

Caucase; on le trouve aussi en Asie et dans l'Amérique du Nord.

Description. — Dans les droguiers, on trouve, non pas les feuilles isolées, mais les rameaux complètement recouverts par un grand nombre de feuilles, toutes petites, disposées par paires alternantes, imbriquées, donnant au rameau une forme quadrangulaire. Elles sont de deux formes : les unes sont longues, déjetées en dehors dans la moitié supérieure; les autres sont plus petites, rhomboïdales, et étroitement appliquées contre le rameau jusqu'au bout. Ces feuilles, quelle que soit leur forme, sont toujours munies sur le dos, d'une vésicule résinifère elliptique, dont la longueur varie avec celle de la feuille. Odeur forte et résineuse ; saveur âcre et amère.

Histologie (Voir pl. XXIX, fig. 4). — Sous l'épiderme se trouve une assise circulaire de cellules en palissade ; au centre, se trouve le système libéro-ligneux ; dans le parenchyme et sous l'assise en palissade, sont disposés deux nodules secréteurs placés suivant le grand axe de la feuille.

Substitutions. — Les feuilles du *Cèdre rouge* (*Juniperus Virginiana*, L.) sont disposées sur trois rangs, et ont une fossette résinifère punctiforme. Les feuilles du *Juniperus Phœnicea*, L. sont creusées d'un sillon sur le dos et dépourvues de vésicule à résine ; elles sont par suite dépourvues d'odeur.

Usages. — La Sabine est un stimulant énergique de l'utérus ; elle est réputée emménagogue, et même abortive. A l'extérieur, on l'emploie comme escharotique ou parasiticide.

PLANCHE XXIX

Fig. 1. — **Feuille de Noyer** (*Juglans regia*).

ep. s, épiderme supérieur;
ep. i, épiderme inférieur;
p. p, parenchyme en palissade;
p. l, parenchyme lacuneux;
gl, glandes.

Fig. 2. — **Feuille de Séné** (*Cassia angustifolia*).

ep. s, épiderme supérieur;
ep. i, épiderme inférieur;
p.p, parenchyme en palissade sur les deux faces de la feuille;
p. l, parenchyme lacuneux central.

Fig. 3. — **Feuille d'Absinthe** (*Artemisia Absinthium*).

p, poils en navette;
gl, glandes.

Fig. 4. — **Feuille de Sabine** (*Juniperus Sabina*).

ep, épiderme;
st, stomates;
gl, nodules sécréteurs.

 Pag. 274.

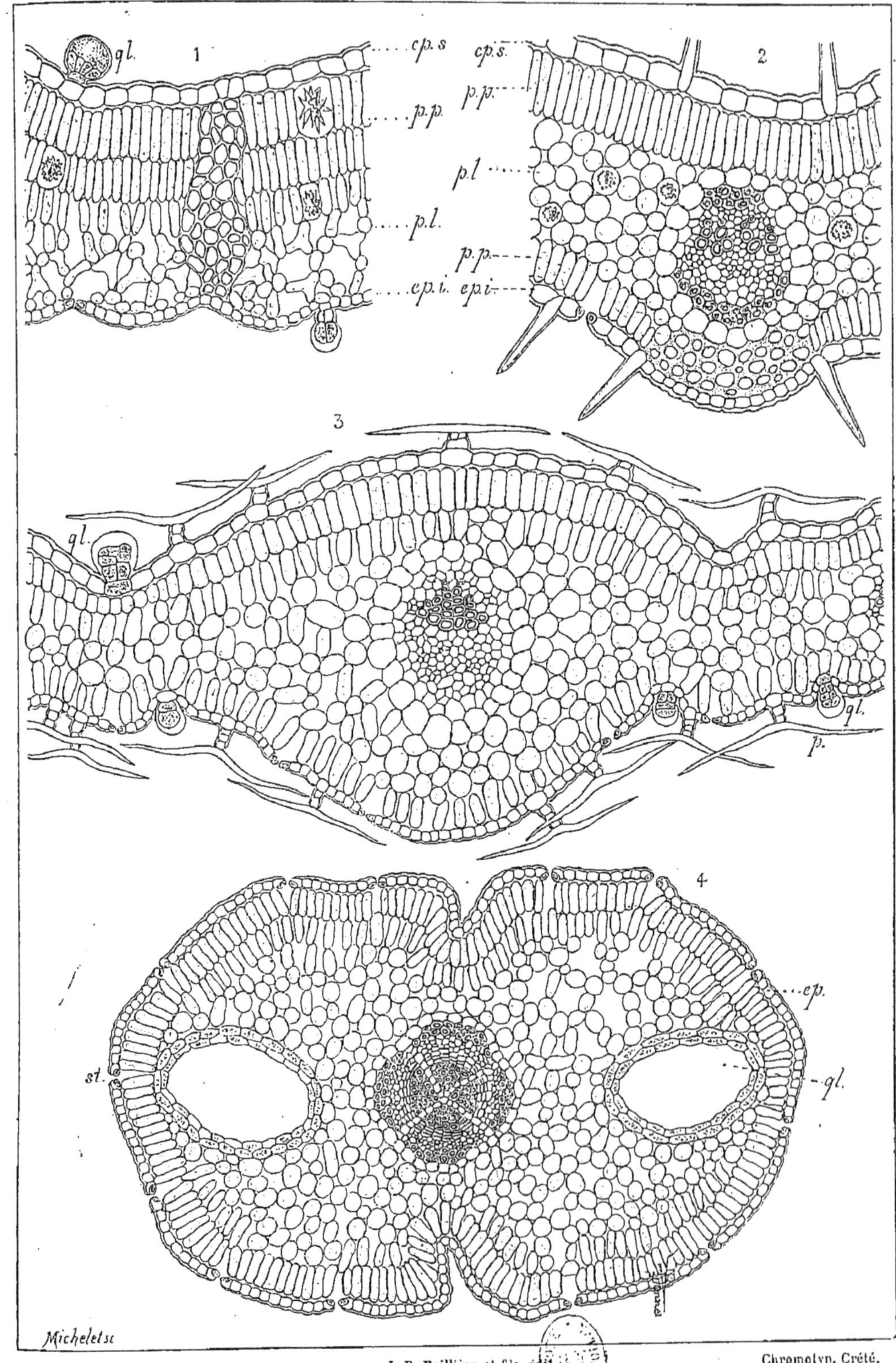

Michelet sc

J.-B. Baillière et fils, édit.

Chromolyp. Crété.

CLOUS DE GIROFLE

Origine botanique. — Giroflier (*Caryophyllus aromaticus*, L.). C'est un arbre originaire des Moluques, mais cultivé aujourd'hui dans bien des pays chauds : aux Indes orientales, à Bourbon, aux Antilles, à Cayenne, au Brésil, etc.

Description. — Sous le nom de *Clous de Girofle*, on désigne les boutons floraux desséchés du Giroflier. Chacun d'eux est essentiellement formé d'une petite tige, à peu près quadrangulaire, qui représente le tube réceptaculaire. Cette tige est surmontée à la partie supérieure de quatre lobes, ovoïdes-étroits, concaves

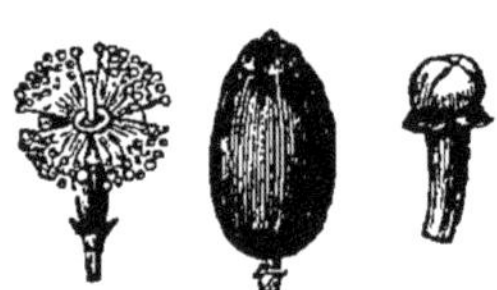

Fig. 206 — Fleur et fruit du Giroflier.

en dessus et entourant une petite masse globuleuse de 5 à 6 millimètres de diamètre. Ces quatre lobes représentent le le calice, tandis que la partie globuleuse centrale est formée par les quatre pièces de la corolle imbriquées qui entourent un grand nombre d'étamines. Toute la substance est d'une couleur cannelle foncée.

Si on fait une coupe longitudinale du clou de girofle, on trouve à la partie supérieure du tube les deux loges de l'ovaire profondément encaissées dans l'épaisseur du tissu ; elles renferment chacune de nombreux ovules anatropes. Odeur fortement aromatique ; saveur aromatique brûlante et spéciale comme l'odeur.

Histologie (Voir pl. XXX, I, fig. 1, 2). — La coupe est faite dans le pédoncule au-dessous des loges ovariennes. Sous l'épiderme, se trouve une zone renfermant plusieurs cercles concentriques de nodules secréteurs (*gl*). En dedans de cette zone, on trouve deux cercles de faisceaux libéro-ligneux, puis un tissu très lâche, traversé par de nombreux canaux aérifères (*la*). Le centre de la coupe présente un parenchyme serré, dont la périphérie est occupée par un cercle de faisceaux libéro-ligneux (*f. lb*).

Usages. — Les Clous de Girofle sont fréquemment employés comme condiment; ils constituent un stimulant aromatique puissant et entrent dans beaucoup de préparations officinales.

SEMEN-CONTRA

Origine botanique. — Le Semen-Contra est fourni par plusieurs espèces d'*Artemisia*, et surtout par les *Art. pauciflora*, Weber, et *Art. Cina*, Berg, qui croissent dans les déserts des Kirghiz, autour du lac d'Aral et dans le nord du Turkestan. Il

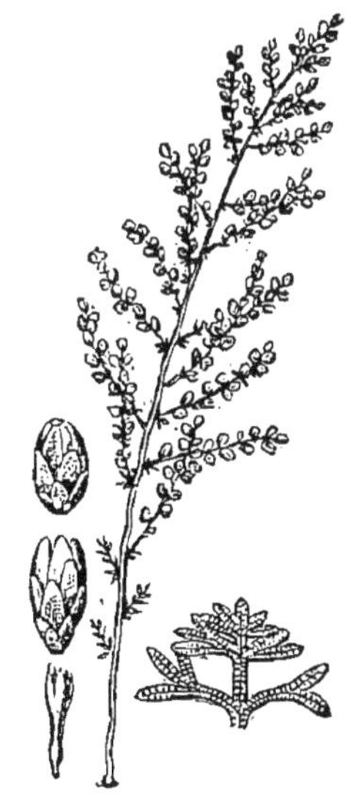

Fig. 207. — *Artemisia Cina.*

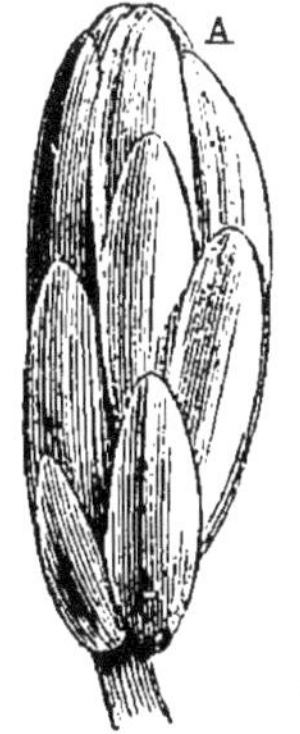

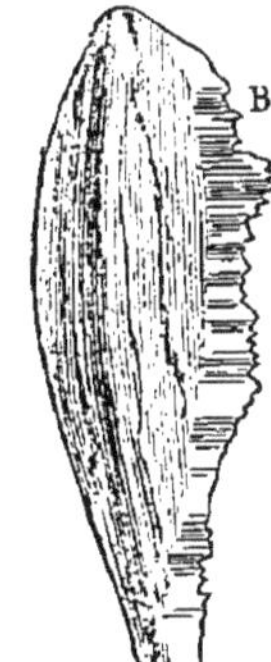

Fig. 208. — Semen-Contra.

A, capitule entier grossi; B, bractée de ce capitule isolée et grossie davantage.

nous arrive par la voie de la Russie (Moscou et Nijni-Novgorod).

Description. — Le Semen-Contra, tel qu'il se trouve dans le commerce, est constitué presque exclusivement par de petits capitules entiers, non épanouis, ovoïdes, de 3 millimètres de long; dans les échantillons moins purs, les capitules sont mélangés de petits pédoncules glabres de 2 à 3 millimètres de long. La couleur est d'un vert jaunâtre. Les capitules sont formés de dix à vingt bractées oblongues, obtuses, concaves, scarieuses sur les bords, étroitement imbriquées (fig. 208). La partie moyenne de chaque écaille est parsemée de petites glandes à essence jaunâtres, visibles seulement à la loupe, qui manquent sur les bords transparents. Le réceptacle porte seulement de trois à cinq boutons floraux. Odeur spéciale, très forte après écrasement de la substance entre les doigts; saveur amère et camphrée très développée.

Histologie (Voir pl. XXX, II, fig. 1-8). — Sur la coupe transversale d'une bractée, on trouvera des glandes à essence (*gl*) qui se présentent à différents états (4, 5, 6); on aperçoit encore dans le parenchyme un ou plusieurs petits canaux sécréteurs (*c. s*, 7).

Usages. — Cette drogue est exclusivement employée pour ses propriétés anthelminthiques; elle agit surtout sur les Oxyures et l'*Ascaris lumbricoides.*

PLANCHE XXX

I. — **Clou de Girofle** (*Caryophyllus aromaticus*).

Fig. 1. — Vue d'ensemble de la coupe du pédoncule.
Fig. 2. — La même coupe à un fort grossissement.

ep, épiderme;
gl, nodules sécréteurs;
cr, cellules à cristaux;
f, fibres;
l, liber;
b, bois;
la, lacunes;
f. lb, faisceaux libéro-ligneux.

II. — **Semen-Contra** (*Artemisia Cina* et *A. pauciflora*).

Fig. 1. — Capitule entier.
Fig. 2. — Capitule coupé longitudinalement.
Fig. 3. — Un bouton floral.
Fig. 4, 5, 6. — Glandes à divers états.
Fig. 7. — Coupe transversale d'une bractée du capitule.

ep, épiderme;
gl, glandes à essence;
sc, sclérenchyme;
c.s, canal sécréteur;
end, endoderme;
per, péricycle;
b, bois;
l, liber.

Fig. 8. — Coupe transversale du pédoncule.

ep, épiderme;
st, stomates;
end, endoderme;
per, péricycle;
l, liber;
b, bois.

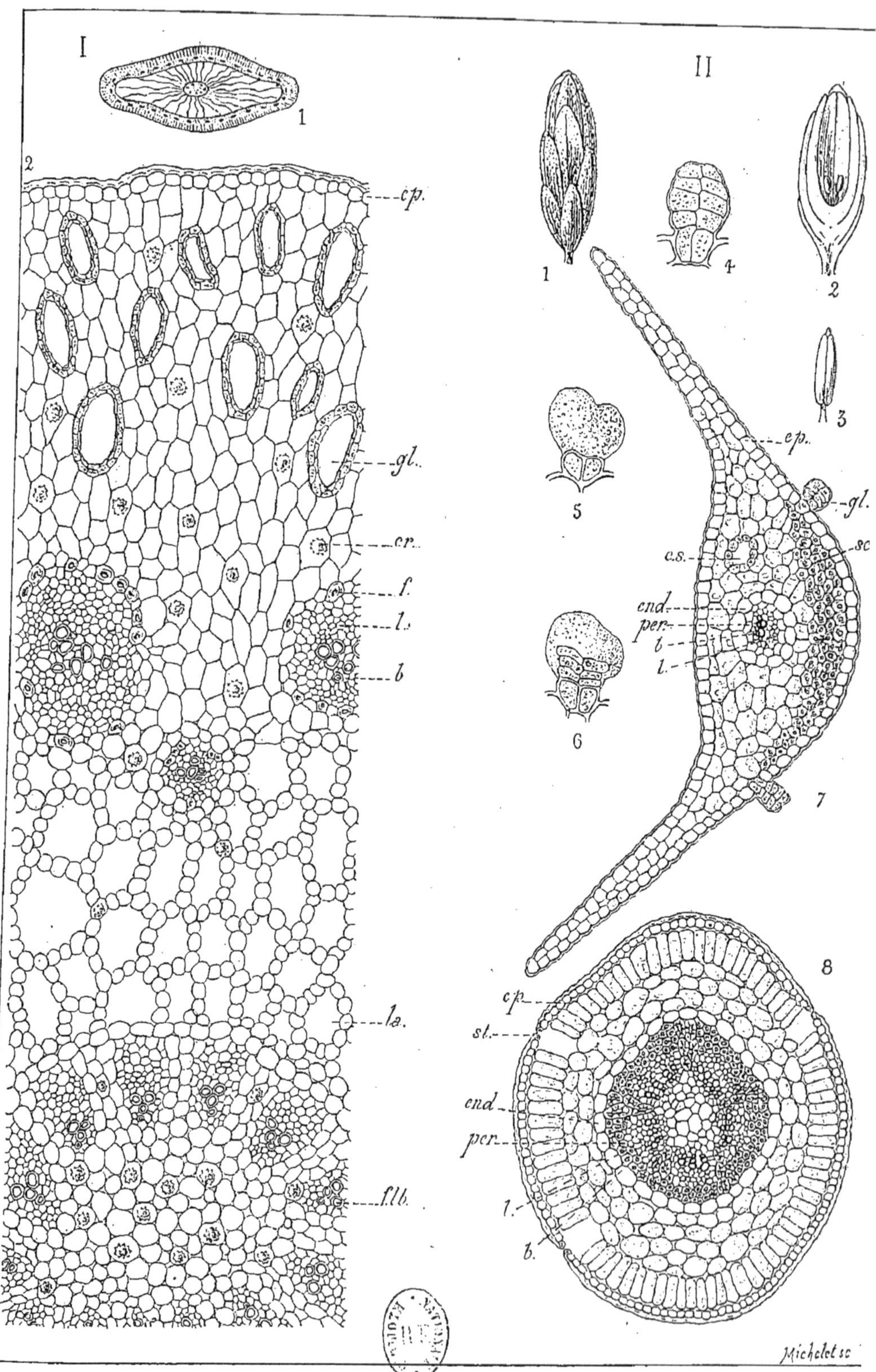

Valère Bonnet, del. J.-B. Baillière et fils, édit. Chromotyp. Crété.

BLÉ

Origine botanique. — Le *Blé* ou *Froment* est fourni par le *Triticum sativum*, L., que l'on cultive dans nos champs et qui présente de nombreuses variétés : les plus fréquemment en usage en France sont : le gros Blé (*T. turgidum*), le Blé d'hiver (*T. hybernum*), le Blé d'été (*T. æstivum*), le Blé dur (*T. durum*), la grande Épeautre (*T. Spelta*) et la petite Épeautre (*T. monococcum*).

Description. — Les grains de Blé sont naturellement dépouillés de leurs glumelles. Ils sont ovales, mousses aux deux bouts, un peu poilus au sommet, et marqués sur la face ventrale d'un sillon longitudinal assez large. La section montre intérieurement une fécule d'un blanc très pur.

Histologie (Voir pl. XXXI, fig. 2). — Sous l'épiderme (*ep*), on trouve deux rangées de cellules scléreuses (*sc*), puis une zone parenchymateuse (*p*), en dedans de laquelle se trouve une assise spéciale (*t*) appelée *assise à tubes* ; elle est caractérisée par la présence d'éléments cylindriques, disposés longitudinalement, et que l'on voit seulement en section transversale. A la périphérie de l'albumen, on trouve une seule assise de cellules à aleurone (*c. g*) : c'est l'assise improprement appelée *assise à gluten.*

Usages. — Le Blé donne sa farine alimentaire.

ORGE

Origine botanique. — C'est le fruit de divers *Hordeum* cultivés dans nos champs (*H. vulgare, H. hexastichum, H. distichum*, etc.).

Description. — Dans les pharmacies, on trouve l'Orge sous deux états : l'*Orge mondé* est le fruit dépouillé de ses glumelles ;

l'*orge perlé* est le fruit débarrassé de son péricarpe et réduit à son amande.

Les grains d'Orge, simplement mondés, sont elliptiques-oblongs, convexes sur le dos, aplatis, avec un sillon très prononcé sur la face interne; ils sont recouverts d'un tégument dur, un peu ridé, jaunâtre, souvent déchiré par places. Odeur nulle ; saveur faible.

Les grains d'Orge perlé sont devenus presque ronds à la suite de l'opération qu'ils ont subie ; leur surface est blanche amylacée, et le sillon ventral est toujours très net.

Histologie (Voir pl. XXXI, fig. 3). — La coupe a été faite sur un grain d'Orge mondé. L'enveloppe du fruit présente deux zones bien distinctes : une zone scléreuse (*sc*), formée de cinq à six assises de cellules, et une zone parenchymateuse (*p*), moins large que la précédente, dans laquelle se trouvent de petits faisceaux libéro-ligneux. Les cellules périphériques de l'albumen renferment exclusivement des grains d'aleurone; on en trouve le plus souvent trois assises (*c. g*).

Usages. — L'Orge est employée en décoction comme tisane émolliente, légèrement nutritive; la farine d'Orge sert à préparer des bouillies très nourrissantes.

MAÏS

Le Maïs est le fruit du *Zea Mais*, L. ; il n'est pas employé en pharmacie, mais sa farine sert à falsifier celle du Blé ; il est intéressant par conséquent de connaître la structure de son tégument.

Celui-ci se compose de huit à dix assises de cellules tangentielles, comprimées, à parois épaissies, ponctuées, et à lumen linéaire; l'assise la plus interne est formée de cellules à peu près carrées, un peu rectangulaires, fortement épaissies (Voir pl. XXXI, fig. 5). On trouve à la périphérie de l'albumen une seule couche de cellules à aleurone (*c. g*); les cellules de l'albumen sont remplies de grains d'amidon offrant les caractères déjà indiqués (page 57).

VANILLE

Origine botanique. — *Vanilla planifolia*, Andrew. C'est une plante grimpante, qui vient dans les forêts humides et ombreuses du Mexique, de la Colombie et de la Guyane. On la cultive aujourd'hui au Brésil, aux Antilles, à la Réunion, à l'île Maurice, à Madagascar.

Description. — La Vanille du commerce est le fruit cueilli avant sa maturité ; ce fruit est siliquiforme, lisse, plus ou moins ridé longitudinalement, long de 15 à 20 centimètres, épais de 1 centimètre environ, atténué aux deux extrémités et recourbé à la base. Il est irrégulièrement trigone ; sa surface, d'un brun foncé, est souvent recouverte par places d'efflorescences blanches formées par de petits cristaux de vanilline (*Vanille givrée*). Ce fruit s'ouvre en trois valves portant chacune un placenta médian bifurqué ; sur chacun de ces placentas s'insèrent une quantité considérable de graines, très petites, noires, plongées dans un suc épais et brunâtre, obstruant à peu près complètement la cavité du fruit. Odeur caractéristique, très agréable, due à la présence de la *vanilline* ; saveur peu prononcée, douceâtre.

Histologie (Voir pl. XXXI, fig. 7). — Le parenchyme du péricarpe (*pa*) renferme des cellules à raphides et des faisceaux libéro-ligneux (*f. lb*) disposés en un seul cercle. Les cellules contiennent des gouttelettes jaunes de matière grasse, et celles qui sont situées près de l'épiderme interne, contiennent en outre de petits cristaux de vanilline. L'épiderme interne est pourvu, dans les points situés entre les placentas, de poils (*p*) qui contiennent une matière huileuse. Les graines (fig. 8) sont recouvertes d'un tégument noirâtre qui se rompt facilement par la pression.

Usages. — La Vanille est un stimulant aromatique, qui a été employé comme aphrodisiaque et antispamodique. Aujourd'hui elle n'est guère usitée que comme arome.

PLANCHE XXXI

Fig. 1, 2. — **Blé** (*Triticum vulgare*).

1. — Coupe longitudinale.

a, albumen;
e, embryon.

2. — Coupe transversale.

ep, épiderme;
sc, couche de sclérenchyme;
p, zone parenchymateuse;
t, couche à tubes;
c. g, couche de cellules à aleurone;
a, albumen.

Fig. 3. — **Orge** (*Hordeum vulgare*).

sc, sclérenchyme;
p, parenchyme;
c. g, assises de cellules à aleurone;
a, albumen.

Fig. 4, 5. — **Maïs** (*Zea Mais*).

4. — Coupe longitudinale.

a, albumen;
e, embryon.

5. — Coupe transversale.

sc, sclérenchyme;
c. g, assise de cellules à aleurone;
a, albumen.

Fig. 6, 7, 8. — **Vanille** (*Vanilla planifolia*).

6. — Vue d'ensemble.
7. — Coupe transversale.

ep, épiderme;
pa, parenchyme avec cellules à raphides;
f. lb, faisceaux libéro-ligneux;
ep. i, épiderme interne;
p, poils internes.

8. — Graine isolée.

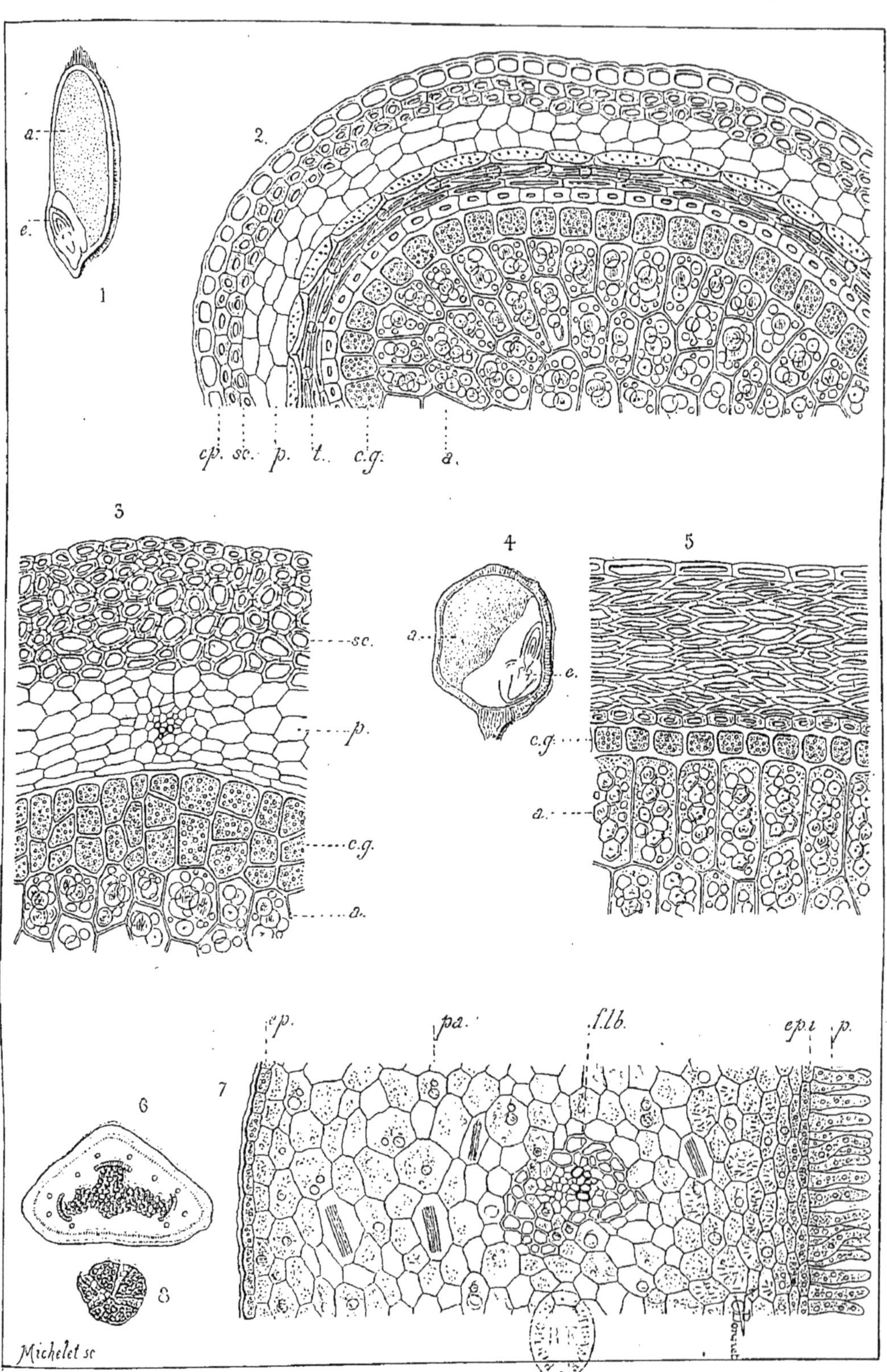

Valère Bonnel, del. J.-B. Baillière et fils, édit. Chromotyp. Crété.

BADIANE

Origine botanique. — *Illicium anisatum*, L. C'est un arbre toujours vert, originaire de la Cochinchine et qui croît naturellement en Chine et au Japon. Il est exclusivement exploité en Chine.

Description. — C'est le fruit de l'*Illicium anisatum* qui constitue la drogue nommée *Badiane* ou encore *Anis étoilé*. Ce fruit est sec et brun rougeâtre ; il est composé de six à douze follicules, rangés en étoile autour d'un axe central de même consistance

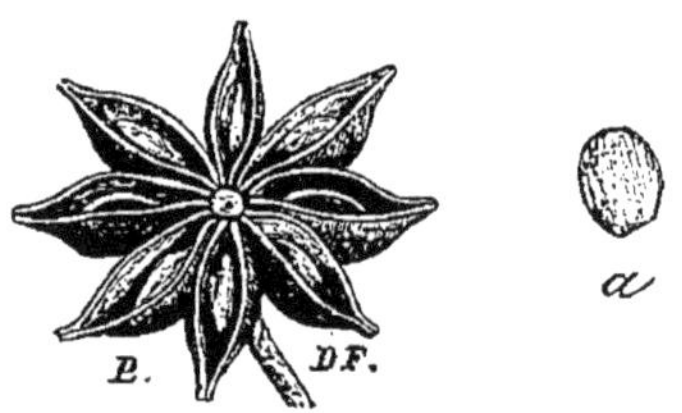

Fig. 209. — Badiane.

et de même couleur (fig. 209). Chacun de ces follicules s'ouvre par un large fente supérieure qui laisse voir une graine ovale, lisse, luisante, rougeâtre. La paroi est rugueuse et coriace au dehors, marquée vers la base d'une partie plus lisse ; au dedans, elle est lisse, dure, d'une couleur jaune marron. Odeur d'anis douce et suave; saveur aromatique, sucrée, un peu âcre.

Histologie (Voir pl. XXXII, fig. 2). — Le péricarpe de l'un quelconque des follicules présente une portion parenchymateuse très large (*pa*), renfermant un grand nombre de glandes à essence (*gl*), et une portion scléreuse située à la partie interne (*sc*).

Usages. — La Badiane est employée comme carminatif et stimulant; elle fait la base de l'anisette de Bordeaux.

POIVRE NOIR

Origine botanique. — Le Poivre noir est le fruit du *Piper nigrum*, L., arbuste sarmenteux qui croît aux Indes, à Java, à Sumatra, à Bornéo, où il est cultivé. On cueille les baies un peu avant leur maturité, on les fait sécher au soleil, et elles constituent alors le Poivre noir du commerce.

Description. — Les grains de Poivre sont globuleux, de 5 millimètres de diamètre, colorés en brun noirâtre et fortement ridés à la surface. A la partie inférieure, ils portent un reste très court du pédoncule, et au sommet les rudiments du style formant une éminence conique (pl. XXXII, fig. 3). L'intérieur du fruit est blanchâtre, dur et corné vers la circonférence, farineux au centre. Odeur piquante et aromatique; saveur âcre, brûlante, toute particulière.

Histologie (Voir pl. XXXII, fig. 4). — Le Poivre présente, à l'extérieur, un épiderme au-dessous duquel se trouve une ou deux rangées de cellules scléreuses (*c. sc*); la cavité de tous ces éléments est remplie d'une matière résineuse brunâtre. Le parenchyme (*mes*) est essentiellement amylifère ; on y trouve cependant des glandes à essence (*gl*) très nombreuses à la partie profonde de ce tissu : il est parcouru par quelques faisceaux libéro-ligneux. L'épiderme interne (*end*) est constitué par une assise de cellules épaissies en fer à cheval. Les téguments (*teg*) qui entourent la graine sont aplatis ; ils comprennent deux assises de cellules brunâtres. Les cellules de l'albumen (a^2) sont gorgées d'amidon; on y rencontre des glandes à oléo-résine.

Substitutions. — Le Poivre employé comme condiment, étant d'un prix relativement élevé, est soumis à des falsifications très nombreuses, surtout quand il est à l'état de poudre. Pour l'étude détaillée de ces falsifications nous renvoyons aux ouvrages spéciaux (1). Il nous suffira d'ajouter que l'exa-

(1) V. Bonnet, *Précis d'analyse microscopique des denrées alimentaires*. Paris, 1890, p. 113 et suivantes.

men microscopique permettra toujours de les reconnaître; on n'aura qu'à se reporter à ce que nous venons de dire pour voir si la poudre renferme des éléments étrangers; la détermination de leur nature sera faite facilement à l'aide des ouvrages, d'ailleurs nombreux, qui traitent de la question.

Usages. — Le Poivre est un stimulant et un stomachique presque inusité en médecine. Il n'est plus guère employé que comme condiment.

CUBÈBE

Origine botanique. — C'est le fruit du *Piper Cubeba*, Miq., arbuste grimpant originaire de Java, de Sumatra et de Bornéo,

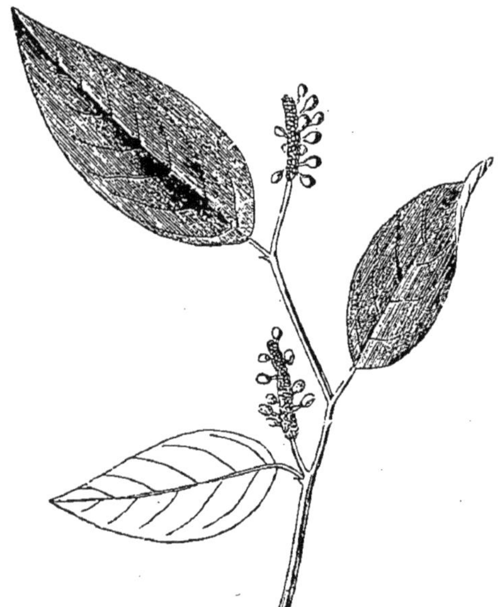

Fig. 210. — Rameau de *Piper Cubeba* portant des fruits.

où on le cultive pour l'exploitation. Comme pour le Poivre noir, les fruits sont récoltés un peu avant la maturité.

Description. — Les fruits de Cubèbe, tels qu'on les trouve dans le commerce, sont globuleux, ridés, un peu plus gros que ceux du Poivre noir, et prolongés à la base en une sorte de pédoncule qui n'est en réalité que la partie rétrécie du fruit; la longueur de ce prolongement est de 5 à 7 millimètres. La couleur du Cubèbe est grise, brune ou brun noirâtre. A l'intérieur, on trouve une seule graine, qui n'adhère pas au péricarpe dont elle est nettement séparée par un certain intervalle. Odeur spéciale ; saveur forte, camphrée, piquante, à la fois amère et aromatique.

Histologie (Voir pl. XXXII, fig. 5). — Sous l'épiderme (*ep*), on trouve généralement une seule assise de cellules scléreuses (*c. sc*). Le parenchyme (*mes*) est amylifère et renferme un très grand nombre de glandes à essence, dans lesquelles on aperçoit fréquemment des cristaux de pipérine en aiguilles. La couche interne du péricarpe (*end*) est constituée par des cellules scléreuses, fortement épaissies, et allongées radialement.

Usages. — Le Cubèbe est employé dans le traitement de la blennorrhagie.

PLANCHE XXXII

Fig. 1, 2. — **Badiane** (*Illicium anisatum*).

1. — Vue d'ensemble du fruit.
2. — Coupe transversale du péricarpe.

ep, épiderme;
pa, parenchyme;
f. lb, faisceaux libéro-ligneux;
gl, glandes;
sc, sclérenchyme.

Fig. 3, 4. — **Poivre noir** (*Piper nigrum*).

3. — Coupe longitudinale du fruit.
4. — Coupe transversale.

ep, épiderme;
c. sc, cellules scléreuses;
mes, parenchyme du mésocarpe avec glandes à essence (*gl*);
f. lb, faisceaux libéro-ligneux;
end, épiderme interne ou endocarpe;
teg, téguments de la graine;
a^2, second albumen.

Fig. 5. — **Poivre Cubèbe** (*Piper Cubeba*).

ep, épiderme;
c. sc, cellules scléreuses;
mes, mésocarpe avec nombreuses glandes à essence;
f. lb, faisceaux libéro-ligneux;
end, endocarpe;
teg, téguments;
a^2, second albumen.

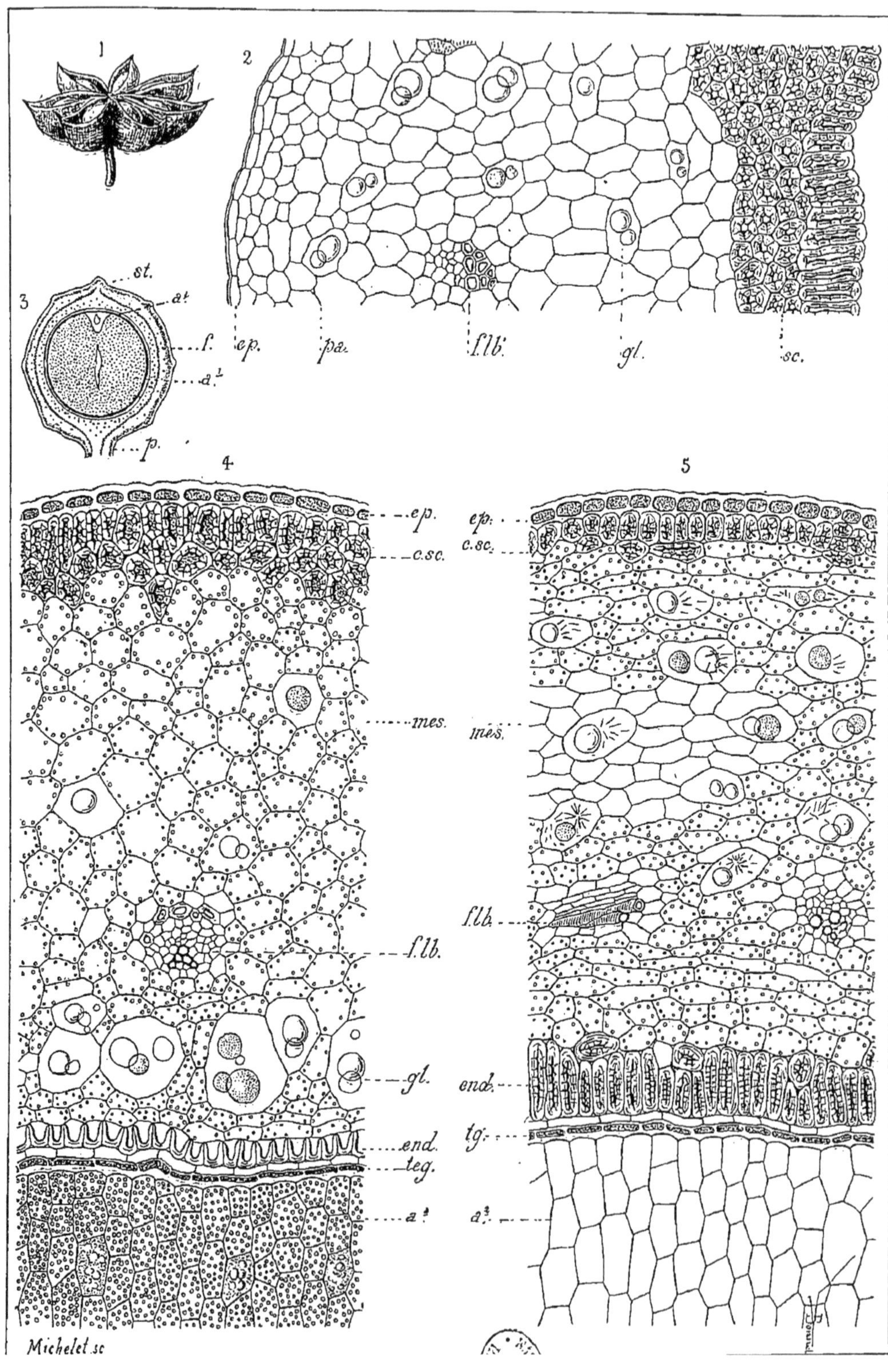
1
2
3
st.
at
f.
a.¹
p.
ep.
pa.
f.lb.
gl.
sc.
4
5
ep.
c.sc.
mes.
f.lb.
gl.
end.
teg.
a.³
ep.
c.sc.
mes.
f.lb.
end.
tg.
a.³
Michelet sc

BAIES DE GENIÈVRE

Origine botanique. — *Juniperus communis*, L. C'est un arbrisseau qui croît dans les régions froides de l'hémisphère septentrional et sur les montagnes de l'Europe méridionale.

Description. — Les fruits du Genévrier, assez improprement appelés *baies*, ne sont autre chose que les cônes femelles dont les écailles sont devenues charnues et se sont soudées, en laissant au sommet un petit espace triangulaire formé par l'extrémité libre des écailles. Ils sont globuleux, de la grosseur d'un pois, brièvement pédicellés, et couverts d'une poussière glauque. A l'intérieur, on trouve une pulpe charnue, desséchée, de couleur verdâtre, dans laquelle sont plongées trois graines, adhérentes à la pulpe dans leur moitié inférieure, et libres dans leur moitié supérieure (fig. 211). Ces graines portent à leur surface des bosselures brunes qui sont des nodules à essence; elles contiennent, sous une enveloppe ligneuse et épaisse,

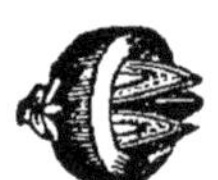
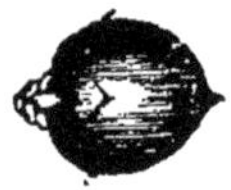

Fig. 211. — Baies de Genièvre.

un embryon charnu, à deux cotylédons, entouré d'un albumen. Odeur aromatique et résineuse; saveur amère, légèrement sucrée, un peu résineuse.

Histologie (Voir pl. XXXIII, fig. 2). — Sous l'épiderme (*ep*), on voit deux assises de cellules, remplies d'une matière granuleuse brun foncé, donnant la coloration du fruit. Dans le parenchyme (*pa*), on trouve des nodules sécréteurs assez nombreux et assez régulièrement distribués. Dans la portion externe du tégument de la graine, on trouve encore de gros nodules sécréteurs (*gl*) ; au-dessous, vient une zone scléreuse assez épaisse (*sc*) qui constitue la portion ligneuse du tégument de la graine ; l'enveloppe la plus interne est une assise de cellules remplies de matière brune. Au centre, on voit l'albumen et la coupe transversale des deux cotylédons.

Usages. — Les fruits du Genévrier sont diurétiques et sudorifiques. On en fait une eau-de-vie, qui sous le nom de *Gin* ou de *Genièvre*, est fort usitée en Belgique, en Hollande, en Angleterre et dans le nord de la France.

PAVOT BLANC

Origine botanique. — *Papaver somniferum*, L. C'est une plante d'Orient, cultivée en abondance dans bien des pays, et subspontanée dans d'autres. On la cultive en grand en Perse, en Égypte, dans l'Asie Mineure, en Corse, etc.

Description. — Les fruits du Pavot blanc, le plus souvent

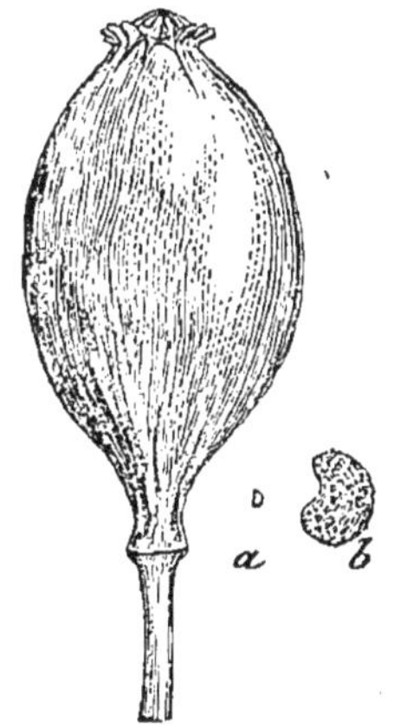

Fig. 212. — Capsule de Pavot blanc.

a, graine ; *b*, la même grossie.

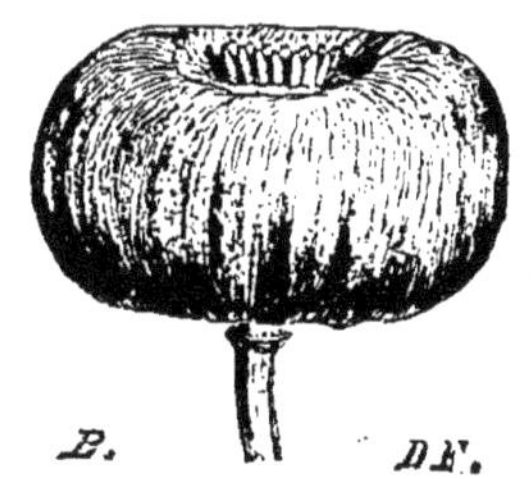

Fig. 213. — Capsule de Pavot blanc forme déprimée.

appelés *Capsules* ou *Têtes de Pavot*, ont une forme ovoïde ou globuleuse (fig. 212), mesurent 7 à 12 centimètres de hauteur sur 6 à 8 centimètres de diamètre, et sont surmontés par un stigmate pelté, en forme de disque radié, à lobes courts et obtus ou un peu aigus. Ils sont portés sur un pédoncule court qui se con-

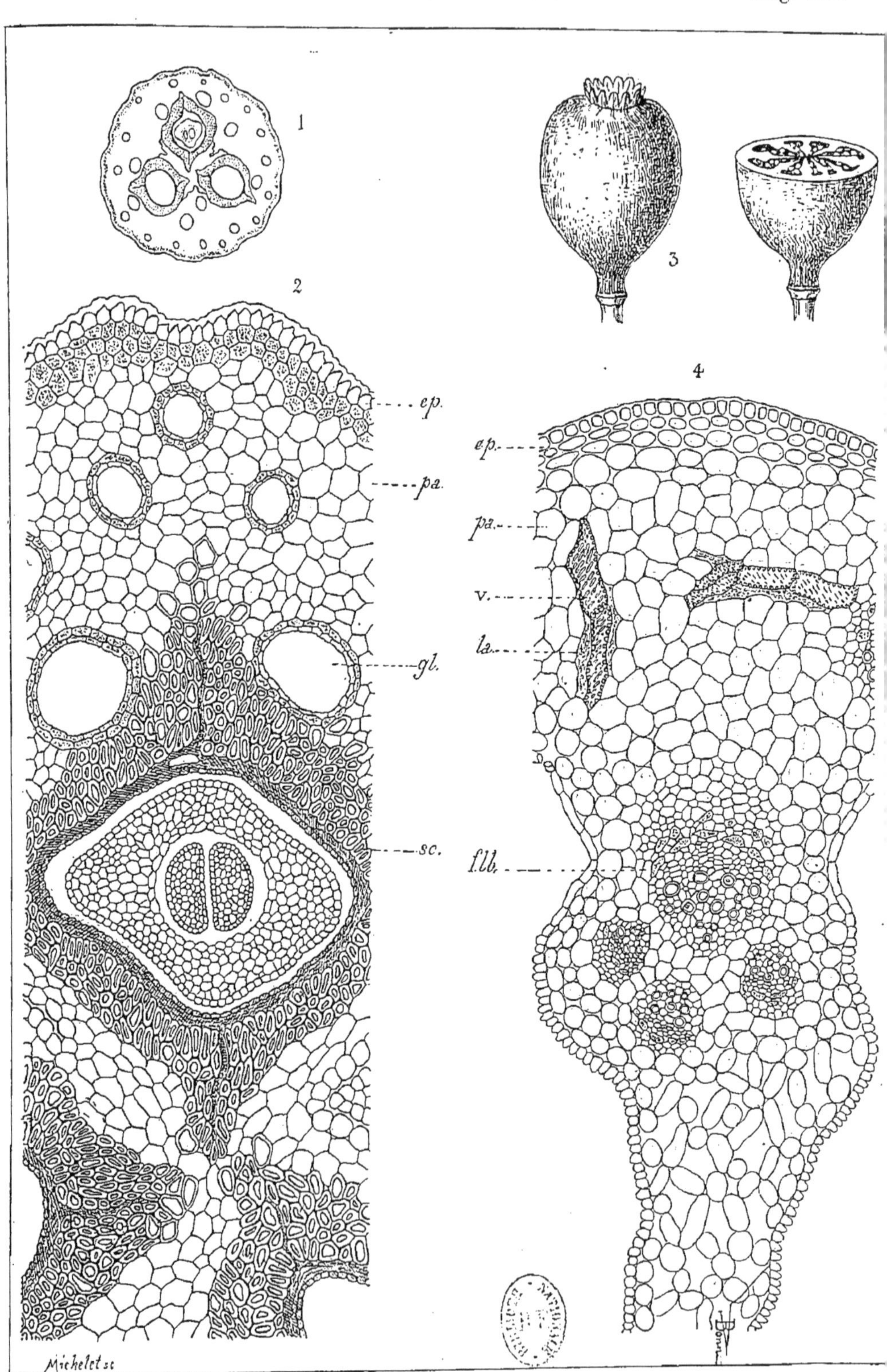

Valère Bonnet, del. J.-B. Baillière et fils, édit. Chromotyp. Crété.

tinue avec l'axe, dont ils sont séparés par un bourrelet annulaire rugueux. La surface est de couleur gris jaunâtre, souvent piquetée de brun; elle est coriace, cassante et parcheminée.

Une seule loge existe dans le fruit du Pavot, mais elle est parcourue par autant de lames verticales saillantes qu'il y a de rayons au disque stigmatique; ces lames sont minces, légèrement grisâtres, faciles à rompre et couvertes d'un grand nombre de petites graines réniformes, réticulées à la surface (*a*, *b*, fig. 212). Odeur nulle; saveur mucilagineuse.

En outre de la forme de capsule que nous venons de décrire, on trouve assez souvent dans le commerce des capsules fortement déprimées suivant l'axe (fig. 213).

Histologie (Voir pl. XXXIII, fig. 4). — Le tissu compris entre les deux épidermes est toujours parenchymateux (*pa*); il est parcouru par des faisceaux (*v*) allant dans toutes les directions; en face de chaque lame placentaire, on trouve toujours un gros faisceau libéro-ligneux (*f.lb*) accompagné de deux ou trois autres faisceaux plus petits. Les vaisseaux à latex (*la*) se trouvent dans le liber de tous les faisceaux, où ils sont très abondants.

Usages. — Les capsules de Pavot blanc sont journellement usitées comme sédatives.

PLANCHE XXXIII

Fig. 1, 2. — **Baie de Genièvre** (*Juniperus communis*).

1. — Coupe du fruit, vue à faible grossissement.
2. — Portion de la coupe précédente grossie.

ep, épiderme;
pa, parenchyme avec nodules oléo-résineux (*gl*);
sc, portion scléreuse du tégument de la graine.

Fig. 3, 4. — **Pavot** (*Papaver somniferum*).

3. — Fruit entier et coupé transversalement.
4. — Portion de coupe transversale grossie.

ep, épiderme;
pa, parenchyme;
v, anastomoses des faisceaux coupées longitudinalement;
la, vaisseaux laticifères;
f. lb, faisceaux libéro-ligneux avec laticifères dans le liber.

FRUITS D'ANGÉLIQUE

Origine botanique (Voir RACINE D'ANGÉLIQUE, p. 173).

Description. — Dans le commerce, les deux méricarpes du fruit sont séparés. Chacun d'eux est blanchâtre, oblong, comprimé, long de 7 millimètres, large de 5 millimètres environ, parfois ridé par la dessiccation ; il est pourvu de cinq côtes, dont trois dorsales, assez rapprochées, épaisses, courtement ailées, et deux marginales membraneuses, à aile beaucoup plus développée. Odeur et saveur aromatique des autres parties de la plante.

Histologie (Voir pl. XXXIV, fig. 2). — On trouve de nombreux canaux sécréteurs (*c.r*) disposés tout autour de la graine, qui est creusée en gouttière du côté interne (fig. 1).

Usages. — Ils entrent dans la confection de certaines liqueurs carminatives (*Vespetro*).

FRUITS DE CIGUË

Origine botanique. — *Conium maculatum*, L. (Voir Feuilles de Ciguë, p. 263).

Description. — Les fruits de Ciguë sont globuleux, légèrement comprimés par le côté, longs de 3 à 4 millimètres sur autant de large, d'une couleur brun verdâtre. Chaque méricarpe porte cinq côtes saillantes, égales, crénelées ou tuberculeuses (pl. XXXIV, fig. 3). La face interne de chaque méricarpe présente un sillon très profond (fig. 4). Odeur un peu nauséeuse; saveur nulle.

Histologie (Voir pl. XXXIV, fig. 5). — Sur la coupe transversale, chaque méricarpe montre une graine réniforme en raison du sillon médian de la face ventrale; tout autour, se trouve le péricarpe marqué de ses côtes et dont la structure est un peu spéciale. Sous l'épiderme, on voit le parenchyme parcouru par cinq faisceaux faisant face aux côtes; la couche la plus interne du péricarpe ou endocarpe des auteurs est constituée par une zone de cellules cubiques à peu près également épaissies sur tout leur pourtour, et fortement colorées en brun; ces cellules seraient le siège de la *conicine*. En dedans, vient le tégument de la graine. Il faut noter, dans le fruit mûr, l'absence des canaux sécréteurs si caractéristiques du fruit des Ombellifères; ces canaux sécréteurs sont cependant visibles dans les jeunes fruits.

Usages. — Ils sont les mêmes que ceux de la feuille (Voir page 264).

ANIS VERT

Origine botanique. — *Pimpinella Anisum*, L. C'est une plante annuelle, originaire de l'Asie Mineure, de l'Égypte et de l'Archipel grec. On la cultive dans certaines parties chaudes de l'Europe, et aussi dans l'Inde et l'Amérique du Sud.

Description. — Les fruits de l'Anis vert sont ovoïdes-oblongs, larges à la base, rétrécis au sommet, couronnés par les rudiments du calice et par la base du style discoïde (pl. XXXIV, fig. 6). Ils sont de couleur vert grisâtre, striés et couverts de poils courts et rudes; les deux méricarpes restent étroitement unis entre eux. Chacun d'eux est marqué de cinq côtes pâles,

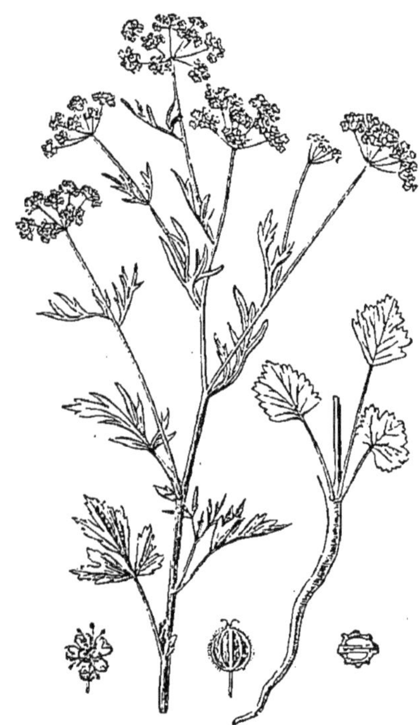

Fig. 214. — Anis vert.

grêles, à peine saillantes, égales entre elles. Odeur douce, très aromatique, spéciale ; saveur chaude, sucrée et aromatique.

Histologie (Voir pl. XXXIV, fig. 7 et 8). — La section transversale du fruit a la forme d'un octogone à faces courbes ; on voit autour de la graine, une vingtaine de canaux résineux, dont six plus larges occupent la face commissurale.

Usages. — L'Anis est regardé comme stimulant, carminatif, stomachique et emménagogue. On en retire une huile essentielle surtout employée à la fabrication des liqueurs de table.

PLANCHE XXXIV

Fig. 1, 2. — **Fruit d'Angélique** (*Angelica Archangelica*).

1. — Coupe transversale du fruit.
2. — Portion de la même coupe grossie.

ep, épiderme;
c. r. m, cellules réticulées du mésocarpe ;
f. lb, faisceaux libéro-ligneux ;
c. r, canaux sécréteurs;
tg, tégument de la graine;
a, albumen.

Fig. 3, 4, 5. — **Fruit de Ciguë** (*Conium maculatum*).

3. — Fruit entier.
4. — Coupe transversale du fruit.
5. — La même à un plus fort grossissement.

Fig. 6, 7, 8. — **Anis vert** (*Pimpinella Anisum*).

6. — Fruit entier.
7. — Coupe transversale du fruit.
8. — Coupe grossie d'un méricarpe.

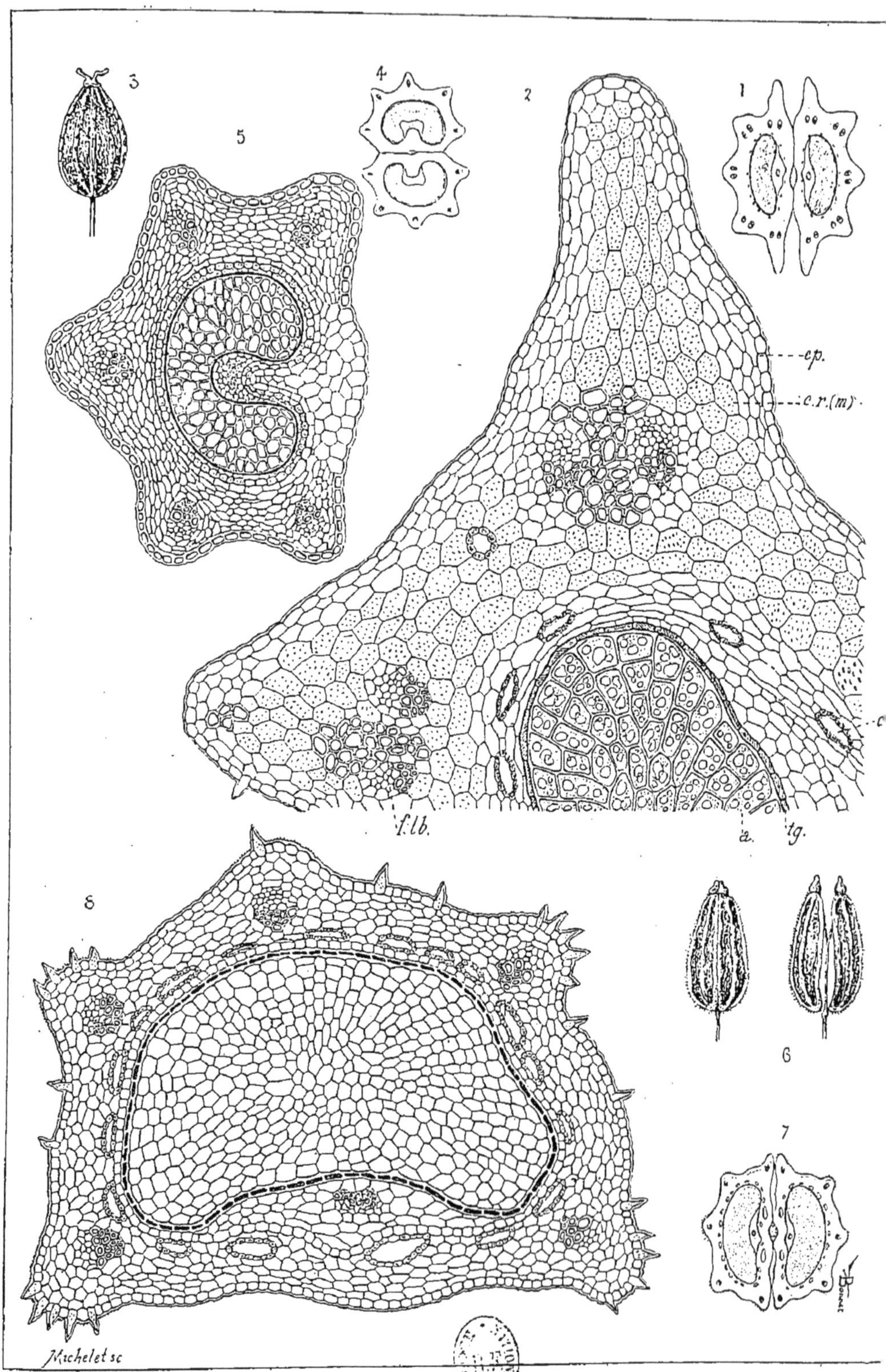

Valère Bonnet, del. J.-B. Baillière et fils, édit. Chromotyp. Crété.

GRAINES DE RICIN

Origine botanique. — *Ricinus communis*, L. C'est une plante des Indes orientales, actuellement cultivée dans toutes les régions tropicales et tempérées.

Description. — Les graines de Ricin sont ovoïdes, compri-

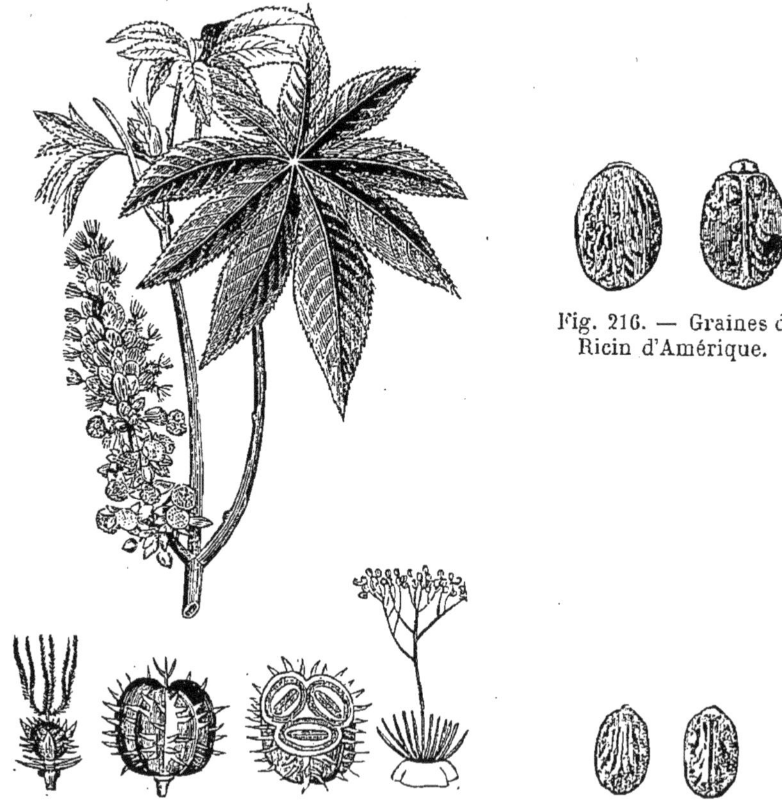

Fig. 216. — Graines de Ricin d'Amérique.

Fig. 215. — Ricin. Port de la Plante.

Fig. 217. — Graines de Ricin de France.

mées, convexes sur leur face externe, aplaties et légèrement anguleuses sur la face intérieure (fig. 216 et 217); elles mesurent de 8 à 15 millimètres de long sur 5 à 10 millimètres de large. Leur extrémité supérieure porte une caroncule charnue, grisâtre, au-dessous de laquelle se trouve une petite dépression produite par le hile. La surface de la graine est lisse, luisante et couverte de marbrures brunâtres se détachant sur un fond de couleur grise. Le tégument externe est coriace, épais, cassant ; au-dessous, se trouve une deuxième enveloppe, mince, blanchâtre, d'aspect micacé. Elle enveloppe un albumen huileux, blanc, au milieu duquel est placé l'embryon pourvu de cotylédons foliacés.

Histologie (voir pl. XXXV, fig. 3). — L'épiderme du tégument offre de loin en loin des cellules qui contiennent une matière brunâtre, produisant ainsi les marbrures de la graine; au-dessous vient une zone parenchymateuse, puis une zone scléreuse; tous ces éléments constituent le tégument coriace. La deuxième enveloppe présente un parenchyme dans lequel courent de petits faisceaux. Les cellules de l'albumen renferment de la matière grasse et des grains d'aleurone dont il a été déjà question (Voir p. 48, fig. 35).

Usages. — Les graines de Ricin donnent à la pharmacie leur huile, très usitée comme purgatif doux. L'industrie l'utilise pour la fabrication des savons.

GRAINES DE LIN

Origine botanique. — Elles sont données par le *Linum usitatissimum*, L. qui serait originaire du Caucase, et qui est actuellement cultivé dans un grand nombre de contrées.

Description. — Les graines de Lin sont petites, de couleur brune luisante, de forme ovale, aplaties, arrondies à l'une des extrémités, terminées à l'autre par une pointe mince arrondie,

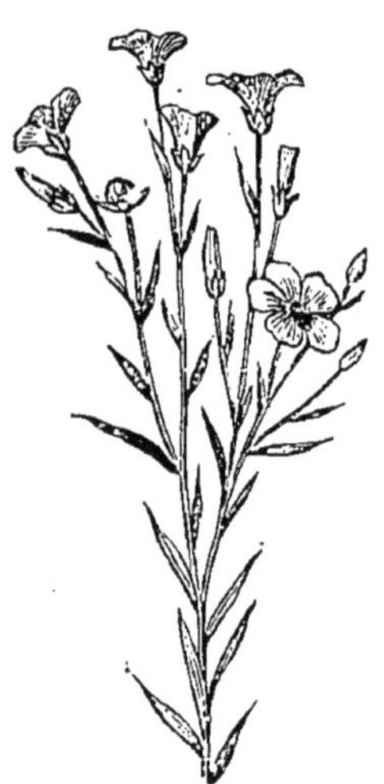

Fig. 218. — Lin.

qui correspond à la place de la radicule. Les téguments sont minces et très adhérents; au-dessous d'eux, se trouve un albumen huileux peu épais, et au milieu un embryon à cotylédons épaissis huileux. Odeur nulle; saveur oléagineuse. La graine, placée dans l'eau, se recouvre d'un mucilage abondant.

Histologie (voir pl. XXXV, fig. 4). — A l'extérieur, on voit un épiderme dont les membranes cellulaires se gélifient très rapidement si l'on monte la coupe dans l'eau ; c'est cette assise qui, par la gélification de ses cellules, fournit le mucilage. Au milieu du tégument, on trouve une assise de cellules scléreuses allongées radialement. Au-dessous, vient l'albumen dont la première assise de cellules renferme une matière brunâtre, donnant à la graine sa coloration; les autres cellules de l'albumen, ainsi que celles des cotylédons, renferment de la matière grasse et des grains d'aleurone (Voir p. 45, fig. 31).

Usages. — Les graines de Lin sont employées entières ou pulvérisées; entières, on les prescrit en infusion, comme boisson émolliente; pulvérisées, elles constituent la *farine de lin* qui fait la base ordinaire des cataplasmes émollients. Elles servent à préparer une huile siccative employée dans les arts.

GRAINES DE MOUTARDE NOIRE

Origine botanique. — *Brassica nigra*, Koch. C'est une plante cultivée dans une grande partie de l'Europe, surtout en Alsace, en Bohême, en Hollande, en Angleterre et en Italie. Elle se trouve à l'état sauvage dans toute l'Europe, sauf l'extrême

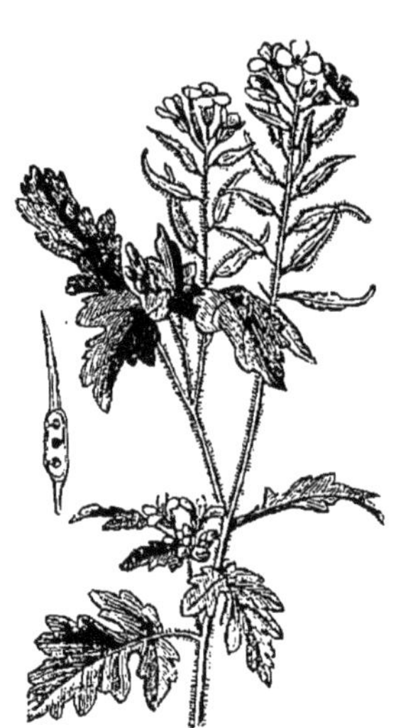

Fig. 219. — Moutarde noire.

Nord, dans la région méditerranéenne, ainsi que dans le Caucase, l'Inde orientale et la Sibérie méridionale.

Description. — Les graines de Moutarde noire sont sphériques ou obovales, ombiliquées, d'un brun plus ou moins foncé, recouvertes parfois d'un enduit blanc grisâtre, et pourvues d'une enveloppe réticulée, creusée de petites fossettes visibles à la loupe; elles ont environ 1 millimètre de diamètre. Sous l'enveloppe, on trouve une amande exclusivement constituée par un embryon jaunâtre, charnu. Odeur nulle, tant que la graine est sèche, mais devenant très piquante, lorsqu'on broie la graine avec de l'eau ; saveur de la graine broyée, piquante et un peu amère.

Histologie (Voir pl. XXXV, fig. 5). — Sous l'épiderme, se trouve une assise de cellules, épaissies en fer à cheval ; ces cellules sont à peu près carrées, et de loin en loin 2 ou 3 d'entre elles sont fortement allongées dans le sens du rayon, de sorte que l'épiderme n'est pas en contact direct avec l'assise sous-jacente. Il repose seulement sur ces sortes de piliers formés par les cellules radiales. En dessous de cette assise, vient une rangée de cellules aplaties renfermant la matière colorante, puis une couche de cellules à aleurone. Les éléments des cotylédons sont polyédriques et renferment de nombreuses gouttelettes d'huile.

Usages. — La graine pulvérisée sert à confectionner des sinapismes.

GRAINES DE MOUTARDE BLANCHE

Origine botanique. — *Sinapis alba*, L. C'est une plante commune dans les terrains cultivés de l'Europe centrale et méridionale et qui s'étend du nord de l'Afrique jusqu'en Chine.

Description. — Les graines de Moutarde blanche sont jaunâ-

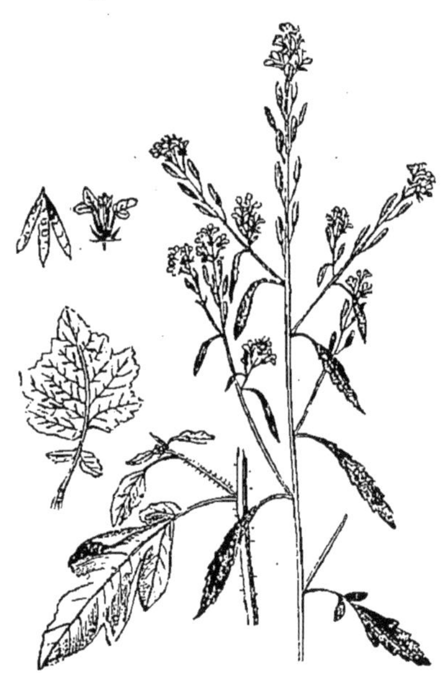

Fig. 220. — Moutarde blanche.

tres, globuleuses, presque lisses, de 2 millimètres de diamètre environ. Au-dessous des enveloppes, se trouve une amande jaune constituée par l'embryon. La graine mise dans l'eau se gélifie à la surface, plus encore que celle de Moutarde noire.

Histologie (Voir pl. XXXV, fig. 6). — Elle diffère peu de celle de Moutarde noire; entre l'épiderme et l'assise à épaississements qui est ici régulière, on trouve deux rangées de cellules à parois minces.

Usages. — La Moutarde blanche entière est employée comme un stimulant du tube digestif et contre les constipations opiniâtres.

GRAINES DE COING

Origine botanique. — Cognassier (*Cydonia vulgaris*, Pers.). C'est un petit arbre, originaire de l'Asie occidentale et spontané aujourd'hui dans toute la zone méditerranéenne.

Description. — Les semenses de Coing sont d'ordinaire réunies entre elles par une matière mucilagineuse desséchée formant ainsi des masses arrondies ou ovoïdes. Chaque graine prise séparément est de couleur brune, ovoïde, et triangulaire aplatie par pression réciproque : elle est arquée sur sa face externe et pourvue, sur la face interne, d'un raphé qui s'étend de la base de la graine à son sommet; celui-ci est appointé en bec. Odeur nulle; saveur mucilagineuse, un peu amère dans l'amande.

Histologie (Voir pl. XXXV, fig. 7). — Les cellules de l'assise externe du tégument se gonflent énormément dans l'eau et se gélifient; ce sont ces cellules qui produisent la matière mucilagineuse dont les graines fournissent 20 p. 100 de leur poids. Au-dessous, on trouve trois à quatre rangs de cellules à contenu brunâtre; les cellules des cotylédons renferment de gros grains d'aleurone pourvus chacun de nombreux globoïdes très petits.

Usages. — Les semences de Coing donnent une décoction émolliente employée aux mêmes usages que celle de la graine de Lin. On l'emploie aussi comme cosmétique.

FÈVE DE CALABAR

Origine botanique. — C'est la graine du *Physostigma venenosum*, Balf., liane qui croît près de l'embouchure du Niger et près de la rivière du Vieux-Calabar, dans le golfe de Guinée. Les naturels du pays emploient ces graines comme poison d'épreuve.

Description. — La Fève de Calabar est ovale, sensiblement réniforme, longue de 2 à 4 centimètres, large de 10 à 15 millimètres, de couleur brun chocolat, et revêtue d'une enveloppe dure, cassante, chagrinée à la surface. Le bord convexe de la graine est parcouru par un raphé, large de 2 à 3 millimètres, de couleur noirâtre, et bordé de chaque côté par une sorte de saillie rougeâtre; ce sillon est en outre divisé en deux moitiés symétriques par une ligne longitudinale de couleur claire (fig. 221). Vers l'extrémité la plus grosse de la graine, on

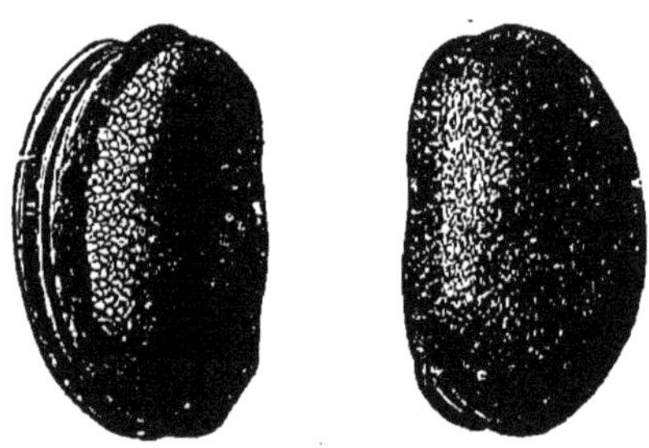

Fig. 221. — Fève de Calabar.

voit une petite cavité qui correspond au micropyle. Au-dessous de l'enveloppe, se trouve un gros embryon, formé de deux cotylédons, convexes sur leur face dorsale, laissant entre eux une large cavité centrale; ils sont charnus et remplis de fécule. Odeur nulle; saveur peu marquée.

Histologie (Voir pl. XXXV, fig. 8). — La couche extérieure est formée de cellules fortement allongées tangentiellement et épaissies sur leurs faces latérales. Au-dessous, vient une zone constituée par des cellules scléreuses, ramifiées, s'ajustant par leurs bras, et renfermant une matière brunâtre. Les cotylédons renferment de petits grains d'aleurone et de gros grains d'amidon ayant la forme générale de ceux des Légumineuses.

Usages. — La Fève de Calabar est surtout employée dans les maladies des yeux, pour amener la contraction de la pupille.

PLANCHE XXXV

Fig. 1, 2, 3. — **Graine de Ricin** (*Ricinus communis*).

1. — Graine entière.
2. — Graine coupée longitudinalement.
3. — Coupe transversale de la graine à un fort grossissement.

Fig. 4. — **Coupe transversale de la graine de Lin** (*Linum usitatissimum*).

Fig. 5. — **Coupe transversale de la graine de Moutarde noire** (*Brassica nigra*).

Fig. 6. — **Coupe transversale de la graine de Moutarde blanche** (*Sinapis alba*).

Fig. 7. — **Coupe transversale de la graine de Coing** (*Cydonia vulgaris*).

Fig. 8. — **Coupe transversale de la Fève de Calabar** (*Physostigma venenosum*).

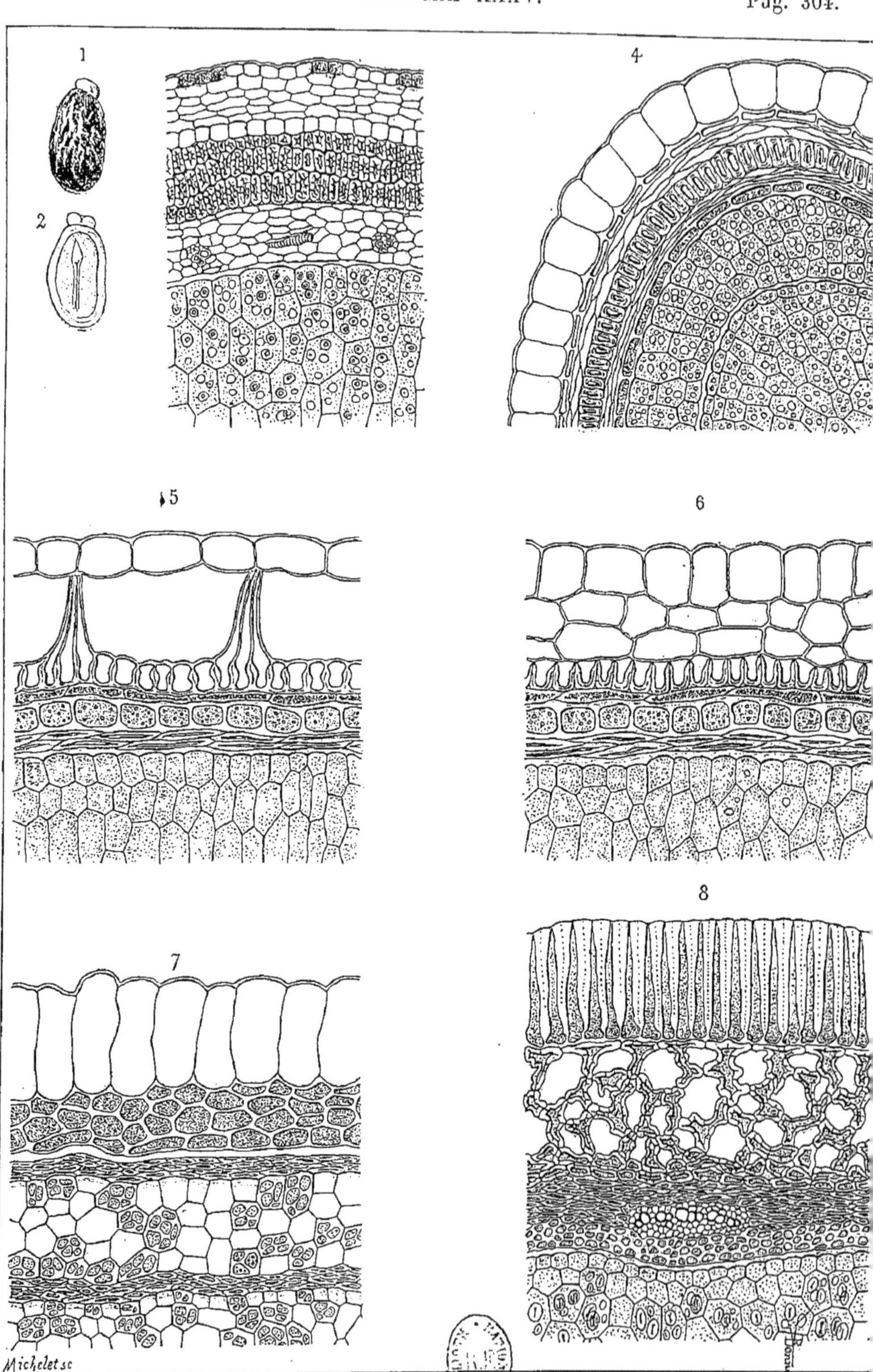

Valère Bonnet, del. J.-B. Baillière et fils, édit. Chromolyp. Crété.

LICHEN D'ISLANDE

Origine botanique. — *Cetraria islandica*, Achar. Cette plante croît sur les roches des régions septentrionales et froides de l'Europe et de l'Amérique, notamment dans le Groënland, la Suède, l'Islande, la Caroline. On la trouve aussi sur les montagnes de l'Europe et de l'Asie tempérées, et, en France, dans l'Auvergne, les Vosges, les Alpes et les Pyrénées.

Description. — Le Lichen d'Islande est formé d'expansions

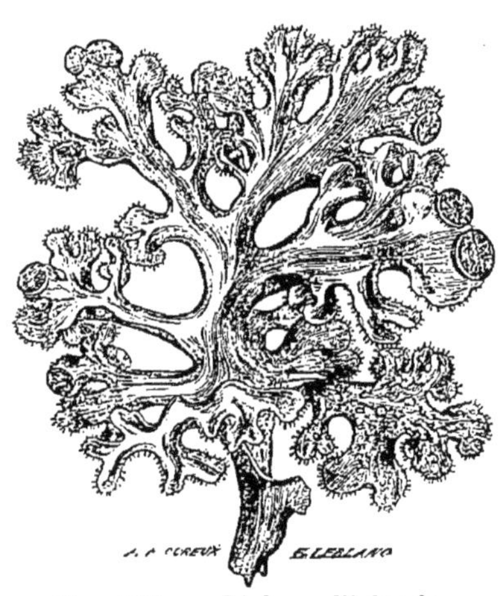

Fig. 222. — Lichen d'Islande.

membraneuses, minces, coriaces, rameuses irrégulières, laciniées et souvent ciliées sur les bords, qui sont plus ou moins recroquevillés par la dessiccation (fig. 222). La face inférieure est grise, très dure, et marquée çà et là de petites dépressions d'un blanc crétacé; la face supérieure est lisse, d'une couleur vert brunâtre ou jaunâtre. Odeur nulle à l'état sec; saveur amère faible.

Histologie (Voir pl. XXXVI, fig. 2). — La coupe passe par l'axe d'une apothécie. Elle montre, au niveau même de l'apothécie, une couche de cellules tubuleuses dressées perpendiculairement à la surface, et qui sont de deux sortes : les unes, renflées en massue, renferment 8 spores : ce sont des *asques*; les autres, plus nombreuses, très étroites, sans spores : ce sont des *paraphyses*. En dessous, on trouve un tissu formé de filaments enchevêtrés, au milieu desquels on aperçoit des cellules vertes arrondies ou *gonidies*. La face inférieure est constituée par des cellules très serrées les unes contre les autres, sans méats.

Usages. — Le Lichen d'Islande est administré en décoction comme tonique ou béchique et expectorant, selon qu'on lui conserve son principe amer ou non.

ERGOT DE SEIGLE

Origine botanique. — C'est le sclérote du *Claviceps purpurea*, Tulasne, Champignon du groupe des Pyrénomycètes, qui vient sur un grand nombre de Graminées. Le sclérote employé en pharmacie sous le nom d'ergot de Seigle est recueilli exclusivement sur le Seigle (*Secale cereale*, L.).

Description. — C'est un corps d'un noir violacé, lisse, oblong,

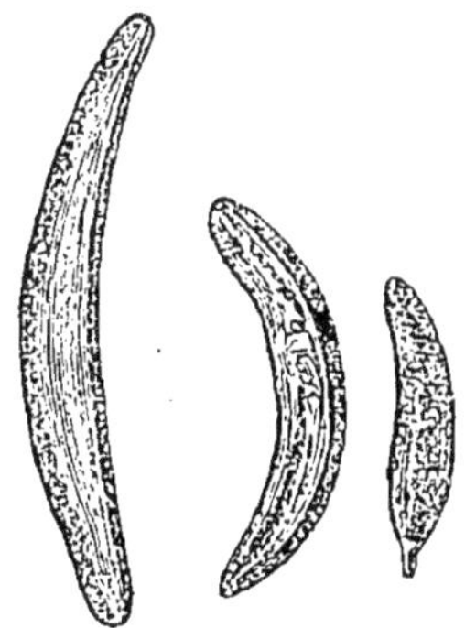

Fig. 223. — Ergot de Seigle.

obscurément triangulaire, recourbé, long de 2 à 3 centimètres, atténué en pointe aux deux extrémités, et marqué, en général, d'une fente longitudinale, et parfois de petites crevasses transversales (fig. 223). Sa consistance est cornée ; il casse net, quand on le ploie, et montre alors un contenu compact, homogène, blanc au centre, prenant une teinte vineuse sur les bords. Odeur et saveur très désagréables.

Histologie (Voir pl. XXXVI, fig. 5). — Le parenchyme dont l'ergot de Seigle est formé se compose de cellules arrondies ou légèrement polyédriques, étroitement unies les unes aux autres, sans méats, et remplies de gouttelettes d'huile et de granulations protéiques. Les cellules superficielles ont leur membrane colorée en brun violacé, mais présentent absolument les mêmes caractères que les autres.

Usages. — L'ergot de Seigle est surtout employé à cause de son action spéciale sur l'utérus gravide. On l'emploie aussi comme hémostatique et dans les paralysies de la vessie.

LAMINAIRE

Origine botanique. — Laminaire digitée (*Laminaria Cloustoni*, Edmonston). — C'est une Algue qui vient sur les côtes de la Manche, des Iles-Britanniques, de l'Islande, de la Norvège, etc., et que l'on récolte pour les pétioles de ses frondes.

Description. — Dans le commerce, la Laminaire se présente sous forme de tiges cylindriques d'une couleur olivâtre très foncée, grossièrement ridées et rugueuses, longues de 20 à 25 centimètres.

Histologie (Voir pl. XXXVI, fig. 7). — La coupe montée dans l'eau montre des cellules qui semblent plongées au milieu d'une masse gélatineuse; celle-ci provient de la gélification très grande que subit la substance intercellulaire des membranes des cellules.

Usages. — Les fragments de Laminaire soigneusement raclés, ou mieux tournés, servent avec avantage à la dilatation des trajets fistuleux.

PLANCHE XXXVI

Fig. 1, 2. — **Lichen d'Islande** (*Cetraria islandica*).

1. — Dessin d'un thalle entier.
2. — Coupe du thalle passant par une apothécie.

Fig. 3, 4, 5. — **Seigle ergoté** (*Claviceps purpurea*).

3. — Épi de Seigle portant des ergots de *Claviceps*.
4. — Deux grains d'ergot dont un porte les appareils reproducteurs.
5. — Coupe transversale de l'ergot.

Fig. 6, 7. — **Laminaire** (*Laminaria digitata*).

6. — Frondes de Laminaire réduites.
7. — Coupe transversale du pétiole de la fronde.

FIN

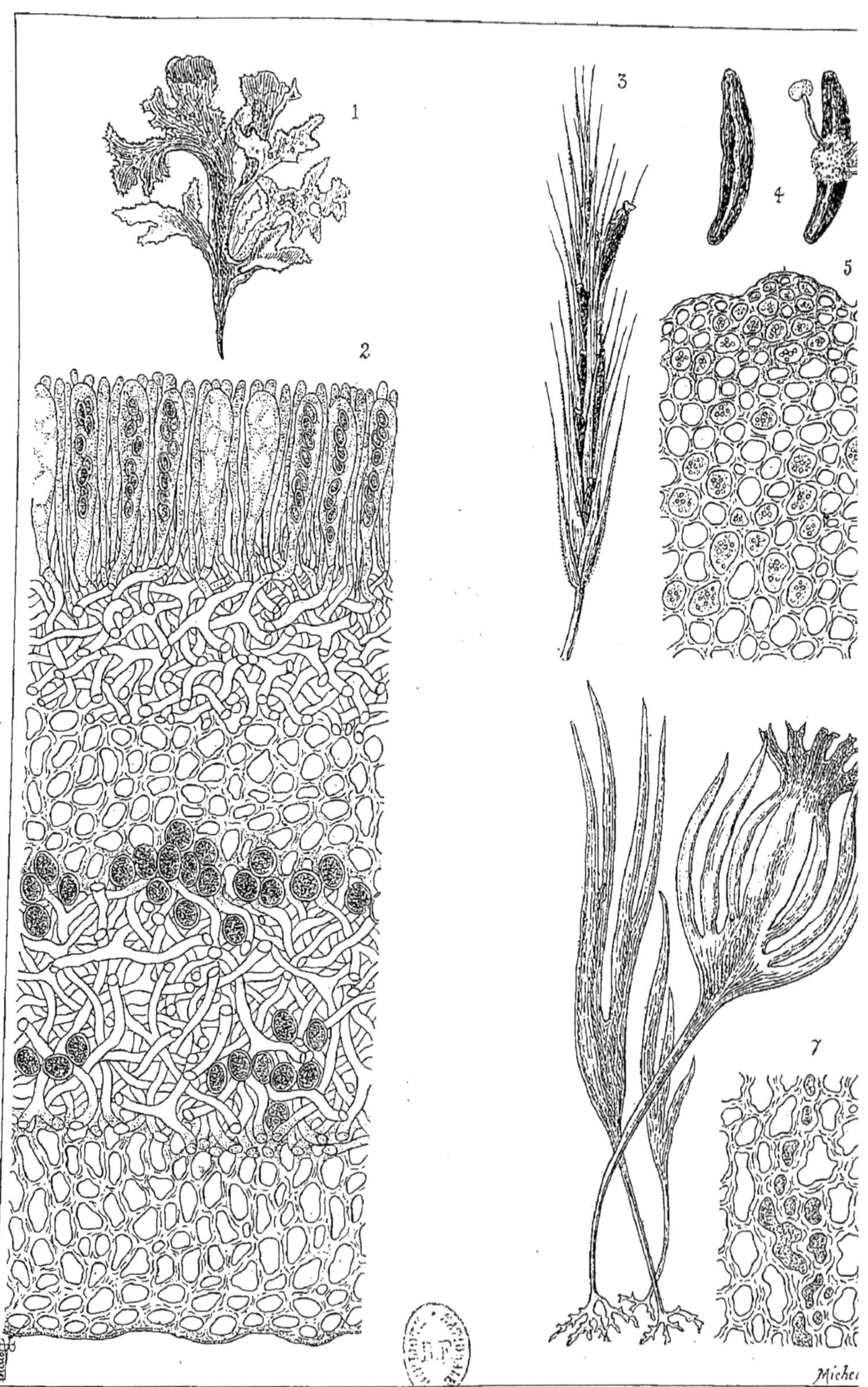

Valère Bonnet, del. J.-B. Baillière et fils, édit. Chromolyp. C

TABLE ALPHABÉTIQUE

D

E

F

N

O

P

Q

R

TABLE DES MATIÈRES

PREMIÈRE PARTIE

HISTOLOGIE GÉNÉRALE

CHAPITRE PREMIER

LA TECHNIQUE MICROSCOPIQUE

CHAPITRE II

LA CELLULE

CHAPITRE III

LES TISSUS

CHAPITRE IV

LES ORGANES

DEUXIÈME PARTIE

HISTOLOGIE SPÉCIALE DES PLANTES MÉDICINALES.

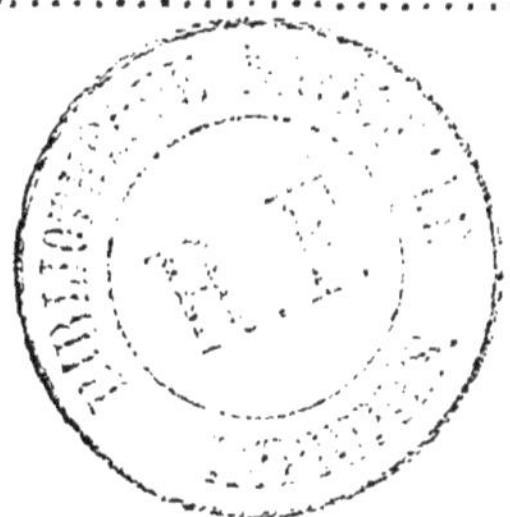

FIN DE LA TABLE DES MATIÈRES.

7880-91. — Corbeil. Imprimerie Crété

www.ingramcontent.com/pod-product-compliance
Ingram Content Group UK Ltd.
Pitfield, Milton Keynes, MK11 3LW, UK
UKHW021924210726
13857UKWH00008B/206